现代风湿免疫病的诊断与治疗要点

付冰冰　主　编

U0235708

中国纺织出版社有限公司

图书在版编目（CIP）数据

现代风湿免疫病的诊断与治疗要点 / 付冰冰主编.
-- 北京：中国纺织出版社有限公司, 2020.10
ISBN 978-7-5180-8027-4

Ⅰ.①现… Ⅱ.①付… Ⅲ.①风湿性疾病—免疫性疾病—诊疗 Ⅳ.①R593.21

中国版本图书馆CIP数据核字（2020）第201235号

责任编辑：樊雅莉　　责任校对：高　涵　　责任印制：王艳丽

中国纺织出版社有限公司出版发行
地址：北京市朝阳区百子湾东里A407号楼　邮政编码：100124
销售电话：010 — 67004422　传真：010 — 87155801
http://www.c-textilep.com
中国纺织出版社天猫旗舰店
官方微博 http://weibo.com/2119887771
北京玺诚印务有限公司印刷　各地新华书店经销
2020年10月第1版第1次印刷
开本：889×1194　1 / 16　印张：9.5
字数：278千字　定价：78.00元

前　言

　　风湿免疫疾病是一组肌肉骨骼系统疾病，包括弥漫性结缔组织病及各种病因引起的关节和关节周围软组织疾病，致残率高且多系统受累，严重危害人类的健康和寿命，已引起社会的广泛关注。对于风湿性疾病引起残疾的患者，康复干预的重点主要是保留和恢复功能，以风湿病学家为主导和协调的多学科合作的治疗可以运用内科、手术、心理和物理治疗等各种手段进行康复治疗。

　　本书首先介绍风湿免疫疾病的相关基础知识，然后用较大的篇幅详细介绍常见风湿免疫疾病的诊疗，涉及风湿热、痛风、强直性脊柱炎、银屑病关节炎、类风湿关节炎、幼年特发性关节炎、系统性血管炎、重叠综合征和儿童风湿免疫疾病等。内容丰富，资料新颖，科学实用，可供风湿免疫科临床医师和相关科室医务人员参考使用。

　　由于参编人员较多，行文风格各异，叙述简繁不同，加之医学发展日新月异，书中疏漏在所难免，希望广大同仁不吝赐教，使图书修订时得以改进和提高。

编　者

2020 年 9 月

目　录

第一章

风湿免疫病体格检查

风湿免疫病常累及全身多个系统，临床表现多种多样。体格检查简便易行，常能为风湿免疫病的诊断提供重要的资料和线索，并能为疾病之间的鉴别诊断提供重要依据，是重要而基本的物理学检查方法。

一、皮肤黏膜检查

1. 类风湿结节

好发于前臂伸侧和肘关节伸侧，也可见于手背、手指伸侧、膝关节、脊柱和头皮等处，主要在骨隆突处或易受压的部位。表现为 0.3 ~ 3cm 大小坚实的结节，呈正常肤色，无触痛，一般可推动，若与纤维组织粘连时则不能移动。有时结节可溃破。风湿热出现的皮下结节好发于四肢关节伸侧，尤其是手足背骨隆起处，也可见于枕后头皮和脊柱部位，为直径 0.5 ~ 2cm 大小的结节，正常肤色，质地坚实，无压痛。结节性多动脉炎的皮下结节，好发于下肢，为直径 0.5 ~ 1cm 大小的结节，表面皮肤发红或呈正常肤色，有时结节可沿血管走行分布，压痛，有时可破溃。

2. 红斑

在风湿免疫病中极为常见，且表现形式多样。面部蝶形红斑是系统性红斑狼疮的特征性皮损，典型者为面颊和鼻部呈蝶形分布的红色轻度水肿的斑片，皮损消退后不留瘢痕，可有暂时性色素沉着。病情活动时，有时躯干和四肢均可出现对称分布的红色或紫红色斑疹或斑片，可出现掌红斑和甲周红斑。有时可出现在指端和手掌，为紫红色斑丘疹，有时呈紫斑样，中心可有坏死。盘状红斑狼疮的皮损为好发于面部的边界清楚的紫红色浸润斑，表面有黏着性鳞屑，鳞屑下方有角栓。陈旧皮损中心有萎缩和毛细血管扩张，并可有色素沉着和色素减退。亚急性皮肤型红斑狼疮皮损泛发，呈对称分布，颈部、肩、上臂伸侧、前胸、背部好发，腰以下罕见。初始表现为红斑性斑疹或丘疹，逐渐发展为以下两种皮损类型中的一种：一为银屑病样或丘疹鳞屑型，表面有鳞屑，无角栓，鳞屑较厚时呈银屑病样外观；一为环状斑块型，边缘水肿隆起，外侧有红晕，内缀细小鳞屑。典型的亚急性皮肤型红斑狼疮皮损消退后不留痕迹，但若环状损害持续时间长，斑块中央有色素减退和毛细血管扩张，皮损可持续数月甚则留有瘢痕。

3. 皮肌炎

特征性皮损有如下几种：①眶周紫红色斑，伴或不伴有眼睑水肿，尤其是上眼睑的非凹陷性鲜红或黯紫红色斑，对皮肌炎的早期诊断有意义。②指关节、掌指关节和肘、膝关节伸侧有对称分布的紫红色斑和扁平丘疹，表面覆盖细小鳞屑，中心可有萎缩，毛细血管扩张。③面部有弥漫性红斑，额部、头皮、颈部、颈前 V 形区和躯干上方也可有紫红色斑。

4. 环形红斑

是风湿热常见的皮损，初起时为红斑或丘疹，中心消退后形成环形或多环形红斑。经数天皮损能自行消退，但新发疹成批出现，无明显自觉症状，皮损好发于躯干和四肢近端。环形红斑边缘隆起者称边缘性红斑，边缘不隆起者称环形红斑。

5. 成人斯蒂尔病

皮疹多伴随发热症状。初起为直径 2 ~ 5mm 的鲜红色、桃红色斑疹或斑丘疹，有的融合成片，压之退色，皮疹多分布于颈部、躯干和四肢，消退后多不留痕迹，少数患者可出现荨麻疹样皮疹、痤疮样皮疹、湿疹、靶形疹、醉酒样皮损或出血点等。

6. 系统性硬化症

患者查体可见手指肿胀，皮肤紧贴于皮下组织，指腹萎缩变平，手指远端变细，指甲变小。指尖可见点状瘢痕，甚者手指呈半屈曲状，不能伸直。面部、颈部，甚至肢体、躯干皮肤肿胀，发亮，无皱纹，面部呈假面具样，缺乏表情。鼻尖、口唇变薄，张口受限，口周有放射状沟纹。有时面部可有扩张的毛细血管。

7. 白塞病

口腔溃疡可见于唇黏膜，舌、颊黏膜，软腭，硬腭，齿龈和扁桃体，为直径 2~10mm、圆形或不规则形状、深浅不一的溃疡，底部或有淡黄色覆盖物，周围见红晕。外生殖器溃疡，男性主要发生于阴囊、阴茎、龟头和尿道口，女性以大小阴唇受累多见，也可见于阴道和宫颈，溃疡较深，可见瘢痕。

二、淋巴结检查

各种风湿免疫病活动期均可有淋巴结肿大，应注意与其他疾病鉴别。

1. 淋巴结结核

多发生在儿童和青少年，少数为中年女性，可为原发性或转移性结核。初起查体仅可触及单个或少数散在淋巴结增大，活动而无粘连，质地较硬，可有轻触痛。随着病情发展可有淋巴结周围炎，淋巴结相互粘连，融合成团，不活动，周围组织可见红肿、压痛，并可能见到溃疡或瘘管，常有豆渣样或米汤样脓液流出。晚期可见溃疡边缘皮肤黯红、潜行，肉芽组织苍白、水肿。增大的淋巴结比较固定，融合成串珠状是淋巴结结核的特征。

2. 淋巴瘤

浅表及深部淋巴结均可肿大。浅表淋巴结触诊可触及颈部或锁骨上淋巴结、腋下淋巴结肿大，可活动，也可互相粘连融合成块，若病情早期，淋巴结较软，触诊可为软骨样感觉，病情晚期质地较硬。腹部查体可触及肝脏、脾脏肿大。

3. 传染性单核细胞增多症

儿童及青少年多见，但近年来成人发病逐渐增多。淋巴结轻或中度肿大，以颈部为甚，腋下、腹股沟次之。多不对称，肿大淋巴结直径很少超过3cm，中等硬度，无粘连及明显压痛，肠系膜淋巴结受累时可有腹部压痛。另外，部分患者查体可见皮疹，眼睑水肿，扁桃体肿大，上覆盖灰白色膜状物，咽后壁有白色分泌物，肝脾肿大。

三、骨关节的检查

在风湿免疫病的体格检查中以骨关节的检查最为重要。以下将按照各部位骨关节的顺序分别予以介绍，并结合常见的风湿免疫病加以鉴别区分。

（一）肩关节

正常双肩为对称的圆弧形，由肩胛骨关节盂和肱骨头组成。肩关节为人体运动最灵活的关节，正常的活动范围为前屈90°、后伸45°、外展90°、内收45°、内旋90°、外旋45°，肩外展超过90°时为上举。

1. 望诊

嘱患者脱去上衣，取坐位或站立位，观察肩关节外形，注意肩关节是否对称，有无肿胀、积液、畸形等。若肩部弧形消失成直角，为"方肩"畸形，多见于肩关节脱位或三角肌萎缩。若肩部一侧高一侧低，可见于肩关节脱位、脊柱侧弯。

2. 运动检查

检查肩关节运动情况时，先用一手固定患者肩胛骨，嘱患者做主动活动，再持患者前臂做多个方向的被动活动。肩关节外展时即出现疼痛，但仍可外展，多见于肩关节炎。轻微外展即感疼痛，见于肱骨或锁骨骨折。肩关节各方向活动均受限的，称冻结肩，见于肩关节周围炎。外展达60°~120°感疼痛，超过 120°则消失为冈上肌腱炎。

3. 触诊

肩部多种疾患可在肩关节周围出现压痛点，如肱骨结节间的压痛提示肱二头肌长头腱鞘炎，肱骨大结节压痛提示冈上肌腱损伤，肩峰下内方压痛提示肩峰下滑囊炎。

4. 特殊检查

（1）搭肩试验（杜加斯征）：令患者屈肘 90°并用手触摸对侧肩部，若手能搭到对侧肩部，且肘部能贴近胸壁为正常。若手能搭到对侧肩部，肘部不能靠近胸壁，或肘部能靠近胸壁，手不能搭到对侧肩部，均属阳性征，可见于肩关节脱位。

（2）肩周径测量试验（卡拉威试验）：用软尺从肩峰绕过腋窝测其周径。肩关节脱位时，由于肱骨头移位后与肩胛骨重叠，故周径增大。需将患侧与健侧做对比。

（二）肘关节

正常肘关节双侧对称，由肱尺关节、肱桡关节、桡尺近侧关节 3 个关节组成。当前臂完全旋前时，上臂与前臂成一直线，当前臂完全旋后时，上臂和前臂两纵轴间有 10°～15°夹角，称为携物角。正常肘关节活动范围为屈曲 135°～150°，过伸 5°～10°，旋前 80°～90°，旋后 80°～90°。

1. 望诊

观察肘关节时，嘱患者将两侧肘关节完全伸直，掌侧向前，左右对比观察两侧是否对称，注意有无肿胀、畸形、结节等。肘关节积液、滑膜增生、骨折时均可见到肿胀。肱骨内髁骨折时携物角增大，称为肘内翻畸形。肱骨外髁骨折时携物角减小，称为肘外翻畸形。鹰嘴向肘后方突出，可见于肘关节脱位时。肘窝上方突出，可见于髁上骨折。肘窝外下方向桡侧突出，可见于桡骨头脱位。类风湿关节炎可形成梭形畸形。

2. 触诊

检查者以拇指置于患者鹰嘴旁沟之间，另外的一个或两个手指置于对应的鹰嘴内侧沟，令肘部放松，检查肘关节运动情况。若在鹰嘴和尺骨近端的伸侧触到结节，多为类风湿结节。鹰嘴上突肿胀，可见于鹰嘴滑囊炎。

3. 特殊检查

（1）腕伸肌紧张试验（Mill 征）：令患者伸直肘关节，腕关节屈曲的同时前臂旋前，若肱骨外上髁处疼痛为阳性，见于肱骨外上髁炎。

（2）伸肌紧张试验（Cozen 试验）：令患者握拳屈腕，检查者按压其手背，嘱患者对抗阻力伸指及伸腕关节，若肱骨外上髁处疼痛为阳性，多见于网球肘。

（3）屈肌紧张试验：令患者用力握住检查者的手指，强力伸腕握拳，做对抗运动，若肱骨内上髁处疼痛为阳性，多见于肱骨内上髁炎。

（三）腕关节及手关节

腕关节由桡骨、尺骨与腕骨之间多个关节连接而成。正常腕关节活动范围为背伸 70°～80°、屈腕 80°～90°、桡偏运动 20°～30°、尺偏运动 40°。手的休息位为腕关节背伸 10°～15°，并有轻度尺偏，手的掌指关节及指间关节半屈曲，拇指轻度外展，指腹接近或触及示指远端指间关节的桡侧，第 2～第 5 指的屈度逐渐增大，呈放射状指向舟骨。手的功能位为腕背伸 20°～30°，拇指充分外展，即掌指关节及近端指间关节半屈曲，而远端指间关节微屈曲。

1. 望诊

观察腕关节有无肿胀、畸形、肌肉萎缩等。应注意鉴别导致腕部肿胀的原因，腕关节肿胀发展迅速，时肿时消，呈对称性，多见于类风湿关节炎；全腕肿胀显著，红热明显，可见于急性化脓性腕关节炎；梭形肿胀，不红不热的可见于腕关节结核；腱鞘炎所致肿胀通常凸出较局限，可随手指屈伸而改变。常见的腕关节畸形有腕下垂、猿掌、餐叉样畸形等。骨性关节炎多见于中年以上患者，远端指间关节出现骨性隆起的，称为 Heberden 结节。类风湿关节炎可见近端指间关节梭形肿胀。

2. 触诊

检查者将患者腕关节置于拇指与其余手指之间，触诊腕关节的两面，注意有无肿胀、触痛、畸形等。腱鞘囊肿可在腕关节背面的伸肌肌腱之间触及囊性肿大。狭窄性腱鞘炎可在桡骨茎突附近出现压痛。尺骨半脱位可见于类风湿关节炎晚期，在腕背部触及骨性凸出。

3. 叩诊

嘱患者握拳尺偏，用叩诊锤叩击第三掌骨头部，出现疼痛者为阳性，多见于舟骨骨折或月骨骨折。

4. 特殊检查

（1）握拳试验：患者将拇指放在掌心中握拳，检查者握住患者手部向尺侧屈腕，若桡骨茎突部出现疼痛者为阳性，见于桡骨茎突狭窄性腱鞘炎。

（2）屈腕试验：患者极度屈曲腕关节，短时间内即引起手指麻木疼痛者为阳性，见于腕管综合征。

（3）屈指试验：使患者掌指关节略为过伸，屈曲其近端指间关节，近端指间关节不能屈曲者为阳性，可能是内在肌紧张或是关节囊挛缩。

（四）脊柱

正常脊柱有 4 个生理弯曲，即颈曲、胸曲、腰曲、骶曲。由于年龄、运动训练、脊柱结构差异等因素影响，脊柱活动范围存在较大的个体差异。决定脊柱活动的主要为颈椎和腰椎。

1. 望诊

脊柱过度后弯称为脊柱后凸，多发于胸椎，常见于强直性脊柱炎、脊柱退行性变、佝偻病等。脊柱过度向前凸出性弯曲，称为脊柱前凸，多发于腰椎，可见于髋关节后脱位、髋关节结核、大量腹腔积液等。脊柱离开后正中线向左或右偏曲称为脊柱侧凸，多发于胸椎、腰椎或胸腰结合处，可见于椎间盘突出、先天脊柱发育不全、各种原因造成的胸廓畸形等。

2. 触诊

嘱患者取端坐位，检查者以右手拇指从枕骨粗隆开始自上而下逐个按压脊椎棘突及椎旁肌肉，出现压痛的部位可能存在病变。所用压力由轻至重以判断压痛点是位于浅层还是深层。胸腰椎病变在相应脊椎棘突有压痛，椎旁压痛多为肌纤维炎或劳损。

3. 叩诊

直接叩击法是用中指或叩诊锤垂直叩击各椎体的棘突。间接叩击法嘱患者取坐位，检查者左手掌置于患者头部，右手半握拳叩击左手背。叩击痛的部位多为病变部位。

4. 运动检查

包括脊柱前屈、后伸、左右侧屈及旋转运动等。可测量以下指标。

（1）腰椎活动度试验：令患者直立，在背部正中线髂嵴水平作一标记为零，向下 5cm 做标记，向上 10cm 再做另一标记，然后令患者弯腰（保持双膝直立），测量两个标记间的距离，若增加少于 4cm，提示腰椎活动度降低。

（2）指—地距：患者直立，弯腰伸臂，测指尖与地面距离。

（3）枕—墙距：令患者靠墙直立，双足跟贴墙，双腿伸直，背贴墙，收腹，眼平视，测量枕骨结节与墙之间的水平距离，正常应为 0。如枕部不能贴墙，为异常。

（4）胸廓活动度：患者直立，用刻度软尺测第 4 肋间隙水平（妇女乳房下缘）的深呼气和深吸气之胸围差。小于 2.5cm 为异常。

5. 特殊检查

（1）臂丛神经牵拉试验：患者取坐位，头微屈，检查者一手置于患侧头部，另一手握患侧腕部做相对牵引，若患肢出现放射疼痛、麻木为阳性。多用于颈椎病的检查。

（2）椎间孔挤压试验：患者取坐位，头偏向患侧，检查者用手按住患者头顶部向下加压，若出现放射性疼痛为阳性。多用于颈椎病的检查。

（3）椎间孔分离试验：检查者一手托患者颏下，另一手托枕部，逐渐向上牵引头部，若患者感到颈部和上肢的疼痛减轻为阳性。多见于颈椎椎间孔狭窄、神经根受压时。

（4）吸气转头试验：患者取坐位，昂首转向被检查一侧，深吸气后屏住呼吸，检查者用手指触摸患者桡动脉，若感到桡动脉搏动明显减弱或消失者为阳性。常见于前斜角肌综合征等。

（5）直腿抬高试验：患者仰卧，两腿伸直，分别做直腿抬高动作，若上抬受限，同时有下肢放射性疼痛则为阳性，说明有坐骨神经根受压。

（6）健肢抬高试验：患者仰卧，抬高健肢，患侧产生腰痛或伴有下肢放射痛者为阳性。多见于中央型腰椎间盘突出症。

（7）拾物试验：在地上放物品，嘱患者去拾，如骶棘肌有痉挛，患者抬物时只能屈曲两侧膝、髋关节而不能弯腰，多见于下胸椎及腰椎病变。

（五）骨盆

骨盆由骶骨、尾骨和髋骨组成。人直立时骨盆前倾，两侧髂前上棘和耻骨结节位于同一冠状面上。正常骨盆倾斜角，男性倾斜角为50°～55°，女性倾斜角为55°～60°。

1. 望诊

患者取站立位，从前面观察两侧髂前上棘是否等高，是否有倾斜；从侧面观察骨盆有无前倾；从后面观察两侧髂后上棘是否等高。

2. 触诊

骨盆触诊时，患者取站立位。首先触诊髂嵴、髂前上棘、髂前下棘，注意两侧是否等高，有无压痛。后触诊耻骨结节、耻骨联合、耻骨上支及下支，注意有无压痛及骨轮廓改变。侧面触诊股骨大转子，两侧是否等高，局部有无触痛。后面检查髂后上棘，两侧是否等高，骶髂关节处有无压痛，骶骨后面骨轮廓有无改变，尾骨有无压痛。屈曲髋关节，检查坐骨结节骨轮廓有无改变。

3. 特殊检查

（1）骨盆挤压分离试验：患者仰卧位，检查者两手置于髂骨翼两侧，同时向中线挤压骨盆，若发生疼痛为阳性，提示骨盆有骨折或骶髂关节有病变。

（2）4字试验：患者仰卧，屈膝、屈髋，将小腿横置于另一侧膝关节上，双下肢呈4字形，检查者一手放在髂前上棘前固定骨盆，另一手放在患者屈曲的膝关节内侧下压，若骶髂关节处出现疼痛为阳性。提示骶髂关节病变。

（3）床边试验：患者仰卧，一侧臀部位于床外，让该侧下肢在床边下垂，检查者按压使其髋后伸，同时按压另一侧膝关节，使之尽量屈髋、屈膝，若骶髂关节出现疼痛为阳性。提示骶髂关节病变。

（4）单髋后伸试验：患者俯卧位，下肢伸直，检查者一手按住患者骶骨背面，另一手向上提起一侧下肢，使髋关节被动后伸，若骶髂关节处疼痛为阳性。提示骶髂关节病变。

（5）髋关节过伸试验（伸髋试验）：患者俯卧，检查者一手压住患侧骶髂关节，一手将患侧膝关节屈至90°，握住踝部，向上提起，使膝过伸，此时必扭动骶髂关节，如有疼痛即为阳性，此试验可同时检查髋关节及骶髂关节的病变，其意义同4字试验。

（6）卧床翻身试验：骶髂关节炎的患者，常喜健侧卧位，下肢屈曲，否则多引起病变部位疼痛。翻身时病变部位疼痛加重，故常以手扶持臀部，或请旁人帮助才能翻身。

（7）骶髂关节定位试验：患者仰卧，检查者抱住其两膝后部，使髋关节屈曲至90°位，其小腿自然地放在检查者右臂上。检查者左手压住膝部，使骨盆紧贴检查台。患者肌肉放松，然后以双大腿为杠杆，将骨盆向右和向左挤压，往往是一侧受挤压，对侧被拉开。骶髂关节疾患时，向患侧挤压时疼痛较轻，而向对侧挤压则患侧被拉开，且疼痛较剧烈。

（8）单腿跳跃试验：先用健侧，后用患侧单腿跳跃。如腰椎无病变，则健侧持重单腿跳跃时当无困难。如患侧持重做单腿跳跃时有明显骶髂部痛，或不能跳起，则考虑患侧骶髂关节、脊柱和神经系统可能有疾病。

（9）吊筒柄试验（斜攀试验）：患者仰卧，检查者手扶患腿，使之屈膝屈髋。然后检查者一手握住膝部，强使髋关节屈曲内收，另一手扶住患侧肩部，以稳定上身不动，这时由于臀肌牵引和大腿向内侧挤压骨盆，致使骨盆纵轴产生旋转压力。若骶髂关节不稳，则产生疼痛。

（10）骨盆摇摆试验：患者取仰卧位，将双髋关节及双膝关节完全屈曲。检查者一手扶持患者双膝，另一手托起患者臀部，使其做腰骶部被动屈曲及骨盆左右摆动活动。如出现腰痛，为阳性。可能是腰骶部有病变或下腰部软组织劳损。

（11）骨盆按压试验：患者取侧卧位，双下肢微屈。检查者用双手压髂骨嵴前部。若骶髂关节部出现疼痛，则为阳性。

（12）骨盆旋转试验：患者坐于小椅子上，检查者面向患者，以两大腿内侧夹住患者两膝以稳定骨盆，再用两手分别扶住患者两肩，将躯干做左右旋转活动。若骶髂关节有病变，则病变侧出现疼痛，为阳性。

（六）髋关节

髋关节由股骨头和髋臼组成，正常两侧对称，活动度为屈曲 130°～140°，后伸 15°～30°，内收 20°～30°，外展 30°～45°，旋转 45°。

1. 望诊

患者平卧于硬板床上，对比两侧髋关节，注意髋部异常的肿胀、膨隆，皮肤皱褶的增多或减少，皮肤有无擦伤、色泽变化、疱疹、窦道。髋关节病变可引起步态改变，对于可以行走的患者，要检查站立姿势、步态。由髋关节引起的异常步态主要有跛行、鸭步等。常见的畸形主要有内收畸形、外展畸形、旋转畸形等。

2. 触诊

髋关节位置深，只能触及其体表位置。触诊可按如下顺序：先髂前上棘、髂嵴、股骨大转子，后股骨颈、股骨头、髋臼，然后股骨大转子。尤其注意股三角与大粗隆外侧，股三角区触诊淋巴结是否肿大，局部有无肿胀、压痛等。髋部周围肌肉触诊，先检查屈肌群，虽然髂腰肌触不到，但髂腰肌挛缩可导致髋关节屈曲畸形；然后触诊缝匠肌、股直肌、内收肌群的长收肌；接着触诊外展肌群的臀中肌。检查时注意有无压痛与索状物，了解肌张力。

3. 运动检查

类风湿关节炎患者或股骨头坏死患者常表现为髋关节内旋受限。

4. 特殊检查

（1）单腿独立试验：患者保持身体直立，交替单腿站立，若不负重一侧的骨盆不抬高反下降为阳性。提示负重侧的臀中肌无力或功能不全。

（2）髂胫束挛缩试验（欧伯试验）：患者侧卧位，健侧卧位并屈髋屈膝，检查者一手固定骨盆，另一手握患侧令其尽量外展，然后屈膝 90°。若外展的大腿放松后不能自然落下为阳性。提示髂胫束挛缩。

（3）髋关节屈曲挛缩试验（托马试验）：患者仰卧位，一侧腿完全伸直，另一侧腿屈髋、屈膝，使大腿贴近腹壁，使腰椎紧贴于床面，若伸直一侧的腿不能平放于床面，或平放于床面则引起代偿性腰椎前凸为阳性。提示髋关节屈曲挛缩畸形。

（4）下肢短缩试验（艾利斯试验）：患者仰卧位，两腿屈髋、屈膝并拢，两足平行置于床面，观察两膝的高度，若两膝不等高为阳性。提示较低一侧股骨或胫骨短缩，或髋关节后脱位。

（5）大腿滚动试验（高芬试验）：患者仰卧位，双下肢伸直，检查者以手掌轻搓大腿，使大腿向内外旋转滚动。若是该髋关节疾患并引起髋四周肌肉痉挛，则运动受限、疼痛，并见该侧腹肌收缩，即为阳性。此实验主要用来检查髋关节炎症、结核、股骨颈骨折、粗隆间骨折等。

（6）腰大肌挛缩试验（过伸试验）：患者取俯卧位，患肢屈膝 90°，检查者一手握住踝部将下肢提起，使髋关节过伸。若骨盆随之抬起，为阳性。说明髋关节后伸活动受限。当腰大肌脓肿或有早期髋关节结核时，此试验可出现阳性。

（7）望远镜试验（套叠试验、杜普纯试验、巴洛夫试验）：患者仰卧位，助手按住骨盆，检查者两手握住患者小腿，伸直髋、膝关节，然后上下推拉患肢。若患肢能上下移动 2～3cm，即为阳性。

（8）欧特拉尼试验：患者仰卧位，髋、膝屈曲 90°，检查者手掌扶住患侧膝及大腿，拇指放在腹股沟下方大腿内侧，其余手指放在大粗隆部位，另一手握住对侧下肢以稳定骨盆。检查时先用拇指向外侧推，并用掌心由膝部沿股骨纵轴加压，同时将大腿轻度内收。如有先天性髋关节脱位，则股骨头向后上脱出并发出弹响；然后再外展大腿，同时用中指向前内顶压大粗隆，股骨头便复位。当它滑过髋臼后缘时，又发出弹响，表明本试验阳性。适用于6个月至1岁以内的婴儿先天性髋关节脱位的早期诊断。

（9）巴劳试验：用于检查1岁以内婴儿有无先天性髋关节脱位。患儿仰卧，检查者首先使患儿双侧髋关节屈曲90°，双膝关节尽量屈曲。双手握住患儿双下肢，双手拇指分别放在患儿大腿内侧小粗隆部，中指置于大粗隆部位，轻柔地外展双髋关节，同时中指在大粗隆部位向前内推压。如听到响声，表明脱位的髋关节复位，股骨头滑入髋臼。第二步检查是，拇指在小粗隆部位向外推压，若听到响声，表明股骨头滑出髋臼，表明试验阳性。假如拇指放松压力，股骨头即复位，说明髋关节不稳定，以后容易发生脱位。

（10）蛙式试验：蛙式试验又称双髋外展试验，用于婴儿。患儿仰卧，检查者扶持患者两侧膝部，将双侧髋、膝关节均屈曲90°，再做双髋外展外旋动作，呈蛙式位。如一侧或双侧大腿不能平落于床面，即为阳性。先天性髋关节脱位的患儿，此试验阳性。

（11）直腿屈曲试验：患儿仰卧位，检查者一手握住小腿下端，使髋关节尽量屈曲，膝关节伸直。若有先天性髋关节脱位，则患肢可与腹胸部接触，其足可与颜面部接触。表明脱位髋关节屈曲活动的范围增大。本试验适于婴幼儿的检查。

（12）黑尔试验：此试验主要用于区别髋关节疾病与坐骨神经痛。患者仰卧，检查者将患肢膝关节屈曲，踝部放于健肢大腿上，再将膝部下压，抵至床面。如为坐骨神经痛，可放置自如；若髋关节有疾患，则不能抵至床面。

5. 股骨大转子位置的测量方法

（1）髂坐骨结节连线：髂坐骨结节连线又称奈拉通（Nelaton）线。患者取侧卧位，从髂前上棘到坐骨结节的连线，正常股骨大转子的顶点恰在该连线上。若大转子超过此线以上，提示大转子上移。

（2）髂股连线：髂股连线又称休梅克（Shoemaker）线。患者取仰卧位，两髋伸直中立位，两侧髂前上棘在同一平面上，从两侧髂前上棘与股骨大转子顶点分别做连线，即髂股连线。正常两连线之延长线相交于脐或脐上中线，称为卡普兰（Kaplan）交点。若延长线交于健侧脐下，且偏离中线，提示一侧大转子上移。

（3）大转子与髂前上棘间的水平距离：此距离又称布瑞安（Bryant）三角。患者取仰卧位，自髂前上棘与床面做一条垂线，自股骨大转子顶点与身体平行划一线与上线垂直，连接髂前上棘与大转子顶点，即构成一直角三角形，称为布瑞安（Bryant）三角。正常直角的两边等长。若大转子顶点到髂前上棘与床面的垂线之间的距离变短，提示该侧大转子向上移位。

（七）膝关节

膝关节是人体内最大最复杂的关节，由股骨内外侧髁和胫骨内外侧髁及髌骨组成。正常膝关节有5°~10°的生理外翻角。其活动范围为：屈膝145°，伸膝0°，屈曲90°时，内、外旋转运动10°~20°。

1. 望诊

观察两侧膝关节是否对称，有无肿胀、畸形。膝关节积液时，膝关节均匀肿大，双侧膝眼消失。髌前滑囊炎时髌骨前明显隆起。半月板囊肿时关节间隙附近有突出物。注意股四头肌有无萎缩，因关节病变影响步行，可致股四头肌失用性萎缩。

2. 触诊

患者取坐位或仰卧位，两膝屈曲90°，可以清楚触诊膝关节的骨隆起和关节边缘。膝关节炎症多于膝眼处压痛。急性损伤可在损伤部位查到压痛点。

3. 特殊检查

（1）浮髌试验：患者平卧，伸直下肢，检查者一手压在髌上囊处向下挤压，使积液流入关节腔，另一手拇指、中指固定髌骨内外缘，示指按压髌骨，若感觉髌骨与关节面有碰触感，松手时髌骨浮起，为浮髌试验阳性。提示膝关节腔内有中等量以上积液。

（2）半月板弹响试验（麦克马瑞试验）：患者仰卧位，检查者一手握足部，一手固定膝关节，使膝关节尽量屈曲，小腿内收、外展，慢慢伸直膝关节。若膝关节外侧有弹响和疼痛为阳性，表明外侧半月板有损伤。做反方向动作，小腿外旋、内翻，慢慢伸直膝关节，若有弹响和疼痛为阳性，表明内侧半月板有损伤。

（3）抽屉试验：患者仰卧位，双膝屈曲90°，检查者双手握住小腿近端用力前后推拉。若小腿近端过度向前移动，表明前交叉韧带断裂；若小腿近端过度向后移动，表明后交叉韧带断裂。

（4）侧方应力试验：患者取仰卧位，将膝关节置于完全伸直位，分别作膝关节的被动外翻和内翻，与健侧对比。若超出正常外翻或内翻范围，则为阳性。说明有外侧或内侧副韧带损伤。

（八）踝关节与足关节

踝关节由胫骨、腓骨远端和距骨体近端组成。正常可跖屈45°、背屈20°及做轻微的内收、外展运动。

1. 望诊

患者取坐位或站位，观察有无肿胀、畸形。全踝关节肿胀常见于踝部骨折、关节结核、骨性关节炎等。局限性关节肿胀多见于类风湿关节炎、跟腱周围炎。足踝部畸形常见扁平足、高弓足、马蹄足、足内翻、足外翻等。

2. 触诊

韧带损伤、跟骨骨折、内外踝骨折均可在局部出现压痛。第2、第3跖骨头处压痛见于跖骨无菌性坏死。

3. 特殊检查

（1）伸踝试验：嘱患者伸直小腿，然后用力背伸踝关节，若小腿肌肉发生疼痛，则为本试验阳性。提示小腿有深静脉血栓性静脉炎。

（2）前足挤压试验：患者仰卧位，检查者用手握住患者前足部横向挤压，若出现剧烈疼痛为阳性。提示有跖骨骨折。

第二章

风湿热

风湿热是 A 组 β 溶血性链球菌（GAS）感染后发生的一种自身免疫病，可引起全身结缔组织病变，尤其好侵犯关节、心脏、皮肤，偶可累及神经系统、血管、浆膜以及肺、肾等内脏。临床上多表现为关节炎、心肌炎、皮下结节、环形红斑、舞蹈病。本病有反复发作倾向。瓣膜炎症的反复发作可导致慢性风湿性心脏病（RHD）。

第一节　病因与发病机制

一、病因

（一）GAS 咽部感染是诱发风湿热的病因

一般认为风湿热发病与 GAS 的高度抗原性有关。

1. GAS 的结构

GAS 由外而内依次为荚膜、细胞壁、细胞膜和细胞质。

（1）荚膜（外囊）：由透明质酸组成，可抵抗白细胞吞噬而起保护作用，与人体滑膜和关节液的透明质酸蛋白之间存在共同抗原性。

（2）细胞壁：共分 3 层：①外层由蛋白质组成，含 M、T、R 蛋白。M 蛋白与 T 蛋白同为 GAS 的免疫学亚型标记，是决定细菌毒力的主要物质，有保护细胞和抗吞噬的能力。它位于细胞的表面，呈纤毛样突出，通过其上的脂磷壁酸与人体咽部黏膜上皮的纤维结合素起黏附作用而侵入人体。在已确认的 130 多个 M 蛋白血清型中，M1、M3、M5、M6、M14、M18、M19、M24、M27、M29 型被认为与风湿热有关。②中层由碳水化合物（C 多糖）组成。含组特异性抗原，其抗原性取决于所含的 N-乙酰葡萄糖胺。人类和哺乳动物结缔组织的糖蛋白和黏多糖也含有 N-乙酰葡萄糖胺。已证明心瓣膜、软骨、角膜的糖蛋白与 GAS 的多糖之间存在共同抗原性。③内层由黏肽组成。

（3）细胞膜：其抗原性结构是脂蛋白。A 组溶血性链球菌的细胞膜最少含有一种与别组（除 C—G 组外）溶血性链球菌细胞膜不同的特异性抗原。此抗原与哺乳动物的组织如肾基底膜、肌质膜（包括心肌肌膜）、胸腺细胞、脑视丘下部和尾核的神经元有共同的抗原决定簇。

（4）细胞质：为细胞原生质，含 DNA 和 RNA。

2. GAS 的细胞外产物

已知有 20 种以上，包括毒素和酶。链球菌溶血素 "O"（ASO）和溶血素 "S" 有毒性作用，能溶解红细胞和使心肌细胞溶酶体破裂，造成心肌和关节组织损害。蛋白酶可溶解 M 蛋白，静注动物后可引起心肌病变。ASO、链激酶、透明质酸酶、DNA 酶 B（DNase-B）和核苷酶等具有抗原性，均可产生抗体。通过对上述抗体的测定有助于确定链球菌感染是否存在。但上述细胞外产物不引起自身免疫反应。

（二）病毒感染与风湿热的关系

Butsh 等提出病毒可能是风湿性心瓣膜病和风湿热的病因，也可能是细菌与病毒协同作用诱发风湿热。但近年未有进一步的研究证明此观点。

据 WHO 统计，全世界目前至少有 1.56 亿人患 RHD，每年新发病例约 50 万人，其中约有 30 万人发展成为 RHD 患者，每年约有 23.3 万人死于急性风湿热或 RHD。虽然 20 世纪后半叶发达国家的风湿热发病率已大幅下降，但大多数发展中国家风湿热和 RHD 的发病一直相当严重，发病率 > 50/10 万。而澳大利亚中部和北部土著人发病率最高，文献报道为（245 ~ 351）/10 万儿童。

二、发病机制

即使在流行期，在众多 GAS 感染中，只有少数（1% ~ 3%）发生风湿热。关于链球菌如何诱发风湿性关节炎和心肌炎，其机制至今尚未彻底明了。

（一）免疫发病机制

GAS 入侵咽部后经 1 ~ 6 周潜伏期而发病，被认为是机体对 GAS 的一种迟发型变态反应。早在 20 世纪 60 年代，Zabriskie 及 Freimer 等就发现风湿热和 RHD 患者血清中存在有抗心肌抗体，并证明此抗体能在体外与心肌结合。不少研究发现 GAS 结构成分与哺乳动物机体组织存在有多种交叉抗原，可诱发机体产生相应的抗体。目前认为 GAS 菌体的多种结构成分（如细胞壁、细胞膜或胞质）的分子结构和人体某些组织的分子结构相同或极相似，因而出现交叉免疫反应，此即分子模拟现象。它在风湿热的发病中有重要意义。

GAS 感染人体后，人体产生了大量的自身抗体及活化的自身反应性 T 细胞。内皮细胞也被激活，表达血管细胞黏附分子-1（VCAM-1）。随后 T 细胞（包括 CD_4^+ 和 CD_8^+ T 细胞）通过内皮细胞渗透进入无血管结构的心瓣膜，形成 Aschoff 小体或内皮下形成包含巨噬细胞和 T 细胞的肉芽肿病灶。最终由于新生血管的形成及病情的进展，心瓣膜变成瘢痕样的慢性病变，导致 RHD。目前内皮细胞被认为是风湿性心肌炎发病机制的焦点。

不少事实也证明在风湿热的发病中有细胞免疫参与：①风湿热时可测出多种细胞免疫激活的标记物，如 TNF-α、IFN-γ、IL-1。②应用 GAS 膜作为刺激物，可使风湿热患者外周血淋巴细胞和心肌细胞促凝血活性增高。

（二）超抗原的作用

超抗原是一组由细菌和病毒合成的独特的糖蛋白，超抗原可激活比普通抗原高达 1 000 ~ 100 000 倍的 T 细胞。大量的 T 细胞被激活后产生多种细胞因子，并使巨噬细胞和其他免疫细胞被激活。超抗原这种强大的刺激效应可能激活体内本来存在的少量的自身反应性 T 细胞，从而诱发某些自身免疫病。链球菌 M 蛋白已经公认为一种超抗原。此外，GAS 致热性毒素或称红斑毒素是 GAS 另一种致病性超抗原。

（三）遗传易感性

在上呼吸道感染的人群中仅有少数人发生风湿热，且风湿热患者有容易复发的倾向。同一风湿热患者家族成员发病率较无风湿热的家族为高，单卵双胎同时患风湿热者较双卵双胎者为高。

第二节　临床表现与诊断

一、临床表现

（一）前驱症状

在风湿热症状出现前 2 ~ 6 周常有咽炎或扁桃体炎等上呼吸道 GAS 感染的表现，有发热、咽喉痛、颌下淋巴结肿大、咳嗽等症状。也有患者由于症状轻微而遗忘此前驱症状，故临床上仅有 1/3 ~ 1/2 患者能主诉近期上呼吸道感染的病史。

（二）常见表现

最常见为发热、关节炎和心肌炎，环形红斑、皮下结节和舞蹈症也偶尔可见。

1. 发热

约半数患者有发热，热型多不规则，高热多见于少年和儿童，成人每呈低中度发热，甚至无发热。发热持续时间 1~2 周，也可持续数周。

2. 关节炎

典型的关节炎具有下述特点：①游走性。②多发性。③常侵犯大关节（如膝、踝、肘、腕、肩等）。④炎症过后无关节变形遗留。⑤对非甾体消炎药反应甚佳。⑥对天气变化十分敏感。典型风湿性关节炎的游走性特点是指在较短时间内，如 24~48h 内，有时甚至是数小时内，关节疼痛可以从一个关节部位转移到另一部位。关节炎对非甾体消炎药和水杨酸制剂的治疗非常敏感，常在用药后 24~48h 内病情得到控制，这是其他关节炎所少有的。不典型的关节炎可表现：①单关节炎或寡关节炎。②小关节炎。③关节炎症状较轻。④对非甾体消炎药反应差，但常保留游走性和关节炎症不遗留变形的特点。

关节炎和关节痛常为风湿热的首发表现，近年统计的发生率分别为 50%~60% 和 70%~80%。

3. 心脏病变

风湿性心肌炎在临床上常有心悸、气短、心前区不适、疲倦、乏力的主诉，间或伴有轻度贫血。心肌炎、瓣膜炎和心包炎三者中以心肌炎最常见，次为瓣膜炎或心肌炎伴瓣膜炎，心包炎通常相对少见，仅见于较急性和病情较重的少数患者。

（1）心肌炎：最早期和常见的表现是窦性心动过速，入睡后心率仍 >100 次/分，也可同时伴有期前收缩、心尖第一心音减弱及心脏杂音，最常为心尖区柔和的收缩期及舒张期杂音（由于心脏增大所致的相对关闭不全和狭窄）。病情严重的心肌炎可有充血性心力衰竭的症状，甚至出现肺水肿，这是由于左心室容量超负荷所致。X 线或超声心动图可提示心脏增大。

（2）瓣膜炎：最主要表现为心瓣膜区出现新的杂音，可在心尖区听到高调收缩期吹风样杂音，或心尖区短促低调舒张中期杂音，后者发生机制尚不十分明了了，可能是左心室增大或二尖瓣炎或乳头肌受累引起。此舒张期杂音被称为 Carey Coombs 杂音。该杂音与二尖瓣狭窄杂音的区别为前者不存在左心房与左心室之间的明显压力阶差。如心底部主动脉瓣区新出现舒张早期柔和的吹风样杂音，尤其在急性风湿性心肌炎无二尖瓣杂音时，应考虑为主动脉瓣炎所致。在风湿性心瓣膜病的基础上新出现上述杂音，或原有上述杂音出现肯定的性质上的变化，均提示急性心瓣膜炎的存在。

（3）心包炎：可主诉胸痛。听诊出现心音遥远、心包摩擦音，以胸骨左缘第3、第4肋间最响亮。超声心动图检查可测出少量心包积液，大量心包积液较罕见。心电图可有低电压，胸前各导联 ST 段抬高。X 线可见心影增大，坐立位时心影下部增大呈烧瓶样，平卧时心底部明显增宽、心腰消失。

4. 环形红斑

临床上少见，国内统计在风湿热的出现率仅 2.3%~5.2%，国外报道最高为 15%。典型的环形红斑为粉红至紫红色环状红斑，中央苍白，边缘略微突起。此种皮疹多分布在躯干和近端肢体，不痒、不痛，压之可变白色，时退时现，其大小变化不一，形状多样，有时几个红斑相互融合成不规则环形。环形红斑通常在风湿热发作的早期出现，但是也可数日、数月或数年地反复出现。

5. 皮下结节

皮下结节的发生率，不同国家的报道有很大差异。近年统计其发生率 <20%。皮下结节为一圆形、坚硬、活动、无痛的小结，大小为 0.5~2.0cm。由于其表面的皮肤无发炎，若不细心触诊，很容易被忽略。皮下结节每发生于骨的隆突部位和伸肌肌腱，以肘、腕、膝、踝和跟腱处最常见。可发生在头皮，尤其是在枕部和脊椎棘突等部位。皮下结节可有 1 个或多个，但通常是 3~4 个。持续存在时间为数日至 1~2 周，罕有 >1 个月。

6. 舞蹈症

常发生在儿童期，4~7 岁儿童较多见，有报道可发生在 14 岁儿童，以女性多见。国外近年报道舞蹈症的发生率较前增高，为 5% ~36% 。国内约为 2.3% 。一般出现在初次 GAS 感染后 2 个月或以上，由于风湿热炎症侵犯脑基底神经节所致。其临床表现是一种无目的、不自主的躯干或肢体动作。如面部表现为挤眉、眨眼、摇头转颈、努嘴伸舌；肢体表现为伸直和屈曲、内收和外展、旋前和旋后等无节律的交替动作，激动和兴奋时加重，睡眠时消失，情绪常不稳定是其特征之一。由于其多在风湿热后期出现，常不伴有其他明显的风湿热临床表现。近年我们发现有初诊为单纯舞蹈症者，经 2 年追踪后出现风湿性心瓣膜病，故对单纯舞蹈症仍应严格进行二级预防。

7. 其他表现

有时风湿热的临床表现无特征性，仅有不明原因的进行性疲倦、乏力、轻度贫血、肌痛、盗汗。皮肤的不典型表现为反复发作的结节性红斑、多形红斑和皮下瘀斑。有时可有严重腹痛，甚至酷似急性阑尾炎和急腹症，以至剖腹探查者并非罕见，此可能由于风湿性血管炎所致。若风湿热时发生肾炎，尿镜检可见红细胞和白细胞甚至管型，尿培养结果常阴性，抗生素治疗无效，但激素治疗有效。

（三）临床分型

根据风湿热的疾病过程，可分为以下 5 个临床类型。

1. 暴发型

本型多见于儿童，急性起病，病情凶险，常因严重心肌炎、急性心力衰弱于短期内死亡。此型在国内已少见。

2. 一过性发作型

急性风湿热呈一过性发作。绝大多数此型患者均接受过至少 3 ~5 年长效青霉素的继发预防。

3. 反复发作型

本型最常见，据统计占 44% ~70% 。第一次风湿热后 3 ~5 年内再发的概率最高，有些患者在 5 年内发作 2 ~3 次。在复发时其病情常有重复以往临床表现的特点。

4. 慢性迁延发作型

此型病程持续半年以上，间有持续 2 ~3 年。常以心肌炎为主要表现，在疾病过程症状趋向减轻和加剧反复交替出现。此型患者如能坚持继发性预防和充分抗风湿治疗，其预后较好。放弃预防和治疗者预后较差。

5. 亚临床型（隐性风湿热）

本型可无临床表现，或仅有疲倦、乏力、面色苍白、低热等一般症状。间有咽痛或咽部不适史。检验常有红细胞沉降率加速，C 反应蛋白增高，ASO 或抗 DNA 酶 B 增高，血清循环免疫复合物持续增高，抗心肌抗体阳性，抗链球菌壁多糖抗体（ASP）、外周血淋巴细胞促凝血活性试验（PCA）试验结果阳性。心电图正常或 P-R 间期延长。持续一段时间后可因风湿热活动性加剧而出现典型的临床表现，或病情自限地完全缓解，间有心脏损害隐匿进行，若干年后出现慢性风湿性心瓣膜病。

二、辅助检查

（一）GAS 感染的检测方法

1. 咽拭子培养

本试验的优点是方法简单可行，但对就诊较晚，就诊前用过抗生素者，其结果常为阴性，近年发现阳性率仅为 20% ~25% 。

2. 抗 ASO 试验

一般以 >500U 为异常。如持续在 800U 以上，其意义较大，预示有可能发生风湿热。本项目优点是方法简便、重复性好、易于标准化、费用较低，但由于近年国内轻症和不典型病例占相当比例，且 ASO 效价受抗生素治疗影响，故 ASO 阳性率仅在 40% 左右，远较以往的报道为低。

3. 抗 DNase-B 试验

一般认为儿童 >240U 或成人 >120U 为异常。本试验的优点是其高峰维持时间较长，发病后 2 ~4

周达高峰，可持续增高数月之久，对就诊较晚或迁延型风湿活动的患者或舞蹈症患者意义更大，其阳性率达 80% 以上。若同时测定 ASO 和抗 DNase-B，阳性率可在 90% 以上。

（二）急性期反应物的检测

1. 红细胞沉降率的敏感性

近年来由于轻症和不典型病例增多，风湿热活动期红细胞沉降率加速者从过去占 80% 左右下降至 55% 左右，但本试验优点是简便、价廉、结果稳定。

2. 测定 C 反应蛋白最适合的时间

在风湿热过程中 C 反应蛋白常呈一过性增高，起病 1 周内阳性率最高，可达 81.2%，但随着时间推移，4 周后阳性率下降至 10%~30%。最佳的检测时间应在发病 1 周内，愈早愈好。

3. 外周血白细胞数检查

近年流行的急性风湿热中约有 44% 患者可被测出有外周血白细胞数增高。由于各种干扰因素太多，较难仅凭此项检查结果作出活动性的判断。

4. 血清糖蛋白或黏蛋白的意义

急性风湿热的病理变化是胶原纤维变性和炎症细胞的渗出、增生。由于糖蛋白是结缔组织胶原基质的化学成分，也是细胞膜的重要成分，故在急性风湿热时有血清糖蛋白和黏蛋白水平的增高。糖蛋白水平不受激素治疗和心功能不全影响，其结果较红细胞沉降率、C 反应蛋白、外周血白细胞数 3 项检查更能反映炎症过程，阳性率约 77%。

值得注意的是，上述各项检查方法都属于急性期反应物的检测，对风湿热的判断无特异性意义，只有在无并发症的情况下，对风湿热活动性的判断才有价值。因为在其他多种情况如感染、肿瘤、血液、免疫性疾病时，均可能出现阳性结果。

（三）免疫学检查

1. 非特异性免疫试验

风湿热时免疫球蛋白、补体 C_3 和循环免疫复合物（CIC）均可升高，IgM、IgG 和 IgA 阳性率分别为 53%、59% 和 46.3%，补体 C_3 升高的阳性率为 63.4%，CIC 阳性率达 66%，其增高程度与病情严重程度相平衡。应用单克隆抗体分析急性风湿热患者外周血 T 细胞及其亚群，可测出 CD_4^+ 细胞增多，CD_8^+ 细胞减少，CD_4^+/CD_8^+ 比例增高。

总的来说，上述各项非特异性免疫试验在反映风湿热活动性、病情严重程度、指导治疗、判断疗效等方面有不同程度的参考意义，但在临床应用时需排除其他原因所致。

2. 特异性免疫试验

（1）抗心肌抗体（HRA）的测定：自 20 世纪 80 年代以来，血清 HRA 检测陆续在国内外作为临床上检查项目开展（ELISA 法）。在急性风湿性心肌炎时阳性率为 70.8%。

通过系列研究证明：①HRA 不但能反映风湿性心肌炎病情的活动性，还具有心肌受累的定位诊断意义。②HRA 可用于监测病情，判断疗效。③在疾病鉴别诊断上有一定参考意义。但在与病毒性心肌炎、心肌病及有心脏受累的其他疾病鉴别时，应作出排除性诊断。

（2）HRA 吸附试验：本方法根据 GAS 膜抗原与心肌组织具有交叉抗原性的原理，GAS 诱生的 HRA 具有与心肌抗原、GAS 菌膜抗原结合的双重特性而设计，故可通过 HRA 阳性血清经 GAS 菌膜抗原吸附前后的变化来判断被检者 HRA 是否由 GAS 感染所诱发。

吸附试验研究结果显示，风湿性心肌炎阳性率为 73.9%，原发性心肌病为 18.2%，病毒性心肌炎为 11.1%，冠心病、其他心脏病和结缔组织病的阳性率均为 0。可见，风湿性心肌炎以外的其他疾病极少被链球菌菌膜抗原结合，故本试验比单纯 HRA 测定更具有特异性。

（3）抗 GAS 胞壁多糖抗体（ASP）的测定：本试验是根据链球菌胞壁多糖与人心脏瓣膜糖蛋白有共同抗原性原理设计。20 世纪 80 年代以来，在过去研究的基础上采用 GAS 最具生物活性部分多糖为抗原，用 ELISA 法测定风湿性心肌炎患者血清中的多糖抗体（ASP-IgG 及 IgM），由于抗原是经过多种方法纯化，提高了试验的精确度和准确性，经过近10年在千例以上患者的临床应用，证明本试验对诊断风湿热具有较好的敏感性和特异性，敏感性为73.7%，特异性为76.7%。

（4）抗GAS胞壁M蛋白抗体测定：近年国外有研究用重组M蛋白C区作包被抗原，用ELISA法测定患者血清中抗M蛋白C区抗体，结果显示风湿热患者的抗体高达43μg/mL，而健康对照组仅1.5μg/mL，说明在风湿热患者体内存在较高的抗M蛋白C区抗体。由于抗原制备较复杂，国外极少单位用于临床研究。

（5）外周血淋巴细胞促凝血活性试验（PCA）：本试验是根据已致敏的淋巴细胞再次接触相同抗原时其表面可出现凝血酶样物质，可促进凝血的原理设计。有学者应用GAS胞膜作为抗原，刺激患者外周血淋巴细胞，发现其凝血活性增高。其增高程度较其他疾病为显著，经过系列的临床研究结果显示，PCA在诊断风湿性心肌炎时灵敏度为82.98%，特异度为88.3%。PCA在反映风湿活动性方面较红细胞沉降率、C反应蛋白敏感，在反映免疫状态时较CIC、HRA阳性率高，在反映链球菌感染及链球菌免疫反应方面较ASO优异。应该注意的是，由于本试验所用的刺激物是链球菌抗原，这一抗原仅与人心肌之间存在共同抗原性，故对急性风湿性关节炎来说，其PCA值与健康人、其他疾病组无差异。

其次是在多次链球菌感染时有可能出现一过性PCA升高。要鉴别这一情况，可于1~2周后复查其PCA变化，如PCA阴转，即可能为假阳性。

上述5项特异性试验虽然均具有较好的敏感性和特异性，但各有优势和缺点。现代免疫学、细胞生物学和分子生物学的迅猛发展，完全有可能突破100多年来的传统观念，解决长期以来认为风湿热无特异性试验诊断的大难题。

（四）其他辅助检查

1. 心电图检查

风湿热伴心肌炎患者约有半数有心电图异常，典型变化为房室传导阻滞（P-R间期延长）、房性及室性期前收缩，也可有ST-T改变，心房颤动也偶可发生。心包炎患者也可有相应心电图的变化。过去认为P-R间期延长较常见，甚至可高达70%~80%，但近年仅见于1/3左右病例。

2. 超声心动图检查

20世纪90年代以来，应用二维超声心动图和多普勒超声心动图检查风湿热和风湿性心肌炎的研究有较大进展。目前认为最具有诊断意义的超声改变为：①瓣膜增厚：可呈弥漫性瓣叶增厚或局灶性结节增厚。有报道前者出现率高达40%，后者可高达22%~27%，均以二尖瓣多见。②二尖瓣脱垂：二尖瓣前叶多见（51%~82%）。③瓣膜反流：为最常见的瓣膜改变，二尖瓣反流远较主动脉瓣、三尖瓣反流常见。④心包积液：多属小量积液，发生于初发风湿热占7%，复发性风湿热占29%。

3. 胸部X线检查

大多数风湿性心肌炎的心脏增大是轻度的，如不做胸部X线检查难以发现，有时还需通过治疗后心影的缩小来证实原有心肌炎的存在。

三、病理改变

风湿热以侵犯心脏、关节为主，少数情况也可同时侵犯皮肤、脑及其他脏器。根据其病变发展过程可分为3期。

1. 变性渗出期

本期病变是从结缔组织的基质改变开始。由于酸性黏多糖增加，胶原纤维首先出现黏液样变性，继之出现胶原纤维肿胀、断裂及纤维素样变性，病灶内可同时有浆液渗出，周围有淋巴细胞和单核细胞浸润。此期持续1~2个月，然后恢复或进入第2、第3期。

2. 增殖期

此期的特点为阿少夫（Aschoff）小体形成。此小体多位于心肌间质的血管周围，是在一期病变的基础上发展而来的。病灶中央有纤维素样坏死，边缘有淋巴细胞、浆细胞和风湿细胞浸润。风湿细胞体积巨大，可呈圆形或椭圆形，含有丰富的嗜碱性胞质。胞核有明显的核仁，可出现双核或多核。Aschoff

小体为风湿热的病理特征性改变和风湿活动的标志。此期持续 3~4 个月。

3. 硬化期

Aschoff 小体中央的变性和坏死物质被吸收，炎症细胞减少，风湿细胞变为成纤维细胞，纤维组织增生，局部形成瘢痕灶。此期持续 2~3 个月。

风湿热常反复发作，每次发作持续 4~6 个月。上述各期病理变化常交错存在，其病理变化对临床症状起决定性作用。如关节和心包的病理变化是以渗出性为主，故临床上不发生关节畸形和缩窄性心包炎；而心肌、心内膜（瓣膜）的病理变化一般均经历上述 3 期，故常有瘢痕形成，造成永久性损害。

四、诊断

风湿热的诊断在过去十多年沿用 Jones（1992 年修订）标准，2003 年 WHO 又进行了一次修改。

（一）Jones 标准（1992 年修订）

主要表现：①心肌炎。②多关节炎。③舞蹈症。④环形红斑。⑤皮下结节。次要表现：①关节痛。②发热。③急性期反应物（红细胞沉降率、CRP）增高。④心电图 P-R 间期延长。有前驱的链球菌感染证据：①咽拭子培养或快速链球菌抗原试验阳性。②链球菌抗体效价升高。

如有前驱的链球菌感染证据，并有 2 项主要表现或 1 项主要表现加 2 项次要表现者高度提示可能为急性风湿热。

由于此修订标准主要是针对急性风湿热，故又对下列情况作了特殊说明：①舞蹈症患者。②隐匿发病或缓慢出现的心肌炎。③有风湿性疾病史或现患 RHD，当再感染 GAS 时，有风湿热复发的高度危险性者，不必严格执行该修订标准。

过去 10 年的临床实践证明，应用上述修订标准对诊断典型的初发急性风湿热有较高的敏感性和特异性，诊断符合率达到 74.1%~77.3%；但对不典型病例，尤其是不典型的复发风湿热，其符合率仅为 25.8%~47.8%。可见，有半数以上病例漏诊，说明该标准存在较大的局限性。

（二）2003 年 WHO 修订标准

本标准最大的特点是对风湿热分类提出诊断标准，有关主要和次要临床表现沿用过去标准的内容，但对链球菌感染的前驱期作了 45d 的明确规定，并增加猩红热作为链球菌感染证据之一（表 2-1）。

表 2-1 WHO 诊断标准（2003 年）

诊断分类	标准
初发风湿热*	2 项主要表现*或 1 项主要表现和 2 项次要表现加上前驱的 A 组链球菌感染证据
复发性风湿热不患有 RHD**	2 项主要表现或 1 项主要表现和 2 项次要表现加上前驱的 A 组链球菌感染证据
复发性风湿热患有 RHD	2 项次要表现加上前驱的 A 组链球菌感染证据
风湿性舞蹈症、隐匿发病的风湿性心肌炎***	其他主要表现或 A 组链球菌感染证据，可不需要
慢性风湿性心瓣膜病 [患者第一时间表现为单纯二尖瓣狭窄或复合性二尖瓣病和（或）主动脉瓣病]****	不需要其他任何标准即可诊断 RHD

注：*：患者可能有多关节炎（或仅有多关节痛或单关节炎）以及有数项（3 个或 3 个以上）次要表现，联合有近期 A 组链球菌感染证据。其中有些病例后来发展为风湿热，一旦其他诊断被排除，应慎重地把这些病例视作"可能风湿热"，建议进行继发预防。这些患者需予以密切追踪和定期检查其心脏情况。这尤其适用于高发地区和易感年龄患者。**：感染性心内膜炎必须被排除；***：有些复发性病例可能不满足这些标准；****：先天性心脏病应予以排除。

与 1992 年修订的 Jones 标准比较，2003 年 WHO 标准由于对风湿热作了分类诊断，有如下改变：①对伴有 RHD 的复发性风湿热的诊断明显放宽，只需具有 2 项次要表现及前驱链球菌感染证据即可确立诊断。②对隐匿发病的风湿性心肌炎和舞蹈症的诊断也放宽，不需要有其他主要表现，即使前驱链球菌感染证据缺如也可诊断。③对多关节炎、多关节痛或单关节炎可能发展为风湿热给予重视，以避免误诊及漏诊。

（三）对不典型风湿热诊断的建议

近年风湿热临床表现趋向轻症和不典型，漏诊率可达 41.7% ~ 76.9% 。采用下述步骤有助于做出正确的诊断。

（1）最少有 1 项主要表现或 2 项次要表现作为初筛依据。

（2）积极寻找近期链球菌感染的证据，联合测定 ASO 和抗 DNase-B，阳性率可高达 90% 以上。

（3）特异性和非特异性炎症指标的检测。可测定促凝活性、抗多糖抗体、抗心肌抗体等特异性指标，以确定有无风湿热免疫性炎症存在；如条件不具备，也可测定红细胞沉降率、C 反应蛋白、血清糖蛋白等。

（4）寻找影像学证据。应用心电图、X 线、心脏超声及心肌核素灌注显像，以确定有无新出现的心肌炎。

（5）排除其他疑似疾病，特别是其他结缔组织病、结核病、感染性心内膜炎、其他心肌炎、心肌病、其他关节炎和关节病。

五、鉴别诊断

1. 系统性红斑狼疮（SLE）

鉴别要点：①有无 SLE 常见症状如蝶形红斑和盘状红斑、口腔溃疡、光过敏。②有无其他内脏损害如出现蛋白尿、管型尿、红细胞尿；有无全血细胞减少、白细胞或血小板减少、溶血性贫血；有无神经、精神系统症状或外周神经炎表现。③实验室检查有无抗核抗体（ANA）、抗 Sm 抗体、抗 dsDNA 抗体阳性和补体 C_3 或 C_4 下降。

2. 类风湿关节炎（RA）

本病特点是有晨僵，多呈对称性腕关节、掌指或近端指间关节炎，有类风湿因子效价升高和抗 RA33、抗角蛋白抗体、抗核周因子、抗 Sa、抗环瓜氨酸肽（CCP）抗体等阳性，病情发展至一定程度还可有 X 线改变。

3. 成人斯蒂尔病

本病以发热、关节炎或关节痛、皮疹为主要临床表现。皮疹常与高热伴随出现，热退疹消；高热常持续 1 周以上。白细胞增高明显，$>10 \times 10^9/L$，中性粒细胞 >0.8，常伴淋巴结和（或）肝脾肿大。

4. 结核感染变态反应性关节炎（Poncet 病）

本病是结核感染后引起机体产生的一种变态反应。主要表现为发热，伴有多发性关节炎或关节痛，常由小关节开始，逐渐波及大关节。体内可有活动性结核病灶，胸片可发现肺结核，结核菌素试验阳性，非甾体消炎药治疗无效，而抗结核治疗有效。

5. 链球菌感染后状态

本病是否是一个独立疾病尚有争论。临床表现是在上呼吸道炎或扁桃体炎后出现红细胞沉降率加速、低热、关节痛，有时还可有心悸，心电图出现 ST-T 改变。但青霉素和小剂量激素治疗后症状很快消失，也不再复发。

6. 感染性心内膜炎

有进行性贫血，黏膜或皮肤瘀斑，脾肿大，皮肤或内脏栓塞表现；血培养细菌阳性是最可靠的诊断依据，白细胞总数可明显增多，中性多形核白细胞比例也增高；心脏彩色多普勒超声可发现心瓣膜上赘生物。

7. 病毒性心肌炎

本病以鼻塞、喷嚏、流涕伴眼结膜充血、流泪等卡他性炎症为前驱症状，实验室检查有病毒血清学改变，如中和试验的抗体效价在 3 ~ 4 周内升高 4 倍以上。病毒性心肌炎常有较明显的胸痛、心悸和顽固性心律失常。其心律失常呈较复杂的变化，如期前收缩呈多源性、多发性，较为持续存在。常需用抗心律失常药才能控制。

8. 血液病

儿童期和青年期急性淋巴细胞白血病早期较容易与风湿热混淆，前者还具有以下特点：出血症状较明显，除皮肤、黏膜外可有其他器官如肾脏（血尿）、消化道和中枢神经系统出血；全身淋巴结、肝、脾肿大；骨髓检查可发现异常幼稚细胞增多，这是该病的重要诊断依据。

第三节　治疗、预防及预后

一、治疗原则

治疗原则是：①去除病因，消灭链球菌和清除感染病灶。②积极抗风湿治疗，迅速控制临床症状。③治疗并发症，改善疾病的预后。④根据不同情况，实施个别化处理原则。

二、基本治疗措施

1. 一般治疗

应注意保暖、防寒、防潮。发作风湿热有心脏受累时应卧床休息，待体温、红细胞沉降率正常，心动过速控制或明显的心电图变化改善后，继续卧床 2 ~ 3 周（总卧床时间≥4 周），然后逐步恢复活动。急性关节炎患者早期亦应卧床休息。舞蹈症患者应注意安置在较安静的环境，避免神经系统受到刺激。

2. 抗生素的应用

目的是消除咽部链球菌感染，避免风湿热反复发作。迄今为止，青霉素仍被公认为杀灭链球菌最有效的药物。如青霉素过敏，可改用红霉素族，最常用为罗红霉素，也有主张用阿奇霉素和头孢呋辛。在上述药物治疗的基础上，应坚持继发预防。

3. 抗风湿治疗

目的是控制发热、关节炎/关节痛、心肌炎的症状，对能否减少以后心脏瓣膜病变的发生尚缺乏肯定性结论。关于选择水杨酸制剂或激素作为首选药物的问题，近年的观点是：风湿性关节炎的首选药物为阿司匹林（乙酰水杨酸），开始剂量成人为 3 ~ 4g/d，小儿为 80 ~ 100mg/（kg·d），分 3 ~ 4 次口服。近年 Uzid Y 等报道应用萘普生 10 ~ 20mg/（kg·d）治疗，也有较好疗效。在应用阿司匹林和非甾体消炎药时要注意其不良反应，最常见为恶心、呕吐、厌食、上腹部不适或疼痛，严重者可有胃肠道溃疡、出血和肝肾损害，少数可发生耳鸣等神经系统症状，有特异质者可发生皮疹、哮喘等。加服胃黏膜保护剂如质子泵抑制剂可减轻或缓解上述消化道不良反应。对原患有较明显胃炎或溃疡病患者，可采用中药治疗，如正清风痛宁或帕夫林，对关节炎的治疗可收到较好疗效。

风湿热伴明显心肌炎时一般首选糖皮质激素治疗，常用泼尼松，开始剂量为成人 30 ~ 40mg/d，小儿 1.0 ~ 1.5mg/（kg·d），分 3 ~ 4 次口服。病情控制后逐渐减量至 10 ~ 15mg/d 维持量治疗。为防止停用激素时出现反跳现象，可于激素停用前 2 周或更长一些时间加用阿司匹林，待激素停用 2 ~ 3 周后停用阿司匹林。病情严重，如出现心包炎、心肌炎并急性心力衰竭，可静滴甲泼尼龙 1.5 ~ 2mg/（kg·d）或氢化可的松 200mg/d，也可用地塞米松 5 ~ 10mg/d 静脉注射，至病情改善后改口服泼尼松治疗。对一时未能确定有无心肌炎的病例，可根据杂音、心率、心律情况作出判断。一般来说心尖区或主动脉瓣区有Ⅱ级以上收缩期杂音或新近出现舒张期杂音，或有持续性窦性心动过速，或心律失常而无其他原因解释者，应按心肌炎处理，采用激素治疗。有部分患者对药物的耐受性较差，为减少激素和阿司匹林的不良反应，可采用两者联合治疗方案，各取其单独治疗用量的 1/3 ~ 1/2 联合应用，可减少各自的不良反应。激素最常见的不良反应为水肿、血压增高、消化道出血、感染等。

在抗风湿疗程方面，单纯关节炎的疗程为 6 ~ 8 周，心肌炎疗程最少不短于 12 周。如病情迁延，应根据临床表现和实验室结果，延长其治疗时间至半年到 1 年或更长一些时间。

以上是传统的抗风湿治疗方法。近年国外有尝试用甲泼尼龙冲击治疗风湿性心肌炎的报道，但文献报道对其疗效很不一致。

4. 丙种球蛋白的应用

近年陆续有应用丙种球蛋白治疗风湿热的报道，一般多选择性地用于严重急性风湿性心肌炎，尤其是伴心力衰竭者。多数报道认为对急性期有效，至于远期疗效，则与安慰剂无显著性差异。

5. 舞蹈症的治疗

绝大多数舞蹈症属于轻症和良性经过，能自限而无须治疗，罕有病程持续 2～3 年。只有在病情中至重度患者，才需用特殊药物治疗。目前认为可选用丙戊酸、卡马西平或氟哌啶醇等药物，但上述药物不可同时并用。激素治疗是否采用，取决于有无风湿热活动的存在。过去曾认为舞蹈症常发生在风湿热的恢复期或静止期，无须抗风湿治疗，近年有些报道提出了舞蹈症也可能在风湿热急性期出现，文献曾报道 1 例舞蹈症 1 年后死于心肌炎。可见，对于舞蹈症患者的继发预防问题，应予以充分重视。

三、并发症的治疗

最常见的并发症为治疗过程出现的消化道反应、电解质失衡和代谢紊乱、呼吸道感染，其次是心肌炎时出现的心律失常、心功能不全、感染性心内膜炎等，有针对性地进行处理，可改善疾病预后。

1. 心功能不全或充血性心力衰竭

这是严重心肌炎最常见的并发症，也是急性风湿热死亡的最主要原因。应针对心功能不全采用利尿、强心处理，加用小剂量洋地黄制剂，以静注毛花苷 C 或口服地高辛为宜。有肺水肿时应兼用吸氧、氨茶碱、吗啡等药物，激素如地塞米松静注也是重要的应急措施。

2. 心律失常

最常发生的心律失常为窦性心动过速、室性或室上性期前收缩、传导阻滞，多数患者在抗风湿治疗后心律失常能改善，甚至进一步缓解，但部分心动过速患者需加用抗心律失常药如美托洛尔（倍他乐克）或胺碘酮等治疗。

3. 呼吸道感染

应针对具体情况做痰液检查，及时、足量地选用有效抗生素控制呼吸道感染。

4. 亚急性感染性心内膜炎

这是 RHD 常见的并发症，而临床上往往容易注意到风湿热发作而忽视心内膜炎存在的可能性。对 RHD 风湿活动的患者，经抗风湿及实施有效的继发预防后，心脏情况无明显改善时，必须排除亚急性感染性心内膜炎同时存在的可能性，应做血培养并密切观察，早期作出诊断，选用有效、足量、足疗程的杀菌剂治疗。

5. 消化道并发症

由于激素和阿司匹林的应用，消化道不良反应包括胃痛、胃胀，溃疡、胃肠道出血常有发生。对原患有慢性消化道疾病者，应在抗风湿治疗的同时加用胃黏膜保护剂，可选用复方氢氧化铝、雷尼替丁、法莫替丁、美索前列醇或质子泵抑制剂。

6. 电解质失衡及代谢紊乱

应定期做电解质、血糖、血脂、血尿酸和血压检查，以尽早诊断及进行相应处理。

四、其他疗法

如经上述治疗，风湿热仍反复发作，链球菌感染无法控制，应细致分析患者的具体情况，是否存在特殊的环境因素或个体免疫力的差异，可试用下列措施。

1. 易地治疗

目的是去除链球菌反复感染和其他诱发风湿热发作的各种外界因素，这对长期处于潮湿、寒冷、空气高度污染、通风环境恶劣的患者，不失为有效的治疗措施。

2. 提高机体免疫力

可进行一些有效的健身锻炼，进行适度的有氧运动，包括太极拳、气功、户外散步，也可食用提高机体免疫力的药物和食物，如灵芝、冬虫夏草、蜂王浆，对提高机体免疫力、对抗链球菌感染可起到一定疗效。

五、预防

关键是要预防和控制上呼吸道链球菌感染，提高患者的机体免疫力。

（一）一般性预防

注意环境卫生，居室宜通风通气良好，防潮、保暖，避免受寒及淋雨。加强体育锻炼，提高抗病能力。对未患过风湿热，或曾患风湿热但无心脏损害遗留者，其运动量不必严格限制。如已患过风湿热，有心脏瓣膜损害遗留者，其运动强度和运动量应适当控制。对流行期咽部感染应积极控制。

（二）风湿热的预防

1. 初发的预防（一级预防）

所谓初发预防，是指儿童、青年、成人有发热、咽喉痛症状，拟诊上呼吸道链球菌感染者，为避免其诱发风湿热，即给予青霉素或其他有效抗生素治疗。目前公认初发预防以单一剂量苄星青霉素肌内注射为首选药物。应用剂量：体重 <27kg，可用 60 万 U；体重≥27kg，可用 120 万 U。其次，可选用口服青霉素 V 或阿莫西林。青霉素 V，儿童剂量为 250mg，每日 2~3 次；青年及成年人 250mg，每日 3~4 次，或 500mg，每日 2 次口服，疗程为 10d。阿莫西林，儿童剂量为 25~50mg/（kg·d），分 3 次口服；成人为 750~1500mg/d，分 3 次口服。近年美国有推荐用高剂量（成人 2g/d）阿莫西林一次疗法，认为较青霉素 V 更有效。对青霉素过敏者，可选用第 1 代头孢菌素（如头孢氨苄）或罗红霉素。但应注意近年有报道链球菌对红霉素族有耐药情况。此外，还可用阿奇霉素 5d 疗程，儿童 10mg/（kg·d），每日 1 次；成人第 1 日 250mg/次，用 2 次，第 2~第 5 日 250mg/d。也可用头孢呋辛酯（头孢呋辛或西力欣），儿童 20~30mg/（kg·d），分 2~3 次口服；成人 250mg，每日 2 次，疗程也为 5d。

2. 再发（继发）的预防（二级预防）

再发预防是指对已发生过风湿热或已患 RHD 者持续应用特效的抗生素，以避免 GAS 侵入发生上呼吸道感染，并诱发风湿热再发作，防止心脏损害的加重。

目前仍公认青霉素为继发预防的首选药物，不少研究证明苄星青霉素每 3 周肌内注射 1 次能最有效地维持足够的血浆浓度，防止风湿热的复发。每次所用剂量仍主张成人为 120 万 U，儿童（<27kg）时用 60 万 U。由于每 4 周定期注射，有时会出现预防失败，对高危地区、高危人群主张每 3 周 1 次，对非流行区及低危患者（包括上述经 3 周定期注射一段时期后，上呼吸道链球菌感染较少发生者）可考虑每 4 周间隔注射。对青霉素过敏者可考虑用磺胺类药物如磺胺嘧啶或磺胺二甲基异噁啶预防，成人或儿童体重≥30kg 剂量为 1g/d，体重 <30kg 儿童为 500mg/d。应予注意的是：妊娠期，青霉素可继续预防注射，但磺胺药是禁忌的。如青霉素和磺胺药均过敏，可选择用红霉素预防，剂量为口服 250mg，每日 2 次；如无青霉素过敏，也可选用青霉素 V 250mg，每日 2 次口服。

关于继发预防的时间，应根据：①患者的年龄：年龄越轻，预防时间要越长。②是否患 RHD。③发作的次数多少。④居住环境及工作场所拥挤程度。⑤有无风湿热或 RHD 家族史。建议按以下分类处理（表 2-2）。

表 2-2 继发预防的时间

患者分类	预防时限
无心肌炎	末次发作后 5 年或至 18 岁（可选择较长的时限）
患有心肌炎（仅为轻微二尖瓣关闭不全或已治愈的心肌炎）	末次发作后 10 年或至 25 岁（可选择较长的时限）
较严重的心瓣膜病	终身
瓣膜手术后	终身

在参照上述建议时应根据患者的具体情况，适当进行个体化的处理。

六、预后

1. 早期诊断和早期预防，预后良好

有人追踪 20 例初发风湿热，并立即开始苄星青霉素预防的患者，经 10~40 年观察，无 1 例发生 RHD。所有上述患者心功能良好，一直能坚持正常工作。

2. 二级预防的实施可大大降低病死率

近年初发风湿热死亡已经很少发生，只是在诊断延误时才会出现。关于累计病死率，各家报道不同。Carapetis JR 报道 10 年病死率为 6.3%；KamarR 报道 15 年病死率为 12%~20%；笔者所在医院 15 年病死率为 8%。病死率显著降低是归咎于有效的二级预防的结果。

3. 并发症是影响预后的重要因素之一

在一组包括有 74 例死亡的分析，发现所有患者均患有 RHD 并心力衰竭，可见 RHD 并心力衰竭是最重要的死亡原因。此外，还有血栓性栓塞、感染性心内膜炎、冠心病、糖尿病、高血压、青霉素过敏性休克等。由此可见，并发症的预防和及时处理有可能进一步改善疾病的预后。

第三章

痛风

第一节　病因与发病机制

痛风是由关节内尿酸晶体所引发的一种炎性关节炎。急性痛风以间歇发作为特征，是人类最疼痛的疾病之一。慢性痛风石性痛风通常在急性间歇性痛风数年后发生。除与痛风本身相关的疾病外，该病与胰岛素抵抗综合征、高血压、肾病、酗酒及细胞转化增加等疾病均相关。痛风常与高尿酸血症相关。

痛风主要发生在男性及绝经后女性中。该病很少发生在青春期前的男性及绝经前的女性身上。根据第3次全国健康及营养调查（1988—1994年）显示，患者自述，经医生诊断的痛风患者约占美国成人的2.7%。

痛风的患病率随着年龄增长而增高，在80岁以上的老年男性中达9%，女性达6%，男性血清尿酸浓度较女性平均增高约1mg/dL，但绝经后女性血清尿酸水平与男性接近。两性尿酸水平的差异可能源自雌激素对肾小管处理尿酸能力的影响；绝经前女性的雌激素水平可使肾对尿酸的清除更为有效。非裔美国人痛风的患病率高于高加索人，可能反映非裔美国人高血压的发病率较高。由于主要在中年富有男性身上发病，所以痛风曾被认为是富裕病，一度被称为"贵族病"。然而，新近的流行病学资料显示，在低收入家庭中痛风的患病率更高，这或许反映了社会经济低的阶层有更多痛风危险因素，如肥胖、高血压和带有大量红肉的西式饮食结构。

原发性痛风是指痛风的发生无明确原因者（例如 Lesch-Nyhan 综合征或者使用利尿剂）。在过去20年中，痛风在两性中的发病率均增加了一倍。饮食及生活习惯、肥胖者增多、代谢综合征、高血压、器官移植及某些药物使用的增加（如低剂量水杨酸盐及利尿剂）也许能解释痛风发病率的上升。

一、病因

对于为什么有些高尿酸血症患者会出现晶体聚积而另一些却没有的原因尚不明。当关节滑液的尿酸浓度处于稳态时，痛风患者的关节滑液比骨关节炎或类风湿关节炎患者的关节滑液更易形成结晶。许多滑液蛋白已被报道与促进或者抑制晶体核的形成相关。已知重要的生理性成核剂还较少，代表性的有 I 型胶原和 γ 球蛋白亚片段。

高尿酸血症的严重程度与痛风的发生呈正相关。但是关节滑液内尿酸浓度的急剧上升或者下降与急性痛风发作的关系更为紧密。血清尿酸水平的快速波动是外伤、乙醇摄入及药物相关痛风的一个触发机制。

外伤常被报道是引发痛风急性发作的一个诱因。外伤可小到仅为一次长途行走，途中可无疼痛，但可引发关节内肿胀。一旦关节开始休息，关节滑液中的游离水分很快流失。其结果是导致关节滑液内尿酸水平的突然升高，从而引起尿酸盐结晶聚积及痛风发作。这一机制可解释为何痛风发作常在夜间。

乙醇摄入可通过数种机制导致痛风。饮用铅污染的走私酒可造成慢性肾小管损伤导致继发性高尿酸血症及铅痛风（铅中毒在这里是指铅或与铅相关的，该词来自古代的观点，认为这种金属构成了土星）。任何形式的乙醇摄入均可通过增加细胞内腺苷三磷酸的分解从而导致尿酸的增加。饮用啤酒对痛风有额外的影响，因为啤酒内含有大量的可代谢为尿酸的鸟嘌呤核苷。

药物可通过快速升高或者降低尿酸水平而引发痛风。噻嗪类利尿剂能选择性影响肾近曲小管的尿酸盐分泌。低剂量阿司匹林（每天低于2g）也能增高血尿酸盐水平，但更大剂量的阿司匹林却有促尿酸排泄作用，可降低血尿酸浓度。过快的增高或者降低血尿酸水平均可诱发痛风发作，别嘌醇就是此类情况的代表。这种矛盾现象的机制可能是当关节滑液内尿酸水平急剧改变时，滑液内的微小痛风石失稳态所致。当微小痛风石断裂的时候，晶体脱落入关节滑液，从而导致痛风发作。

二、发病机制

人类是目前已知的唯一能自发罹患痛风的哺乳动物，其原因可能是由于高尿酸血症仅常见于人类。在大多数鱼、两栖动物及非灵长类哺乳动物体内，嘌呤代谢产生的尿酸经过尿酸氧化酶的氧化代谢，生成可溶性更好的尿囊素。在人体中，两种引入终止密码提前的基因突变使得尿酸氧化酶基因严重受损。尿酸氧化酶的缺乏，以及滤过尿酸的广泛重吸收，导致人体血浆中的尿酸水平约10倍于其他大多数哺乳动物（$0.5\sim1.0mg/dL$）。尿酸作为人血液内的主要抗氧化剂是人类进化的产物。

（一）尿酸的溶解度

尿酸是一种弱酸（$pKa=5.8$），其在生理pH时，主要以尿酸盐这一离子化形式存在。总体来说，尿酸过饱和以及晶体形成的风险与体液中尿酸盐的浓度相平行。群体研究显示血清尿酸水平与痛风的发病风险有直接的关系。相反，尿酸水平的降低与痛风复发风险的降低相关，证实了尿酸水平与痛风性关节炎之间的因果联系。尿酸在关节滑液中的溶解度也受其他因素的影响，包括温度、pH、阳离子浓度、关节内的水合状态及存在尿酸晶体可在其周围融合的成核因子（例如，非聚集的蛋白多糖、不可溶的胶原和硫酸软骨素）。

上述因素的变化可导致在特定尿酸水平下痛风发作风险的某些不同。而且，这些危险因素或许能解释痛风一些有趣的临床表现：①好发于第1跖趾关节，即所谓的足痛风（由于人体外周体温较低所致）。②倾向于发生在有骨关节炎的关节内（因为这些关节内存在成核碎片）。③常在夜间发作（可能是关节内脱水发生于夜间的结果）。

（二）尿酸的代谢

体内尿酸的数量有赖于饮食摄入、合成与尿酸排泄之间的平衡。高尿酸血症可由尿酸产生过多（占10%）、尿酸排泄减少（占90%）或者二者兼有所致。嘌呤前体物可分为外源性的（饮食）或者内源代谢性的（合成和细胞转化）。

饮食中嘌呤的摄入是血尿酸的重要来源。例如，数天完全无嘌呤饮食能够使正常人的尿酸从平均$5.0mg/dL$降至$3.0mg/dL$。食物内尿酸的生物利用率取决于其细胞构成以及细胞内容物的转录和代谢活性。然而，目前绝大多数食物中嘌呤的准确含量及性质还知之甚少，尤其是经过烹饪或加工后。摄入的嘌呤前体物的消化需经过以下步骤：①核酸被胰核酸酶分解成核苷酸。②寡核苷酸在磷酸二酯酶的作用下分解为单核苷酸。③胰腺及黏膜上的酶去除核苷酸上的糖基及磷酸盐。将含嘌呤饮食添加到无嘌呤饮食中能够使血尿酸得到不同程度的升高，升高的程度取决于嘌呤的含量及成分。例如，RNA对尿酸浓度的影响大于等量的DNA；核糖单核苷酸的影响比核苷酸大；腺嘌呤比鸟嘌呤影响大。

一项大型的前瞻性研究显示，食用肉类量占前1/5的男性发生痛风的风险要比食用肉类量占后1/5的男性高41%；食用海产品量占前1/5的男性发生痛风的风险要比食用海产品量占后1/5的男性高51%。美国男性和女性为代表样本的研究显示，更多的食用肉类及海产品与更高的血清尿酸水平相关。痛风的风险随富含嘌呤食物的不同而变化，这可用所含嘌呤的类型、含量及嘌呤代谢生成尿酸的生物利用率的不同来解释。实际上，这些数据显示对痛风或者高尿酸血症的患者采用限制嘌呤摄入的饮食时仅在限制动物源性嘌呤有效，但是对于富含蛋白质、纤维素、维生素及矿物质的高嘌呤蔬菜来说却不适用。

同样，除鱼类摄入外，对痛风或高尿酸血症患者饮食建议的研究结果的内涵与新的健康饮食金字塔大体一致。可考虑使用植物源性 Ω-3 脂酸或二十碳五烯酸与二十二碳六烯酸补充剂代替鱼类消耗，以提供这类脂肪酸的益处而不增加痛风风险。

（三）尿酸生成的途径及先天性代谢缺陷

人源磷酸核糖焦磷酸（PRPP）合成酶的基因突变造成该通路的过度活化。过度活化的 PRPP 合成酶使得 PRPP、嘌呤核苷酸、尿酸生成速度增快，从而导致痛风及尿石症。编码 HPRT 的基因突变与从单纯的高尿酸血症到高尿酸血症并发广泛的神经系统和行为失常（Lesch-Nyhan 综合征）等一系列疾病谱相关。没有 HPRT，次黄嘌呤是不能够被再利用的，只能被降解成为尿酸盐。PRPP 的利用不足及次黄嘌呤核苷酸与鸟嘌呤核苷酸含量在补救途径中的下降均可通过反馈抑制嘌呤的从头合成而导致高尿酸血症。由于这两种酶缺陷均具有 X 连锁特质，因此男性纯合子会受影响。此外，绝经后痛风及尿路结石可见于女性携带者中。青春期前男孩的高尿酸血症常提示上述酶中某个酶的缺陷。

（四）饮酒及痛风

与净腺苷三磷酸（ATP）降解相关的疾病可导致腺苷二磷酸（ADP）和腺苷一磷酸（AMP）的积聚，并迅速降解为尿酸，从而造成高尿酸血症。这些例子包括急性、严重疾病例如成人呼吸窘迫综合征、心肌梗死或者癫痫持续状态，导致组织缺氧，线粒体内 ADP 合成 ATP 不足。另一个例子与饮酒相关。乙醇摄入通过净 ATP 降解为 AMP 增加尿酸生成。

与脱水及代谢性酸中毒相关的尿液尿酸排泄减少也可能在饮酒相关高尿酸血症中起作用。一项前瞻性研究证实了乙醇摄入、尿酸水平与痛风的风险之间存在剂量—效应关系。

该项研究还发现痛风的风险随含酒精饮料种类的不同而变化：啤酒的风险大于白酒，但是适度饮用红酒不增加痛风风险。这些发现提示在酒精饮料中的某些非酒精成分也在尿酸代谢中扮演重要角色。啤酒中所含的嘌呤对血尿酸产生的影响足够增大酒精本身对高尿酸血症的影响，故发生痛风的风险要大于白酒和红酒。

（五）肥胖、胰岛素抵抗和高尿酸血症

逐渐增加的肥胖及胰岛素抵抗综合征均与高尿酸血症联系紧密。身体质量指数、腰臀比、体重增加均与男性痛风有关，体重减轻与尿酸水平下降及痛风风险降低有关。体重下降导致嘌呤的从头合成减少和血清尿酸水平降低。不论对健康人还是高血压患者来说，外源性胰岛素均能够降低肾对尿酸的清除，这给肥胖、胰岛素抵抗、2 型糖尿病与痛风提供了额外的联系。

胰岛素能够通过刺激尿酸—阴离子交换器尿酸盐转运蛋白（URAT）1 和（或）肾近曲小管刷状缘上 Na$^+$ 依赖的阴离子协同转运体来促进肾尿酸的重吸收。一些研究者认为瘦素及增高的腺苷水平可能导致高尿酸血症。肥胖及胰岛素抵抗综合征的流行给预防和控制痛风带来了重要的挑战。

（六）尿酸盐晶体引发的炎症

痛风急性发作时关节液内的尿酸盐晶体可能是来自关节滑膜内原有沉积的破裂或者新生沉积的产生。然而，在无症状关节的滑液中发现晶体这一现象说明除晶体外的其他因素在调节炎症反应中起了重要作用。

通过刺激体液及细胞介质的合成和释放，尿酸盐晶体启动、扩大，并维持炎性发作的强度。尿酸盐晶体通过两种广泛的机制来与吞噬细胞相互作用。首先，它们通过调理作用和被吞噬颗粒激活细胞，诱发典型的溶酶体溶解，呼吸爆发，释放炎症介质等吞噬细胞反应。其他的作用机制涉及尿酸晶体的特性，通过对吞噬细胞细胞膜的干扰和膜糖蛋白的交联直接作用于膜脂质和蛋白。这种作用导致了几种信号传导通路的活化包括 G 蛋白质、磷脂酶 C 和磷脂酶 D、Src 酪氨酸激酶、分裂素活化的蛋白激酶 ERK1/ERK2、9c-Jun N 端激酶和 p38 分裂素活化蛋白激酶。上述步骤对单核细胞中晶体引起的白介素 8（IL-8）的表达起了重要作用，后者在中性粒细胞的积聚上发挥关键作用。近来，固有免疫反应包括 Toll 样受体（TLR）2 和 4 被证实参与软骨细胞及巨噬细胞信号传导。此外，骨髓细胞触发受体 1（TREM-1）的诱导表达被认为是参与急性痛风炎症加重早期、诱导的固有免疫反应的另一个潜在机制。

痛风的动物模型表明单核细胞与肥大细胞参与炎症早期阶段，中性粒细胞的浸润发生较晚。来自无

炎症的关节内的巨噬细胞可含有尿酸盐晶体。单核吞噬细胞的分化情况决定了是否晶体会触发炎症反应。在吞噬尿酸盐晶体后，未分化的单核细胞可诱导促炎因子（TNF-α、IL-1β、IL-6、IL-8 及环氧化酶2）的产生和内皮细胞的活化。而分化良好的巨噬细胞不能够诱导这些因子或者活化内皮细胞。这些发现说明单核细胞在刺激痛风急性发作上扮演了核心角色。相反，分化了的巨噬细胞则扮演了抗炎角色，有助于终止痛风发作并使其回归到无症状状态。此外，痛风的动物模型证实肥大细胞参与了晶体诱导的炎症的早期阶段。通过 C_{3a}、C_{5a} 及 IL-1 的作用，肥大细胞释放组胺及其他炎性介质。血管舒张、血管通透性增加和痛风典型的疼痛也受激肽类、补体分裂肽及其他血管活性前列腺素的调节。

中性粒细胞—内皮细胞的相互作用导致中性粒细胞涌入，是痛风炎症反应的核心事件，也是秋水仙碱发挥药理学作用的基础。中性粒细胞涌入被认为是由 IL-1、TNF-α、IL-8、中性粒细胞趋化蛋白 1（MCP-1）及其他细胞因子与趋化因子所触发，内皮细胞—中性粒细胞黏附所促进的。中性粒细胞的移行涉及中性粒细胞—内皮细胞相互作用，是由细胞因子诱导的簇集于内皮细胞上的 E 选择素所调节的。秋水仙碱通过改变内皮细胞和中性粒细胞上的选择素的数目和分布来干扰两者间的相互作用。

一旦进入滑液组织中，中性粒细胞顺着化学趋化物如 C_{5a}，白细胞三烯 B_4，血小板活化因子，IL-1，IL-8 的浓度梯度流动。在这些因子中，IL-8 及生长相关的基因趋化因子对中性粒细胞的侵入发挥了核心作用。例如，在尿酸晶体引发的人单核细胞反应中，仅 IL-8 就与约 90% 的中性粒细胞趋化活性相关。因此，中和 IL-8 或其受体为痛风的治疗提供了可能的靶位。其他的中性粒细胞趋化因子，包括钙粒蛋白家族成员 S100A8 及 S100A9，也参与了尿酸晶体诱导的中性粒细胞移行。

数个途径参与了急性痛风的自限特征的形成。在体外，分化了的巨噬细胞对尿酸晶体的清除作用被认为与白细胞和内皮活化的抑制相关。中性粒细胞的凋亡及其他凋亡细胞的清除代表了急性炎症缓解的基本机制。转化生长因子 β 大量出现在急性痛风的关节滑液内，可抑制 IL-1 受体的表达及 IL-1 源性细胞炎性反应。此外，尿酸盐晶体能够诱导过氧化物酶体增殖物激活受体 γ（PPAR-γ）在人单核细胞中表达，促进中性粒细胞及巨噬细胞凋亡。与之相似，IL-10 的上调表达可限制实验性尿酸盐诱导的炎症，可能起到痛风炎症天然抑制剂的功能。蛋白水解分裂使炎症介质失活、趋化因子受体交叉脱敏作用、脂氧素类释放、IL-1 受体拮抗剂及其他的抗炎介质均有助于缓解急性痛风。由于血管通透性增高，大分子物质如载脂蛋白 B、E 及其他血浆蛋白进入滑液囊也有利于痛风的自发缓解。

慢性痛风性关节炎通常发生在痛风发作数年后。参与尿酸盐诱导的急性炎症反应的细胞因子、趋化因子、蛋白酶类及氧化剂也参与了慢性炎症，导致慢性滑膜炎、软骨丢失和骨侵蚀。即使在痛风发作的缓解期，由于白细胞在关节内吞噬晶体，轻度滑膜炎仍可能在受累关节持续存在。尽管高尿酸血症和急性痛风发作都得到了充分的治疗，但是关节镜下所见到的位于软骨表面的痛风石仍可能导致软骨溶解。被覆的软骨细胞吞噬微晶体，产生活化的金属蛋白酶。此外，晶体—软骨细胞膜间的相互作用能够触发软骨细胞活化、IL-1β 和诱导型一氧化氮合成酶基因的表达，一氧化氮释放和基质金属蛋白酶，导致软骨破坏。晶体还能够抑制 1，25-二羟胆钙化醇诱导的碱性磷酸酶及骨钙素活性。因此，晶体能够通过减少成骨细胞的合成作用而改变其表型，从而导致近关节处的骨破坏。

第二节　临床表现与诊断

痛风是一种与高尿酸血症相关的临床疾病，由单钠尿酸盐结晶在关节内或者关节周围组织沉积所致。晶体沉积相关症状包括急性关节炎发作、慢性破坏性关节病，以及软组织内单钠尿酸盐结晶的聚积。痛风的非关节（软组织）临床表现包括痛风石形成及晶体在肾集合管中沉积，从而导致尿石症。

一、临床表现

（一）典型痛风的分期

典型痛风的病程分为 3 个不同的阶段：无症状高尿酸血症、急性间歇性痛风期和晚期痛风。从无症状高尿酸血症进展为晚期痛风的速度因人而异，有赖于众多的内在及外在因素。

1. 无症状高尿酸血症

高尿酸血症是一种基于流行病学或生理学角度的、常见的生化异常。在细胞外液中，pH 7.4 时，98% 的尿酸以尿酸盐的形式存在。在临床实验室检测中，高尿酸血症的定义是：血清尿酸水平高于年龄、性别相匹配的健康人群的均值加两个标准差。依据该标准，正常血清尿酸的上限值多为 8.0 ~ 8.5mg/dL。然而，从生理学角度来说，血清尿酸大于 6.8mg/dL 即为高尿酸血症，因为该浓度已超过体液中单钠尿酸盐的溶解度。儿童期血清尿酸盐水平相对较低（2.0 ~ 4.0mg/dL）。在男性中，这一数值从青春期开始大幅上涨、达峰，并维持整个成年期。在女性中，血清尿酸的水平在成年早期逐渐上升，直到绝经期后达峰。这种血清尿酸水平升高的时差，是导致痛风好发于男性的主要原因。

痛风的发病率随着年龄的增长及高尿酸血症的程度而增加。一项标准化年龄的研究显示，在尿酸水平为 7.0 ~ 8.0mg/dL 的受试者中，痛风性关节炎的累计发病率为 3%；而在尿酸水平 9.0mg/dL 及以上的受试者中，痛风性关节炎的 5 年累计发病率为 22%。当然，绝大多数高尿酸血症患者并不会出现尿酸过多的相关症状，如痛风性关节炎、痛风石或肾结石。

2. 急性间歇性痛风期

急性痛风的首次发作常见于无症状高尿酸血症数十年后。17 世纪，著名医生 Thomas Sydenham 记录了其本人的痛风经历，生动地描述了急性痛风发作最初数小时的情形。

患者上床入睡时感觉良好。凌晨两点光景，他被痛醒；疼痛可发生于拇趾、足跟、小腿或踝关节。疼痛犹如骨头脱臼，受累部位好似冷水泼过一般；表现颤抖、冷战继而发热。疼痛初起尚和缓，随后愈演愈烈，至深夜达到顶峰，转向跗骨和跖骨的骨骼及韧带。时而是韧带的剧烈牵拉撕裂痛，时而是噬咬般疼痛，时而是压迫感。与此同时，患处的感觉变得极为敏锐，以至于不能承受被子的重量和人在房间走动时的震动。

这段经典的描述刻画了急性痛风性关节炎时的剧痛，人们提起痛风常常会想起这段临床描述。

对男性而言，痛风的首次发作时间多在 40 ~ 60 岁。而在女性，痛风发作的年龄相对更晚，且与数个因素相关，包括绝经年龄及噻嗪类利尿剂的使用。痛风发作前驱表现为受累关节快速进展的发热、肿胀、红斑，以及疼痛。经历 8 ~ 12h 后，疼痛从最初微小的刺痛直至剧痛。初次发作通常为单关节，且半数患者发生于第 1 跖趾关节。第 1 跖趾关节的累及率在痛风患者中可高达 90%，即所谓足痛风（源于希腊语中的"足陷阱"。痛风初次发作常累及的其他关节包括足中段、踝关节、足跟、膝关节，其次为腕关节、指关节及肘关节。疼痛通常很剧烈，但可因人而异。当累及下肢关节时患者行走困难，甚至无法行走。

在痛风急性发作的早期约 30% 患者可出现高于 38℃ 的发热。痛风发作所致的皮肤红斑可越过受累关节范围，呈现出类似细菌性蜂窝织炎的表现。

未经治疗的急性痛风的自然病程不尽相同，从数小时即缓解的轻微疼痛（"小发作"）到持续 1 ~ 2 周的严重发作。在急性间歇性痛风的早期，急性关节炎不常发作，发作之间的间隔有时可长达数年。随着时间的推移，痛风发作的频率增高、持续时间延长、累及关节数增多。

急性间歇性痛风的间歇期与其急性发作一样有特征性。既往受累关节已无症状。尽管如此，其关节滑液检查却常可见尿酸盐晶体。一项研究显示，在既往曾有发作的 37 个膝关节滑液检查中，有 36 个存在尿酸盐晶体。关节滑液发现尿酸盐晶体者，其关节滑液的细胞计数均值也高于无尿酸盐晶体者。这些精细的差异显示存在亚临床炎症。

3. 晚期痛风

尽管有以痛风石为首发临床表现的病例报道，但通常认为晚期痛风（有时被认为是慢性痛风石痛风）常需经历 10 年甚至更长时间的急性间歇性痛风期。间歇期不再有无痛期是急性间歇性痛风进展为慢性痛风石痛风的标志。受累关节呈现持续性不适及肿胀，但程度比急性发作时要轻得多。在慢性疼痛基础上可有痛风发作，如不治疗，痛风甚至会每隔几周就发作一次。如果不采取正确的干预措施，这些慢性疼痛会随着时间的推移而逐步加重。这一阶段初数年的痛风患者查体时不一定都可发现痛风石。但是，MRI 发现的关节周围痛风石以及通过关节镜发现的"微小痛风石"在该阶段早期肯定已经存在了，实际上它们在急性间歇性痛风期的早期可能已经存在了。这一时期多关节受累更为常见。由于手足小关节常弥散性、对称性受累，故慢性痛风石痛风易与类风湿关节炎的对称性多关节炎相混淆。

单钠尿酸盐形成痛风石的进展情况取决于高尿酸血症的持续时间及严重程度。Hench 发现未经治疗的痛风患者，从首次急性痛风发作到出现痛风石平均需要 11.7 年。一项纳入 1165 例原发性痛风患者的研究显示，无痛风石的患者血清尿酸水平为 10.3 ± 1.3mg/dL，而有广泛痛风石沉积者的血清尿酸水平为 11.0 ± 2.0mg/dL。其他与痛风石形成相关的因素包括：早年起病的痛风、长期活动且未经治疗的痛风、平均每年发作 4 次，以及有明显的上肢及多关节受累趋向者。在未经治疗的患者中，从痛风初次发作到晚期关节炎或形成肉眼可见的痛风石之间的间隔时间差异较大，范围 3 ~ 42 年，平均为 11.6 年。

皮下痛风石是晚期痛风最具特征性的损伤。痛风石可发生在身体的任何部位，但最常见于手指、腕关节、耳郭、膝关节、鹰嘴囊，以及受压部位，如前臂尺侧和跟腱。对结节性骨关节炎患者而言，更容易在赫伯登结节中形成痛风石。痛风石也可见于其他部位的结缔组织中，如肾锥体、心脏瓣膜及巩膜。类似结节也可见于其他风湿病，如类风湿关节炎、多中心网状组织细胞增生症。在降尿酸药物问世之前，50% 的痛风患者最终出现临床上或影像学可见的痛风石。而自别嘌醇及排尿酸药物应用以来，痛风石性痛风的发生率已经下降。

（二）罕见临床表现

1. 早发痛风

3% ~6% 的痛风患者在 25 岁前发病。早发痛风是一类特殊的亚型：通常有遗传因素、疾病进展更快和需要更加积极的降尿酸治疗。在典型痛风的大规模流行病学研究中，有 25% ~ 30% 的患者有痛风和（或）肾结石的家族史。在早发痛风的患者中，有家族史者约占 80%。在这群年轻患者中，覆盖几代人的详尽问诊将为了解该病的遗传形式提供足够的信息（X 连锁或常染色体显性或隐性遗传）。

和典型痛风一样，早发痛风也可能是由于尿酸盐产生过度或者肾尿酸清除率下降所致。可导致儿童和青年人尿酸盐产生过多的疾病包括嘌呤代谢酶缺陷、糖原贮积症，以及血液病，如血红蛋白病和白血病。次黄嘌呤—鸟嘌呤磷酸核糖转移酶（HGPRT）完全缺失是一种 X 连锁遗传的先天性嘌呤代谢缺陷病，其典型的临床表现为 Lesch-Nyhan 综合征。如早期未予别嘌醇治疗，这些有严重神经系统异常的男孩在十余岁时就将罹患痛风及肾结石。HGPRT 部分缺失（Kelley-Seegmiller 综合征）可导致早发痛风或尿酸性肾结石，也同样具有 X 连锁特质。该综合征患者有轻微的或无神经系统异常。

糖原贮积症中的 Ⅰ 型、Ⅲ 型、Ⅴ 型及Ⅶ型是常染色体隐性遗传病，均与早发痛风相关。在镰状细胞贫血、β 地中海贫血及非淋巴细胞白血病的年轻患者中可并发痛风性关节炎。

导致年轻患者尿酸排泄减少的疾病包括一种特异性肾小管异常，即家族性幼年高尿酸血症肾病。这种常染色体显性遗传病使患者从很年轻时起即存在高尿酸血症，而且是在发现肾功能不全之前。至 40 岁，可导致进行性肾衰竭和终末期肾病。其他早发痛风相关的肾病包括多囊肾、慢性铅中毒、肾髓质囊性病、局灶性小管间质疾病。

2. 器官移植患者的痛风

在常规服用环孢素防止排异反应的心脏移植患者中，高尿酸血症的发病率为 75% ~ 80%。而在肾移植和肝移植患者中其发病率相对低些（约 50%），推测可能是由于此类患者使用的环孢素剂量较低。在普通人群中，无症状高尿酸血症发展为痛风的概率是 1/30；而环孢素导致的高尿酸血症进展为痛风的概率高达 1/6。环孢素 A 导致的痛风与原发性痛风之间的其他不同包括：无症状高尿酸血症期和急性间歇性痛风期显著缩短，痛风石迅速出现。无症状高尿酸血症期在典型痛风中常持续 20 ~ 30 年，但在环孢素 A 导致者仅持续 6 个月 ~ 4 年。同样，急性间歇性痛风期在移植患者中只持续 1 ~ 4 年，但在典型痛风中持续 8 ~ 15 年。

由于器官移植患者常需服用其他药物，如糖皮质激素及硫唑嘌呤，故其痛风症状相对于典型痛风而言更不典型，很少有戏剧性变化。

3. 女性痛风

和其他大多数风湿性疾病不同的是，痛风在女性中比男性中少见。大多数大型综述显示，在痛风患者中，女性仅占不足 5%。90% 女性患者的首次痛风发作是在绝经后。除首次痛风发作的时间在女性中比男性晚以外，绝经后痛风的临床表现及病程与经典痛风相似。与男性痛风患者相比，绝经后女性痛风更多的与以下情况相关：如使用利尿剂（95%）、高血压（73%）、肾功能不全（50%）和曾患关节疾患，如骨关节炎。

绝经前痛风有很强的遗传倾向。大多数在绝经前发生痛风的女性有高血压及肾功能不全。对于那些罕见的肾功能正常的绝经前女性痛风患者，应该警惕常染色体遗传的家族性幼年高尿酸血症肾病或者更加罕见的非 X 连锁先天性嘌呤代谢缺陷病。

4. 血尿酸正常的痛风

对于血尿酸水平正常者发作痛风的常见解释是：①痛风的诊断不正确。②患者实际上存在慢性高尿酸血症，只是在检测时血尿酸水平是正常的。

一些关节疾患跟痛风极为相似，包括脱水焦磷酸钙（假性痛风）、碱性钙（磷灰石）及液态脂类引起的晶体性关节病。其他可导致急性单关节病变的原因也应纳入考虑范围，如感染、结节病和外伤。临床上疑似痛风者需进行关节滑液的晶体检查以确诊。如果无关节滑液分析结果，则诊断仍有疑问。

对于高尿酸血症定义的错误理解可导致误诊为血尿酸正常的痛风。血清尿酸持续高于 7.0mg/dL 为尿酸盐晶体形成提供条件，但有急性和慢性痛风患者的尿酸水平可低于该生化定义规定的高尿酸血症。事实上，约 1/3 急性痛风患者在剧痛时的血清尿酸水平低于 7.0mg/dL。产生此种现象的可能原因是疼痛刺激引起的促肾上腺皮质激素释放及肾上腺素分泌促进了尿中尿酸排泄。急性痛风发作时血尿酸正常的现象在酗酒者中比非酗酒者更常见。除别嘌醇、丙磺舒、磺吡酮等常规降尿酸药物外，大剂量水杨酸、血管紧张素 II 受体拮抗剂、非诺贝特、糖皮质激素、华法林、愈创甘油醚及 X 线造影剂也可降低痛风患者的血尿酸水平，从而误认是尿酸水平正常的痛风。

（三）临床相关疾病

1. 肾病

高尿酸血症造成的唯一持续性损伤的内脏是肾。高尿酸血症导致的肾病共 3 种，包括：①慢性尿酸盐肾病。②急性尿酸肾病。③尿酸肾结石。

慢性尿酸盐肾病是由单钠尿酸盐晶体在肾髓质及肾锥体沉积所致，伴有轻度蛋白尿。尽管慢性高尿酸血症被认为是尿酸盐肾病的病因，但是此类肾病基本上不发生在没有痛风性关节炎的患者身上。进行性肾衰竭在痛风患者中较常见，但由于痛风患者常伴发多种疾病，因此很难确定肾衰竭与慢性尿酸盐肾病之间的关系。正如以下所述，常与痛风伴发的疾病，如高血压、糖尿病、肥胖以及缺血性心脏病也是肾功能不全的危险因素。在很大程度上，高尿酸血症作为慢性肾实质疾病的独立危险因素这一说法仍然存在争议。高尿酸血症对肾的其他慢性影响可能不是晶体沉积所致，而是由于可溶性尿酸分子对肾小球入球小动脉的直接作用。

急性肾衰竭可由急性肿瘤溶解综合征时的高尿酸血症所致。该综合征可在快速增殖的淋巴瘤及白血病患者接受化疗时产生。由于细胞溶解时释放大量嘌呤，致使尿酸在肾远曲小管及集合管内沉积。

急性尿酸肾病可引起尿少或无尿。通过随机尿或者 24h 尿中尿酸与肌酐比值大于 1.0 可以将此种急性肾衰竭与其他形式的肾衰竭区分开来。

有 10%~25% 的痛风患者患有尿酸肾结石。其发病率与血清尿酸水平强相关，当血清尿酸在 13mg/dL 以上时发生肾结石的可能性达 50%。40% 的患者肾结石的症状先于痛风发作。含钙的肾结石在痛风患者身上的发生率比普通人高 10 倍。

2. 高血压

25%~50% 的痛风患者患有高血压，同时 2%~14% 的高血压患者患有痛风。由于血清尿酸浓度与周围及肾动脉阻力直接相关，而肾血流量减少可以解释高尿酸血症与高血压的联系。肥胖及男性等因素也使高血压和高尿酸血症相关联。

3. 肥胖

不论男女,高尿酸血症及痛风均与体重十分相关,同普通人相比痛风患者经常是超重的。肥胖可能是高尿酸血症、高血压、高脂血症和动脉粥样硬化之间的联系因素。

4. 高脂血症

血清甘油三酯增高占痛风患者的80%。尽管在痛风患者中高密度脂蛋白水平通常要低些,但高尿酸血症和血清胆固醇之间的关系仍然存在争议。血清脂类的这些异常通常不是由于遗传,而是由于生活放纵所致。

二、辅助检查

在疾病的早期,痛风的影像学改变不显著。在急性痛风性关节炎,影像学可仅见受累关节周围软组织肿胀。在大多数情况下,关节和骨的异常发生在病史多年者,提示存在尿酸盐晶体沉积。最常见的异常多呈不对称性,且多见于足、手、腕、肘及膝。

痛风骨侵蚀的影像学与其他炎性关节病的骨侵蚀改变截然不同。痛风所致的骨侵蚀通常稍偏离关节,而典型的类风湿骨侵蚀紧邻关节表面。典型痛风骨侵蚀的特征是既有萎缩又有肥大,从而导致有垂悬边缘的侵蚀。痛风患者能保持其关节间隙直到疾病晚期。近关节处骨量减少这种类风湿关节炎常见的早期改变在痛风中罕见或者极轻微。

三、诊断

很久以来,增高的血尿酸水平被认为是痛风诊断的基石。事实上,这项实验室检查对痛风的诊断意义有限。大多数高尿酸血症的人并不会发展为痛风,而痛风发作期间其血清尿酸水平可正常。大多数患者痛风的确诊有赖于临床三联征:单关节炎、高尿酸血症以及治疗后关节症状显著缓解。根据这些参数做出诊断仅仅是一种推测,但是医生应该对其他的可能保持警惕。

药物(如非甾体消炎药或者糖皮质激素)治疗的临床反应尚可见于其他类型的关节炎,包括焦磷酸钙假性痛风及碱性磷酸钙(羟基磷灰石)肌腱炎。血清尿酸测定对随访抗高尿酸血症治疗的疗效是有帮助并且是必要的。

确诊痛风只能通过抽取关节滑液并检查滑液或痛风石物质,证实有特征性的单钠尿酸盐晶体。这些晶体通常为针状或者杆状。在补偿偏振光显微镜下,呈现明亮的双折光晶体:当与慢轴平行时呈现黄色(一级补偿);而与慢轴垂直时则呈现蓝色。在痛风急性发作时晶体存在于细胞内,但是小的、粉碎状、细胞外晶体常见于发作减轻和间歇期。

关节滑液检查结果与中至重度炎性相一致。白细胞计数常波动于 $5\,000 \sim 8\,000/mm^3$,平均为 $15\,000 \sim 20\,000/mm^3$。这些细胞主要是中性粒细胞。关节滑液需行培养,因为细菌感染可与痛风晶体同时存在。

24h 尿液尿酸测定不是所有痛风患者所必需的,该检测适用于考虑使用促尿酸排泄药(丙磺舒或磺吡酮)的患者或者需要探讨显著高尿酸血症($>11mg/dL$)原因者。正常饮食下,24h 尿尿酸排泄量超过 800mg 提示尿酸生成过多。在儿童及年轻人中,这种尿酸生成过多可以是酶缺陷所致。在老年患者中,这一尿酸水平说明存在与细胞快速转化相关的疾病,如骨髓或者淋巴增殖性疾病。某些药物、造影剂和乙醇可干扰尿液尿酸的检测。因此,在检测前几天应予以避免使用。

第三节　治疗

痛风的处理包括两个主要方面:①治疗和预防关节及关节囊的急性炎症。②降低血清尿酸水平,目的在于避免痛性炎症复发,抑制关节损伤的进展,防止尿石症的发生。时常,痛风性关节炎治疗和尿酸水平降低的现有策略多基于医生的个人偏好,而非循证医学。

一、非甾体消炎药及其他止痛药

急性痛风治疗的主要目的是快速、安全地缓解疼痛及恢复功能。由于急性痛风发作具有自限性,因此有关该病的临床试验结果值得斟酌。非甾体消炎药（NSAIDs）通常能够在 24h 内缓解大部分症状。如无禁忌证，NSAIDs 被认为是急性痛风的一线治疗。在治疗痛风时，没有哪种 NSAIDs 是明确优于其他 NSAIDs 的。例如足量布洛芬（如 800mg，每天 4 次）与吲哚美辛（50mg，每天 3 次）的疗效相当。不幸的是，NSAIDs 的胃肠道和肾毒性是许多患者用药时的主要顾虑。有关急性痛风的头对头试验证实依托考昔的疗效与吲哚美辛相似，提示选择性环氧化酶-2（COX-2）抑制剂可作为非选择性 COX-2 抑制剂禁忌时的替代方法。然而，对于选择性 COX-2 抑制剂的心血管安全性尚存在争议。在早期急性痛风治疗中阿片类也可作为辅助的镇痛剂，但是目前缺少对照临床试验对其进行评估。

二、糖皮质激素及促肾上腺皮质激素

糖皮质激素（全身或局部）及促肾上腺皮质激素（ACTH）是治疗急性痛风确切有效的二线药物。此类药物的使用也因其潜在毒性而受限，尤其是可加剧高血糖。为有效地治疗急性痛风，常需全身使用相对大剂量的糖皮质激素，尤其是多关节炎时或者累及如膝关节等大关节时。在这种情况下典型的方案是泼尼松，初始剂量每天 30 ~ 60mg（可分开服用），在 10 ~ 14d 逐步减停。口服甲基泼尼松的用药剂量、方式在治疗急性痛风方面尚未被系统评估过。一些小的开放研究证实了在累及 1 个或 2 个大关节的痛风患者中采用关节腔内注射糖皮质激素的疗效。

对急性寡关节和多关节痛风而言，合成的 ACTH 可以在数小时内起效，而且一项对照临床试验显示合成的 ACTH 治疗急性痛风的效果优于吲哚美辛。一项针对急性痛风患者的对照研究显示，全身使用抗炎剂量的糖皮质激素所取得的疗效与 ACTH 相似。ACTH 的外周抗炎作用是由黑色素受体 3 活化调节的，发生在诱导肾上腺糖皮质激素释放之前，这可解释急性痛风中 ACTH 能够迅速起效的原因。然而，ACTH 相对来说较昂贵，也不能够广泛获得。使用全身皮质激素或 ACTH 初治急性痛风时仍面临关节炎反跳性发作。因此，在使用全身糖皮质激素或 ACTH 的同时，预防性使用小剂量秋水仙碱是有效的辅助治疗。

三、秋水仙碱

秋水仙碱口服或者静脉注射给药曾经是急性痛风的标准治疗方法。然而，由于口服秋水仙碱抑制发作所需的时间过长、治疗窗过窄以及静脉秋水仙碱潜在的严重毒性反应，现在已不再推荐用于急性痛风发作。对几乎全部急性痛风患者而言，NSAIDs、糖皮质激素或者 ACTH 提供了很好的可选择药物。如以下所讨论的，秋水仙碱在预防痛风发作上仍然发挥着重要的作用。

四、急性痛风性关节炎的预防治疗

低剂量秋水仙碱（0.5mg 或 0.6mg，口服，每天 1 ~ 2 次）是十分适合用来预防急性痛风复发的。尽管秋水仙碱并非强力抗炎药，但是该药对预防痛风及脱水焦磷酸钙沉积病（CPPD）等晶体诱导的炎症十分有效。即使是低浓度的秋水仙碱也能调控中性粒细胞与内皮细胞的黏附。高浓度的秋水仙碱能够抑制尿酸晶体诱导的 NALP3 炎症体的活化。低剂量 NSAIDs 预防痛风发作的疗效是否可靠尚不清楚。

在降尿酸治疗的最初数月，痛风性关节炎是很常见的事件。标准的临床实践是抗高尿酸血症治疗的前 6 个月每天口服秋水仙碱（肾功能正常的患者 0.6mg，口服，每天 2 次）。当肾功能不全或者年龄超过 70 岁时，应进一步减少预防性低剂量秋水仙碱的剂量。即便如此，在使用低剂量秋水仙碱的时候也应当保持警惕，注意可能产生的严重不良反应，包括神经肌病和骨髓抑制。合并使用红霉素、他汀类药、吉非贝齐和环孢素时可减少秋水仙碱的清除，从而增加秋水仙碱的毒性。由于透析不能清除秋水仙碱，因此在依靠透析维持的肾衰竭患者中不可使用秋水仙碱。

五、降低尿酸的药物治疗

在决定开始行降尿酸治疗痛风前需要进行全面的考虑，因为降尿酸药物具有多重潜在的药物间相互作用和毒性。不行降尿酸治疗痛风也并非总是进展，有些患者通过改变生活方式可使血清尿酸水平恢复正常。生活方式的改变可影响尿酸水平，如停止酗酒、降低体重、停用噻嗪利尿剂转用其他的抗高血压药。常规的限制嘌呤的饮食并不可口，且其降低血清尿酸的效果一般。根据患者情况制定可口、低热量、低糖的饮食能够提升胰岛素的敏感度，减少高尿酸血症达 15% ~ 20%。其他的饮食控制措施，如限制啤酒的摄入、增加低脂奶制品的摄入尚需进一步的验证。

痛风患者采用缓慢降尿酸治疗的两个主要指征是肉眼可见的皮下痛风石和痛风性关节炎频繁发作（如每年 3 次或以上）。标准做法是在急性痛风的炎症阶段缓解之后方开始降尿酸治疗。这种做法出于担心降尿酸治疗可使尿酸晶体从重塑的微小及巨大痛风石中移出，从而加重急性痛风。通过这种机制促发急性痛风发作是开始降尿酸治疗最初数月的常见不良反应。

目前常用的降尿酸药物包括：①别嘌醇，这是一种黄嘌呤氧化酶抑制剂，能够降低尿酸的生成。②促尿酸排泄药物（以丙磺舒为例），能够增加肾尿酸盐排泄。丙磺舒和其他促尿酸排泄药通过抑制近曲小管的有机阴离子交换器 URAT1，从而抑制尿酸盐的重吸收。

在痛风传统评估中，依据 24h 尿液尿酸排泄量将患者分成两组：尿酸产生过多者和尿酸排泄减少者。尿酸产生过多者是指每天尿液尿酸排泄量超过 800mg 的痛风患者，绝大多数的痛风患者都属于该类型。然而，收集 24h 尿液常给患者带来不便，容易不准确，并且无法辨别尿酸产生过多和尿酸排泄减少二者并存的情况。而且，当肌酐清除率 <60mL/min 时，24h 尿液尿酸定量将不能可靠地辨别尿酸产生过多。测定随机尿液中的尿酸不能可靠地将尿酸产生过多与排泄减少相区分开。因此，在临床上，无论 24h 尿液尿酸排泄测定结果如何，一旦决定需要行降尿酸治疗时常用的治疗方法是别嘌醇。在无明显引起高尿酸血症的原因时，24h 尿液尿酸测定可用于筛查尿酸产生过多。可引起高尿酸血症的原因包括肾衰竭、使用利尿剂或者骨髓增殖性疾病。该检查对于 30 岁前罹患痛风者或痛风并发尿石症者更为有用。降尿酸治疗的最佳目标是保持血清尿酸低于 6.0mg/dL，该浓度比尿酸盐在体外生理溶液中的溶解度低了约 1mg/dL。

标准的临床方案是在治疗的最初数月，逐渐增加降尿酸药物的剂量使血清尿达到这一水平。然而，即便是降低血清尿酸至 6.0mg/dL 以上，多数患者至少是部分临床有效。当血清尿酸降低至相似水平时，别嘌醇和促尿酸排泄药促进痛风石缩小的速率相同。

别嘌醇是医生最常用的抗高尿酸血症药物，因为其每日 1 次服用方便，以及不论痛风患者高尿酸血症的原因如何，该药都可获得预期疗效。对大多数患者而言，别嘌醇的初始剂量应为每天 100mg（对肾功能不全患者应减量，对肾功能健全的年轻患者可增加剂量）。根据血清尿酸水平，在数周内逐渐增加剂量，每天 300mg 甚至更高剂量也可使用。限制别嘌醇有效使用的普遍原因是患者的依从性差，因此教育患者更好的按照长期目标进行降尿酸治疗是医生面临的挑战。

别嘌醇的不良反应包括轻微过敏反应，如瘙痒和皮炎，发生于约 2% 的患者。在小样本开放研究中，约半数有此轻微反应的患者成功脱敏。但是，别嘌醇的毒性，包括肝损伤及严重过敏反应，可以变得很严重。重症别嘌醇过敏综合征具有剂量依赖性，死亡率约达 20%。其典型表现为重症皮炎，伴血管炎、发热、嗜酸性粒细胞增多、肝功能损伤及肾功能不全。肾功能不全及合用噻嗪类利尿剂可能是重症别嘌醇过敏综合征的易患因素。在中国汉族人中，人白细胞抗原（HLA）−B5801 与重症别嘌醇过敏综合征强烈相关。幸运的是，重症别嘌醇过敏综合征并不常见，并且普遍认为按照肌酐清除率调整别嘌醇初始剂量能够降低发生药物毒性的风险。由于别嘌醇具有剂量依赖性不良反应，因此在晚期肾功能不全的患者中，使用别嘌醇过于激进的将血清尿酸降至 6.0mg/dL 以下是极具风险的。

当需要使用促尿酸排泄药物的时候（例如别嘌醇过敏时），丙磺舒是常用的选择。丙磺舒能够增加肾尿酸清除，并且可用于肾尿酸排泄减低但肌酐清除率 ≥60mL/min 的患者。为保证有效，促尿酸排泄药的使用要求肾功能良好。丙磺舒的起始剂量是 500mg 每天两次，根据尿酸水平逐渐加量至最大剂量 1g 每天两次（或直到达到目标血清尿酸水平）。服用丙磺舒的患者发生尿酸性尿石症的风险增高，故患者应有依从性，确保每天至少饮水 2L 以减少尿石症风险。低剂量的阿司匹林能够减少肾尿酸排泄，但不会显著阻断丙磺舒的抗高尿酸血症活性。其他强效促尿酸排泄药物有磺吡酮和苯溴马隆，但是这些药物由于毒性而受到限制，而且不能普遍获得。更弱的促进尿酸排泄的药物有血管紧张素 1（AT1）受体拮抗药（氯沙坦）、降脂药（阿托伐他汀和非诺贝特）。在这几个药中，非诺贝特的降尿酸能力最强。氯沙坦的促尿酸排泄效果持续性有限。使用氯沙坦、阿托伐他汀和非诺贝特作为降尿酸的主要用药还是辅助用药，视所选择的患者而定。通常选择中等程度高尿酸血症患者，伴有痛风和其他并存疾患如高血压、代谢综合征和高脂血症。然而，此类药物在治疗中的地位尚未建立，而且与其他促尿酸排泄药一样，有发生尿酸性尿石症的风险。

六、无症状高尿酸血症的治疗

痛风患者医学管理的含义是指认识和合理治疗那些与痛风相关的可影响尿酸水平和寿命的疾病，这些疾病包括代谢综合征、高脂血症、高血压、酗酒、肾病及骨髓增殖性疾病。无症状高尿酸血症本身不会引发临床上显著的肾疾病。然而，高尿酸血症既是动脉粥样硬化的独立危险因素，又是缺血性心脏病不良事件的预测因子。血清尿酸与儿童血压成正相关，有关啮齿类动物的大量研究表明高尿酸血症可对动脉内皮细胞和平滑肌细胞产生直接、有毒和致动脉粥样硬化的作用，同样会对肾小球血管系统、肾功能及全身的血压带来毒性作用。目前尚无证据支持对无症状高尿酸血症进行治疗。

七、器官移植患者的痛风

难治性痛风显著的例子常来自主要器官移植患者。对这些患者，环孢素或者他克莫司是异体移植成功的关键。在这种情况下，环孢素或者他克莫司引起的肾部病变和肾尿酸转运的改变可导致显著的高尿酸血症和显著加速的痛风石形成。因此，移植相关痛风一旦诊断几乎总是需要进行抗尿酸治疗的。对于主要器官移植受体来说，采用低剂量环孢素微乳剂以及发展非环孢素的免疫抑制剂能够降低此类医源性疾病的范围及广度。

八、难治性痛风患者的治疗

降尿酸治疗受限常成为患者的主要临床问题。最常见的问题是对别嘌醇不耐受、肾功能不全或者尿石症（使促尿酸排泄药失效或者禁忌）以及广泛痛风石。以下将讨论一些新的具有潜在治疗痛风的药物，如奥昔嘌醇、非布索坦、尿酸氧化酶。

别嘌醇的局限性不只限于过敏反应及其他形式的药物不耐受。别嘌醇的主要代谢产物奥昔嘌醇以极高的亲和力跟还原型黄嘌呤氧化酶结合，但是不能有效结合和抑制氧化型黄嘌呤氧化酶。这或许是一些患者即使在别嘌醇剂量高达每天 300mg 时仍然缺乏有效性的原因。一些别嘌醇过敏患者能够耐受奥昔嘌醇，但是奥昔嘌醇的口服吸收性比别嘌醇差，因此可能需要花更长的时间来调节奥昔嘌醇的用量，以取得满意的降尿酸效果。与别嘌醇的交叉反应以及依赖良好肾功能去有效清除奥昔嘌醇，使得奥昔嘌醇在治疗别嘌醇不耐受的难治性痛风时的使用受到了进一步的限制。

非布索坦能够通过不同于别嘌醇与奥昔嘌醇的机制来抑制黄嘌呤氧化酶，通过占据进入酶活性中心的通路来阻止底物与黄嘌呤氧化酶结合。这使得它对黄嘌呤氧化酶的氧化型和还原型均有抑制作用，但是对于其他参与嘌呤与嘧啶代谢的酶的影响很小。此外，和目前使用的黄嘌呤氧化酶抑制剂不同，非布索坦代谢主要通过在肝中形成葡萄糖醛酸苷、氧化，并且在粪便与尿液中大致等量的排泄。一项以血清尿酸水平 < 6.0mg/dL 的患者所占百分比为主要终点的Ⅲ期临床研究显示，对于起始血清尿酸水平 > 8.0mg/dL 的痛风患者，非布索坦（每天 80～120mg）降低尿酸的疗效优于别嘌醇每天 300mg 的疗效。然而，治疗 1 年后，痛风复发率的降低和痛风石体积的缩小在所有治疗组中结果相似。

肝尿酸氧化酶，在人体中缺乏表达，可氧化相对不溶性的尿酸成为高溶解度的尿囊素，同时产生氧化剂过氧化氢及尿酸氧化的活性中间体。尿酸氧化酶能够显著降低血清尿酸水平，加速痛风石溶解（主体消除）。重组未修饰黄曲霉尿酸氧化酶（拉布立酶）是美国 FDA 批准的治疗高尿酸血症介导的肿瘤溶解综合征的药物。但是，这种尿酸氧化酶有很高的免疫原性，能够触发包括过敏反应在内的严重的甚至是致命的不良反应。受过敏反应和产生尿酸氧化酶中和抗体的限制，未修饰尿酸氧化酶仅能够单次、短程使用。通过尿酸氧化酶上特异氨基酸的突变和重组酶的聚乙二醇修饰，降低尿酸氧化酶的抗原性，延长半衰期，从而实现尿酸氧化酶活性最佳化。研究表明，PEG 修饰的尿酸氧化酶对痛风患者可能有较好的前景。就免疫原性而言，静脉注射可能好于皮下注射。然而，尿酸氧化酶引起的注射或输液反应以及氧化还原应激反应让人担忧。在此种情况下，尿酸氧化酶能够引起溶血现象及高铁血红蛋白症，其中大多数是可以预测的，患者多有葡萄糖-6-磷酸脱氢酶（G-6-PD）缺陷。因此，在治疗痛风时，修饰的尿酸氧化酶仅适用于那些经过慎重选择、对其他抗高尿酸血症治疗不耐受或者无效，且短期需要溶石的患者。

第四章

强直性脊柱炎

强直性脊柱炎（AS）是一种古老的疾病，早在古埃及即有关于本病的描述。1691 年有了关于 AS 的正式记录，但它一直被认为是类风湿关节炎（RA）的变异而称之为"类风湿关节炎中枢型"或"类风湿脊柱炎"。直到 1973 年人们发现了 AS 与 HLA-B27 相关，以及之后对 AS 认识的不断加深，使得 AS 从 RA 中分离出来成为一种独立的疾病，并成为脊柱关节炎（SpA）的范畴和原型疾病。

AS 是一种慢性炎性疾病，有明显的家族聚集现象，并与 HLA-B27 密切相关。AS 呈世界范围分布，是关节病中最常见的疾病之一，在不同种族及国家，其人群患病率不尽相同。总的来说，不同种族中印第安人发病率最高，其次为白种人，黄种人低于白种人，黑种人发病率最低。我国 AS 的患病率为 0.3% 左右，普通人群 HLA-B27 阳性率为 6% ~8%，患者则为 90% 左右，提示我国 13 亿多人口中可能有近 400 万 AS 患者。

AS 可以发生在任何年龄，但通常在 10~40 岁发病，10% ~20% AS 患者在 16 岁以前发病，高峰在 18~25 岁，50 岁以后及 8 岁以下儿童发病者少见。研究发现 AS 发病男：女比例大概在（2~3）：1，40 岁以上无论成年人或儿童患者，发病初期常常因为症状轻微而不被重视。一旦症状明显就诊时再追问病史，实际已患病数月或数年。

第一节　病因与发病机制

AS 的影响因素，主要包括以下几个方面：

1. 遗传因素

（1）HLA-B27 与强直性脊柱炎：从 1973 年首次报道 HLA-B27 与 AS 的关联以来，流行病学调查发现，各人群 AS 的患病率基本与 HLA-B27 阳性率平行，流行病学资料的间接证据和来自 HLA-B2705 转基因鼠的直接证据均提示，HLA-B27 在 AS 的发病中起重要作用。

1）HLA-B27 分子结构与功能：HLA 复合体位于人第 6 号染色体短臂 6p，DNA 片段长度约 4 分摩或 3 600kb。HLA-B27 分子结构类同其他 MHC-I 类分子，是由一个 44kDa 跨膜重链 α 链和一个 12kDa 的 β_2 微球蛋白的轻链组成的二聚体。

2）HLA-B27 亚型与 AS 的关系：HLA-B27 亚型是由于 HLA-B27 等位基因多态性而形成，它们之间仅是一个或数个氨基酸的差别，这些亚型很可能从同一种亚型进化而来。B*2705，B*2704，B*2702，B*2707 被认为与 AS 关联较密切。HLA-B27 亚型具有分布不同的种族和人种流行情况，B*2705 和 B*2704 是我国居民中最常见的两种基因型。

（2）其他遗传因素。

1）主要组织相容性复合物（MHC）基因：研究发现，HLA-B27 只提供 AS 遗传风险的 16% ~50%，可能还存在其他因素如其他 HLA 基因。与 AS 相关的其他基因包括 HLA-B60 和仅见于 HLA-B27 阳性个体的 HLA-B39 等，HLA-B60 增加 AS 的风险可能达 3 倍，并独立于 HLA-B27。

2）非 MHC 基因：非 MHC 基因对于 AS 的易患性可能也起重要的作用。研究发现，若干个非 IHC

基因可能与 AS 相关，特别是最近国内外的研究证实 IL-23R 和 ERAP1 基因与 AS 发病密切相关。IL-23R 是炎症通路中的一个关键调节因子，介导幼稚的 CD_4^+T 细胞分化为 Th17 细胞，IL-23/IL-23R 的靶向治疗有可能预防 AS 的发生，而抑制 Th17 活动则可能是治疗自身免疫性疾病的一种方式。ERAP1 可将肽加工至最佳长度，以形成新生的 HLA-I 类分子，如 HLA-B27。

2. 环境因素

HLA-B27 阳性的单合子双胞胎中发病不同及 10% AS 患者不带有 HLA-B27，表明环境因子也很重要。非基因致病因子中，以感染较为重要。有学者认为，AS 患者肠道肺炎克雷伯杆菌检出率增高且与病情活动相关的结果提示肠道非特异性炎症可能源于持续性或复发性肠道感染，肠道细菌过量生长，加上黏膜通透性改变，有可能促进细菌抗原或代谢产物进入循环，激发免疫性或非免疫性炎症机制，导致关节炎症改变。Schwim-Mbeck 等经过检索发现，HLA-B27 抗原中的第 72～第 77 位的 6 个氨基酸序列与 Kp 固氮酶还原酶第 188～第 193 位的氨基酸序列完全相同。由此推测，当肠道克雷伯菌入侵并经抗原递呈细胞后，通过分子模拟 HLA-B27 抗原被作为自身抗原或靶细胞来对待，出现强烈而持续的免疫反应。

AS 的病变部位主要由骶髂关节开始，进而累及腰椎或以上脊柱，而骶髂关节正好位于下胃肠道系膜淋巴结的引流区，在下胃肠道系膜淋巴结内产生的抗体，首先到达邻近的骶髂关节和腰椎部位，与 HLA-B27 有关结构发生抗原抗体反应，激活补体级联，诱发关节炎症。当抗体产生较多时，则进入外周循环，引起周围关节炎症反应。在 HLA-B27 转基因鼠研究中也发现，转基因鼠生活在无菌环境中，并不发生 AS，提示环境因素是 HLA-B27 相关疾病发生不可缺少的条件。但是，尽管很多研究表明 AS 与感染相关，目前为止，没有肯定的证据表明 AS 的启动与致病菌有关，微生物在 AS 中的作用尚不清楚。

3. 细胞因子

TNF-α 是一种通过两种肿瘤坏死因子受体（TNFR1 及 TNFR2）作用的细胞因子，可能会与 AS 的发病机制相关。有研究发现，TNFR2676T 等位基因在 AS 患者及对照组之间的分布不同。AS 患者的野生型 TNFR2676T 等位基因的频率较高，表明了 TNFR2 具有帮助增加 TNF-α 介导的免疫活性的功能。免疫组化分析发现 TNF-α 是 AS 患者骶髂关节中介导炎症的一种重要细胞因子，这也促成了 TNF 抑制剂用于治疗 AS 的临床试验。

第二节 临床表现与诊断

一、临床表现

（一）主要临床表现

1. 中轴受累

与 RA 不同，AS 是一个以中轴关节受累为主的疾病，尽管它也累及外周关节和肌腱端部位，由于早期患者临床表现多样，不典型，通常在临床上容易被漏诊或误诊，因此，要重视 AS 早期中轴受累的诊断和治疗，从而尽早控制病情，改善预后。

（1）炎性腰背痛：AS 患者的炎性腰背痛常常隐匿性起病，起始部位位于腰臀部区域，常常伴随晨僵，轻度活动后可改善，多在 40 岁前出现，持续时间通常在 3 个月以上。炎性腰背痛是 AS 最具有标志性的特点之一，几乎所有的诊断标准都要求该条件。到目前为止，炎性腰背痛被作为筛选和鉴别那些慢性腰背痛的患者是否是 AS，尤其是对中轴受累的脊柱关节炎诊断的有力工具。2009 年，脊柱关节炎国际评价协会（ASAS）提出了炎性腰背痛的新标准。

（2）脊柱强直：AS 的脊柱强直主要是由于椎体韧带、椎骨肋骨和胸肋关节的骨化所致，常常导致脊柱的活动度受损，并增加了骨折的风险。脊柱强直是疾病进展的特征之一。某些部位的脊柱强直如腰椎活动度下降被作为诊断标准之一。

（3）骶髂关节炎：炎性骶髂关节炎是 AS 的特征之一，常常作为诊断标准。放射线出现骶髂关节炎是 AS 分类诊断标准中最重要的条件，并且有较高的特异性。然而放射线显示骶髂关节炎往往需要 2~5 年的时间，不利于早期发现和诊断。早期的骶髂关节病变在普通骨盆的 X 线上很难发现。因此对于怀疑早期 SpA，选择更敏感的磁共振成像（MRI）有利于发现骶髂关节早期骨水肿，在新的 ASAS 中轴脊柱关节炎的诊断分类标准已经将 MRI 上显示活动性（急性）炎症高度提示 SpA 相关的骶髂关节炎纳入分类诊断标准中。

（4）前胸壁炎症：前胸壁疼痛是由于胸骨柄关节、胸锁关节和肋胸关节炎所致，常常导致 AS 患者的扩胸度下降，因此，大多数 AS 的分类诊断标准都包含有扩胸度受限。

（5）晨僵：同 RA 的晨僵相比，大多数患者甚至医生对 AS 的晨僵理解不深，这主要是因为腰背部的僵硬容易被忽视，不像 RA 手部的晨僵容易引起注意。AS 的晨僵往往是一些中轴受累的脊柱炎患者或者患者早期的主要症状，表现为早晨醒后腰背部僵硬不适，轻度活动可缓解，持续时间与患者的病情轻重有关，轻者数分钟可缓解，重者不仅持续时间长达数小时甚至全天，而且还伴有早晨起床困难，需要借助帮助才能从床上起来。缓解晨僵最好的还是药物控制，此外，轻度活动、按摩、理疗和热水浴也可缓解部分晨僵。特别值得注意的是，有些早期和轻症患者特别是女性患者非常容易忽视晨僵，往往在早期易误诊为睡眠姿势不对或者腰背肌肉软组织劳损所致。

（6）交替性臀部疼痛：尽管 AS 患者和机械性腰痛患者都有可能出现臀部疼痛，但是 AS 患者更特异性的是表现为先是一侧臀部疼痛起病，逐渐交替性臀部疼痛，而且这是相当多 AS 患者的初发症状。

2. 外周关节受累

AS 除侵犯中轴（脊柱）关节以外，外周关节受累也是常见的脊柱外表现。有 25%~45% 的 AS 患者病程中先出现外周关节受累症状，经过数年后才出现脊柱受累（腰背痛）症状，这些患者极易被误诊为其他类型的关节炎而不能得到及时、正确的治疗，从而延误患者治疗，甚至造成残疾。

AS 外周关节发病率的高低与患者年龄有关，呈现发病年龄越小，外周关节受累越明显，致残性越高的特点。外周关节受累主要表现为：下肢关节多于上肢关节、单/寡关节受累多于多关节受累、不对称多于对称的临床特点。与 RA 不同，除髋关节以外，膝关节和其他关节的关节炎或关节痛症状多为间歇性，临床症状较轻，X 线检查主要以关节周围软组织肿胀为主，很少能发现骨质破坏的影像学证据，在关节镜下常常可以看到不同程度的滑膜增生及炎性渗出，很少或罕见受累关节骨质侵蚀、破坏及关节残毁的严重后果。

3. 附着点炎

附着点炎是 AS 和相关的 SpA 的特征性病变。附着点炎和滑膜炎构成了 AS 患者的中轴和外周关节炎。在脊柱，附着点炎可见于滑囊和韧带的附着处，也见于椎间盘、肋椎关节和肋横突关节。椎旁韧带和椎间盘韧带的骨附着处也可受累。脊柱关节的疼痛、僵硬和活动度受限多源自附着点炎。附着点炎也累及很多中轴外部位，其中最常见的部位是足底筋膜和跟腱在跟骨上的插入点，可引起跟骨明显疼痛和活动度下降。通常在几个月后就会在 X 线上见到跟骨骨刺。其他中轴外附着点还包括胫骨结节、坐骨结节、骨盆内收肌插入股骨处以及肋骨软骨交界处。

（二）系统与器官受累临床表现

1. 眼部受累

AS 是一种慢性、系统、全身炎症反应性疾病，病程中除了出现脊柱和关节受累外，还会出现脏器受累，眼部为 AS 易受累的器官之一。

葡萄膜炎是 AS 最常并发的眼部损害，文献报道，约 25% 的患者可发生眼色素膜炎等。葡萄膜炎症状多出现在 AS 症状之后，但也可见到葡萄膜炎多年后出现脊柱关节症状的患者。常见的临床表现为急性发作，常单侧发病，也可双侧交替发作，出现疼痛难忍、充血、畏光、流泪及视物模糊，体检可见角膜周围充血和虹膜水肿，如虹膜有粘连，则可见瞳孔收缩，边缘不规则，裂隙灯检查见前房有大量渗出和角膜沉积，每次发作 4~8 周，经过数月适当的治疗后，眼炎常常得以缓解。眼炎症状的复发比较常见，复发时很可能侵及对侧眼睛，但多不遗留残疾。这种葡萄膜炎很少双眼同时发病，关节疾病症状加重并不一定会伴有眼炎发作。

2. 心血管受累

AS 心脏受累的常见表现包括心脏瓣膜功能不全（主动脉瓣和二尖瓣反流）、不同程度的心脏传导系统功能异常和左心室功能不全。AS 患者发生心脏瓣膜功能不全的概率会随着年龄和病程的增长而增加，病程 10 年者的发生率为 2%，而 30 年者的发生率可达 12%。出现主动脉瓣反流与下述 3 个因素有关：主动脉根部增厚、扩张；主动脉瓣瓣叶增厚、挛缩；主动脉瓣瓣叶向内卷曲。AS 患者通常在发病许多年后才出现心脏病变，其与骨骼病变的活动情况关系不大，且鲜有患者的心脏病变早于中轴骨骼症状。

AS 患者可以出现多种类型的房室传导阻滞。研究者对 190 位 AS 患者进行心电图检查后发现，29 位患者（15%）有一度房室传导阻滞，3 位患者（1.6%）有完全性房室传导阻滞。对这些患者的一项纵向随访研究显示，1/3 的患者出现了心脏传导系统异常包括房室传导阻滞和室内传导阻滞。传导阻滞呈间断性发生，提示其病理过程源自可复性的炎症而非纤维化。

3. 肺部受累

由于胸椎强直、肋椎及胸肋关节的炎症，使得胸廓扩张受限。有研究发现 50% 的患者出现柄胸联合及胸锁关节的附着点病变。胸廓扩张度的下降可导致限制性通气功能障碍和呼吸功能的降低。

4. 神经系统病变

寰枢关节、寰枕关节的自发性半脱位以及枢椎向上半脱位也可见于 AS 患者，这一点与 RA 相似。如果不加固定，可导致脊髓受压。对于病程较长的患者，由于蛛网膜炎而缓慢侵及马尾是一种少见但严重的并发症。症状源自蛛网膜炎引起的腰骶部神经根损害。患者可以表现为感觉缺失和运动功能缺失。较少见的情形是，患者可出现下肢无力和疼痛、踝反射消失、阳痿以及大小便失禁。如出现运动神经症状，通常较轻微。MRI 和 CT 是诊断这类并发症的主要方法。

5. 肾和泌尿生殖系统表现

IgA 肾病在 AS 不常见，其他常见的肾表现包括系膜增殖性肾小球肾炎，但很少出现膜性肾病（1%）、局限节段性肾小球肾炎（1%）和局限性增殖性肾小球肾炎。AS 患者肾的病变还有可能是患者乱用止痛药所致如非甾体类抗炎镇痛药或传统改善病情药如柳氮磺吡啶等。

二、辅助检查

1. 血清学检查

迄今尚未见对 AS 有特异性诊断意义的血清学检查报道，即使是 HLA-B27 检测也仅对其临床诊断有帮助，而不能作为诊断和排除诊断的依据。因此，目前临床广泛采用的下列几项检查，主要是用于 AS 的病情活动判定和疗效评估。

（1）HLA-B27 检测：HLA-B27 是人类白细胞表面抗原（HLA）B27 的简称。AS 患者中 HLA-B27 阳性率为 90% ~95%，但人群中 HLA-B27 阳性者仅有约 10% 患 AS（阳性预测值），因此，尽管 HLA-B27 检查对于 AS 具有高度特异性和敏感性，但 HLA-B27 检测结果既不能作为诊断依据，也不能预见患者的预后，只能增加诊断的可能性。在下列情况，HLA-B27 检测结果有助于 AS 诊断：如症状和体征提示患者为 SpA，HLA-B27 阳性将显著增加正确诊断机会；患炎性关节病变的儿童，HLA-B27 阳性提示发生 AS 的可能性大。预测 AS 患者家庭成员发生 AS 的可能性：AS 患者的子女中 HLA-B27 阳性者，发生 AS 的可能性大，反之则可能性小。

（2）红细胞沉降率（ESR）：ESR 是一项古老而实用的急性时相指标，正常值为 <20mm/第 1h，50% ~80% 患者 ESR 增快，静止期或晚期可降至正常；少数患者有轻度贫血（正细胞低色素性），ESR 可增快，但与疾病活动性相关性不大。检测 ESR 可作为判断 ALS 病情活动和评估临床疗效的参考指标。

（3）C 反应蛋白（CRP）：是一种急性时相蛋白，在 AS 急性活动期 CRP 水平可以明显升高，但其上升的幅度比活动期 RA 低，当 AS 临床症状控制时 CRP 水平也随之降低。在反应炎性发生、发展及转归方面，CRP 比 ESR 敏感，且其结果不易受贫血，高球蛋白血症影响。因此，检测 CRP 有助于监测 AS

病情的活动性及临床疗效。

（4）血小板：目前各医院多采用血细胞分析仪测定血小板计数，正常值为（100～300）×10^9/L。AS可有轻度的血小板增高，但发生率不高，一般不超过20%。AS病情活动期时，血小板显著高于正常人，因此，血小板数量的变化可作为判断疾病活动情况及评价疗效的实验室检查指标。

（5）免疫球蛋白：AS患者血清IgA可轻至中度升高，其升高水平与AS病情活动有关，伴外周关节受累者还可有IgG及IgM升高。

2. 影像学检查

包括X线、CT及MRI。

（1）影像学检查方法的选择：由于AS几乎均有不同程度的骶髂关节炎并累及脊柱骨突关节、肋椎关节、坐骨结节、椎旁韧带和椎体终板—椎间盘纤维环附着处，骶髂关节炎的发现对AS的影像学诊断具有重要作用，因此，临床上应首选拍摄X线骶髂关节正位片及腰椎正侧位片，并依据不同的临床表现选择胸部正位片或其他相关部位的X线检查。但因骶髂关节炎常于AS发病后数月乃至数年后始能发现阳性X线征象，最早也需发病3年后才能出现韧带骨化，因此，对可疑病例应于X线检查后选择骶髂关节高分辨率CT扫描或MRI检查，并可同时行腰椎MRI检查。目前，对于早期骶髂关节病变的检出，通常采用高分辨率CT或MR扫描。

（2）X线分级及表现：对AS具有诊断意义的证据是X线片证实的骶髂关节炎，少数可与临床症状同时出现，但多数则于发病后数月乃至数年后出现，韧带骨化最早也需于发病3年后出现。随着病程的进展，病变可自下而上地累及腰椎至颈椎。依据骶髂关节的X线表现修订纽约标准分为5级。0级：正常；Ⅰ级：有可疑异常；Ⅱ级：有轻度异常，可见局限性侵蚀、硬化，但关节间隙正常；Ⅲ级：明显异常，呈中度或进展性骶髂关节炎，伴有以下1项或1项以上改变：侵蚀、硬化、关节间隙增宽或狭窄，或部分强直；Ⅳ级：严重异常，完全性关节强直。

1）骶髂关节：AS一般从骶髂关节的下2/3处开始，多呈双侧对称性。早期表现主要有关节面边界模糊，关节面下周围骨斑片状骨质疏松，软骨下可有局限性毛糙或小囊变，这种改变主要发生于关节的髂骨侧，关节间隙大多正常，其中关节面边界模糊是骶髂关节炎早期重要的X线征象。病变至中期时，关节软骨已破坏，表现为关节间隙宽窄不一，关节面不规则，呈毛刷状或锯齿状及囊变，全部或大部分软骨下骨性关节面骨硬化并以髂骨侧显著，可有部分强直。AS的晚期，关节间隙变窄或消失，有粗糙条状骨小梁通过关节间隙，产生骨性强直，软骨下硬化带消失，并可伴有明显的骨质疏松。

2）髋关节：髋关节是AS最常累及的周围关节，尤其在儿童。AS累及髋关节常成为其致残的主要原因之一，髋关节受累率可达28%。髋关节累及的表现为髋臼及股骨头关节面下骨多个大小不等囊性变，关节面虫蚀状破坏，关节间隙均匀一致性狭窄或消失，关节边缘常见明显的增生骨赘形成并以股骨头外侧面显著，继而可出现股骨颈环形骨赘形成，关节面硬化，关节周围骨质疏松，晚期出现髋关节骨性强直。关节间隙均匀一致性狭窄与骨赘并存是AS的特征，也有研究认为，髋臼囊变应该是AS髋关节病变的早期影像学征象，且在所有征象中最具特征性，这些特征对确定AS髋关节病变早期诊断有重要价值。

3）脊柱改变：通常脊柱病变是由骶髂关节自下而上发展而来，并最终累及全脊柱，极少数呈跳跃性发病。X线早期有意义的表现为椎体终板—椎间盘纤维环附着处局灶性骨侵蚀及邻近骨硬化，即所谓椎体炎或Romanus病灶，Romanus病灶愈合后则在椎体终板—椎间盘纤维环附着处的椎体前角或后角呈现反应性骨硬化，表现为以椎体前角或后角为中心的扇形或三角形象牙质样亮白区，即"亮角征"。Romanus病灶或"亮角征"是AS早期重要的X线表现。随着椎体上下缘这种局限性或较广泛的骨侵蚀、破坏的进展，使椎体前缘正常的凹面逐渐消失变直，而呈现"方形椎"表现。AS中期关节突关节炎X线表现为椎小关节的关节面模糊、毛糙、小囊性变，软骨下骨硬化及关节间隙变窄，关节强直后则椎小关节间隙消失。于AS的晚期，可见广泛的椎旁软组织钙化，韧带条状或带状骨化，可于椎间隙的一侧形成骨桥。椎间盘纤维环的外层可见钙化，少数患者可出现椎间盘钙化，椎体骨侵蚀常导致跨越于椎间盘边缘的骨质增生，称为韧带骨赘，是椎间盘纤维环本身骨化的表现。广泛的韧带骨赘形成后，则呈现典型的"竹节状脊柱"。

4）骨炎：AS 可在坐骨结节、耻骨和坐骨、股骨大粗隆、股骨内外上髁嵴、跟骨结节等肌腱附着处发生骨膜增生，表现为"羽毛"状或"胡须"样改变，常伴有局部骨质增生、硬化及囊状侵蚀破坏，一般自肌腱或韧带附着处的骨块开始并逐渐密度增高，直至伸延到韧带和肌腱。

（3）强直性脊柱炎的 CT 表现：CT 在诊断 AS 尤其是骶髂关节病变的价值上已经得到国内同行普遍认同，其价值有：①有较高的空间分辨力和密度分辨力，有利于观察骶髂关节软骨下骨板的微小改变。②清晰显示关节间隙便于测量。③对平片疑诊病变，CT 可排除或肯定诊断，对于早期骨病变、椎小关节、椎体骨折及椎管狭窄程度的评价 CT 可能是最好的方法。④便于随访比较，有利于观察治疗效果。但 CT 不能显示软骨的病变，故在疾病早期（骶髂关节未发生形态学改变时）存在一定局限。

（4）强直性脊柱炎的 MRI 扫描序列简要对比及表现。

1）骶髂关节：骶髂关节软骨异常是早期骶髂关节炎较为可靠的征象，研究显示，骨髓水肿与骨侵蚀破坏有明显的相关性。MRI 检查显示，骶髂关节炎最早的受累部位通常是髂骨侧背尾侧端，骨侵蚀及软骨下脂肪堆积是骶髂关节炎的特征之一。MRI 骶髂关节软骨异常表现为 T_1WI 和 T_2WI 上正常线样中等信号消失，软骨不规则增粗、扭曲，软骨表面不规则、碎裂，T_1WI 正常的线样中等信号中出现高信号而变为不均匀的混杂信号，T_2WI 呈表面不规则的串珠状高信号。静脉注射顺磁性造影剂钆喷酸葡胺（Gd-DTPA）增强扫描后增厚的滑膜和软骨下骨侵蚀区强化，关节积液在 T_2WI 上呈高信号、T_1WI 呈低信号。骶髂关节面下骨髓水肿表现为边界不清的斑片状 T_1WI 低信号、脂肪抑制成像（STIR）和 T_2WI 高信号，Gd-DTPA 增强后呈局灶性强化。软骨下脂肪堆积见于 AS 的后期，可能为炎症侵犯骶髂关节软骨下区域后，炎性产物作用于局部脂肪代谢的结果。关节面下骨髓内脂肪堆积则于 T_1WI 和 T_2WI 像上均呈斑片状高信号，但抑脂序列则呈低信号，Gd-DTPA 增强扫描无强化，STIR 或脂肪饱和 FSE-T_2WI 像上均为低或等信号。骨侵蚀表现为低信号的关节面不规则凹陷，且 FSE-T_2WI 序列上见凹陷内出现混杂信号。只有 MRI 检查能够显示 AS 骶髂关节炎 0 级病变，MRI 的优势在于通过观察 AS 骶髂关节滑膜软骨和关节面下骨的形态和信号改变，达到早期发现和诊断 AS 的目的。

2）脊柱：AS 活动期，Romanus 病灶表现为以一个或多个椎体终板—椎间盘纤维环附着处为中心的扇形或三角形、边界清晰的非侵蚀性且不伴有终板骨侵蚀、骨赘或许莫结节 的 T_1WI 像低信号、STIR 和 T_2WI 像上呈高信号，即"MR 角征"（MR corner sign），代表骨髓水肿或骨炎；AS 进展期，Romanus 病灶则表现为 T_1WI 和 T_2WI 像上于椎间盘纤维环附着处的椎体终板边缘均呈高信号，代表炎症后局限性脂肪骨髓退变，仅在这一期 X 线片上可见亮角征，但 Romanus 病灶常见于 AS 的早期。

多数研究证实，MRI 不仅能发现 AS 早期 Romanus 病灶，而且可以良好地用于观察和发现正在接受非类固醇类药物、物理治疗或 TNF-α 抑制药等治疗后临床症状改善相关的脊柱急性期异常改变的恢复过程。因此，MRI 现已被广泛应用于 AS 的早期诊断和药物疗效评价。

（5）肌肉骨骼超声：在过去的二十余年中，超声影像学有了很大发展，肌肉骨骼超声逐渐成为炎性关节炎评估的有力成像方法，在 AS 肌腱端炎、滑膜炎、滑囊炎及囊肿、骨与软骨病变等方面的判断，以及对 AS 疾病活动性、预后及治疗效果等方面的评估均有其独特的优势。

超声影像学在检测 SpA 患者肌腱受累和肌腱端炎表现上比临床检查更加敏感，它能够检测到亚临床病变。一项研究显示，以超声作为肌腱端炎金标准，局部疼痛对肌腱端炎判断的特异性和敏感性分别是 72% 和 63%。滑膜炎包括滑膜增生、积液和血管生成都可以被超声检测出来。国外一项对早期寡关节炎的超声研究显示，超声在 33% 仅有关节疼痛及 13% 无症状的患者中检测出滑膜炎。有国外学者应用能量多普勒评估阻力指数进行半定量检测某个特定区域血管数来评估滑膜炎，超声造影剂可以增加多普勒超声评估滑膜炎敏感性，在欧洲得到广泛使用。超声诊断滑囊炎和腱鞘囊肿准确率可达 97% ~ 100%，国外研究也显示，超声可以发现较临床多 5 倍的贝克囊肿，和较临床多 2 倍以上的髌上滑囊炎，乃至有学者将超声影像学作为囊肿检测的金标准。超声还可以发现不同程度的关节面软骨和软骨下骨的糜烂、侵蚀等病变。

超声引导穿刺技术具有比较高的精确性，不仅可以进行超声引导穿刺细胞学检查、组织学活检和经皮穿刺造影术等诊断性检查，还可以进行超声引导下经皮穿刺引流术及药物注射等治疗性检查，尤其是对处于深部的关节如髋关节，或者是结构复杂及局部血流丰富的关节，在临床工作中得到广泛推广。

三、诊断

（一）纽约标准（1966 年）

1. 临床标准

（1）腰椎在前屈、侧屈和后伸的 3 个方向活动均受限。

（2）腰背疼痛史或现病症。

（3）胸廓扩展范围 <2.5cm（在第 4 肋间隙水平测量）。

2. 放射学标准

X 线证实的双侧或单侧骶髂关节炎（0 级：正常；Ⅰ级：可疑；Ⅱ级：轻度；Ⅲ级：中度；Ⅳ级：强直）。

3. 其他

（1）肯定的 AS。①双侧 3~4 级骶髂关节炎加上至少 1 条临床标准。②单侧 3~4 级或双侧 2 级骶髂关节炎加上临床标准（1）或者临床标准（2）和（3）。

（2）可能的 AS：双侧 3~4 级骶髂关节炎，但无上述临床表现。

（二）修订的纽约标准（1984 年）

1. 临床标准

（1）下腰痛至少持续 3 个月，疼痛随活动改善，但休息后不减轻。

（2）腰椎在前后和侧屈方向活动受限。

（3）扩胸度范围小于同年龄和性别的正常值。

2. 放射学标准

单侧骶髂关节炎 3~4 级，或双侧骶髂关节炎 2~4 级。

3. 肯定的 AS

满足放射学标准加上临床标准（1）~（3）中的任何 1 条。

（三）ASAS 中轴脊柱关节炎分类标准

X 线所示的骶髂关节炎作为诊断 AS 的必备条件已经明显不适于对 AS 的早期诊断和早期治疗，同样，没有 X 线骶髂关节炎的早期患者与那些确诊为 AS 的患者相比无论是在病情活动程度、对疼痛的评价、对治疗的需求、对生活质量的影响上都无明显差别，这些都提示，对于以中轴症状为主的 SpA 患者而言有无骶髂关节放射学的改变只是同一种疾病不同阶段的表现，放射学骶髂关节的改变提示疾病的慢性化和严重性，而非诊断的必要条件。因而认为，以中轴症状为主要表现的 SpA 与 AS 是同一种疾病，由此就提出了中轴脊柱关节炎的概念，它包括 AS 及以往所说的 SpA 中以中轴受累为主的患者。根据这个原因，就需要制定一个新的中轴脊柱关节炎的诊断分类标准。2004 年，ASAS 启动了一项国际间的合作来制定中轴和外周脊柱关节炎的分类标准，并于 2009 年完成了中轴脊柱关节炎的标准，在这个标准中修订的纽约标准所要求的 X 线骶髂关节炎只是作为影像学骶髂关节炎的一部分而非必须条件，对于那些没有放射学骶髂关节炎的患者磁共振所示的骶髂关节炎症也是一个重要的参考指标，同时它也结合了各项临床表现（如炎性腰背痛、关节炎、跟腱炎等）和实验室检查（HLA-B27 和 CRP），这就更加有益于早期疾病的诊断。

1. 中轴脊柱关节炎 ASAS 分类标准（适用于发病年龄 <45 岁、时间超过 3 个月的慢性腰背痛患者）

影像学骶髂关节炎加上至少 1 条 SpA 的特点或 HLA-B27 阳性加上至少 2 条其他的 SpA 的特点。

SpA 的特点：炎性腰背痛、关节炎、跟腱炎、葡萄膜炎、趾炎、银屑病、克罗恩病/结肠炎、NSAIDS 治疗有效、SpA 家族史、HLA-B27 阳性、CRP 升高。

影像学骶髂关节炎：MRI 显示的活动性（急性）炎症、高度提示与 SpA 相关的骶髂关节炎、X 线显示符合修订的纽约标准的明确的骶髂关节炎。

2. 外周脊柱关节炎的 ASAS 分类标准（适用于慢性腰背痛的患者，发病年龄 <45 岁）

关节炎或肌腱端炎或指（趾）炎加 ≥1 项 SpA 临床特征（葡萄膜炎、银屑病、克罗恩病/结肠炎、既往感染史、HLA-B27 阳性及影像学所示骶髂关节炎）或 ≥2 项其他的 SpA 临床特征 [关节炎、肌腱端炎、指（趾）炎、炎性背痛（病史）、SpA 家族史]。

四、鉴别诊断

1. 非特异性腰背痛

此类腰背痛患者在临床最为常见，该类疾病包括：腰肌劳损、腰肌痉挛、脊柱骨关节炎、寒冷刺激性腰痛等，此类腰痛类疾病没有 AS 的炎性腰背痛特征，进行骶髂关节 X 线或 CT 检查以及行红细胞沉降率、C 反应蛋白等相关化验容易鉴别。

2. 臀肌筋膜炎

本病常出现单侧臀上部疼痛，需要和 AS 进行鉴别。但该病疼痛程度不重，一般不引起行动困难，无卧久加重的特点，炎性指标均正常，骶髂关节无炎性病变。

3. 腰椎间盘脱出

椎间盘脱出是引起炎性腰背痛的常见原因之一。该病限于脊柱，无疲劳感、消瘦、发热等全身表现，所有实验室检查包括红细胞沉降率均正常。它和 AS 的主要区别可通过 CT 及 MRI 或椎管造影检查得到确诊。

4. 髂骨致密性骨炎

本病多见于青年女性，其主要表现为慢性腰骶部疼痛和发僵。临床检查除腰部肌肉紧张外无其他异常。诊断主要依靠骶髂关节前后位 X 线平片或 CT，其典型表现为在髂骨沿骶髂关节之中下 2/3 部位有明显的骨硬化区，呈三角形者尖端向上，密度均匀，不侵犯骶髂关节面，无关节狭窄或糜烂，故不同于 AS。该病无明显坐久、卧久疼痛的特点，且接受 NSAIDs 治疗时不如 AS 那样疗效明显。一些女性 AS 早期的患者，和本病较难鉴别，骶髂关节 MRI 检查可能有一定帮助，但仍需综合临床情况判断，对于较难鉴别的患者建议随访观察。

5. 类风湿关节炎

在 AS 早期，单纯以外周关节炎表现为主时特别需要与 RA 进行鉴别。①AS 在男性多发而 RA 女性居多。②AS 以骶髂关节受累为特征，RA 则很少有骶髂关节病变。③AS 为全脊柱自下而上的受累，而 RA 只侵犯颈椎。④外周关节炎在 AS 为少数关节、非对称性，且以下肢关节为主，并常伴有肌腱端炎；在 RA 则为多关节、对称性和四肢大小关节均可发病。⑤AS 无 RA 可见的类风湿结节。⑥AS 的类风湿因子阴性，而 RA 的阳性率占 60% ~95%。⑦AS 以 HLA-B27 阳性居多，而 RA 则与 HLA-DR4 相关。

6. 痛风性关节炎

部分本病患者下肢关节炎发作持续时间较长，且有时发病期血尿酸不出现升高，此时往往需要与 AS 引起的外周关节炎进行鉴别。此时需综合两种疾病的临床特点仔细鉴别。

7. 弥漫性特发性骨肥厚（DISH）

又称强直性骨肥厚，或 Forestier 病。该病发病多在 50 岁以上男性，是一种非炎症性疾病，常有脊椎痛、僵硬感以及逐渐加重的脊柱运动受限。其临床表现和 X 线所见常与 AS 相似。但是，该病 X 线可见韧带钙化，常累及颈椎和低位胸椎，经常可见连接至少 4 节椎体前外侧的流注形钙化与骨化，而骶髂关节和脊椎骨突关节无侵蚀，晨起僵硬感不加重，红细胞沉降率正常及 HLA-B27 阴性。根据以上特点可将该病和 AS 进行区别。

8. 代谢性骨病

甲状旁腺功能亢进、钙磷代谢异常等代谢性骨病常出现脊柱疼痛变形、身高变矮、髋关节疼痛等表现，影像学可以见到骨质明显疏松或硬化，但骶髂关节面没有模糊、破坏，一些特征性的化验检查，如血尿钙、磷离子，血清碱性磷酸酶、甲状旁腺素等异常可与 AS 鉴别。

第三节　治疗及预后

一、非药物治疗

（1）对患者及其家属进行疾病知识的教育是整个治疗计划中不可缺少的一部分，有助于患者主动参与治疗并与医师合作。长期计划还应包括患者的社会心理和康复需要。

（2）劝导患者要谨慎而不间断地进行体育锻炼，以取得和维持脊柱关节的最好位置，增强椎旁肌肉和增加肺活量，其重要性不亚于药物治疗。

（3）站立时应尽量保持挺胸、收腹和双眼平视前方的姿势。坐位也应保持胸部直立。应睡相对较硬的床垫，多取仰卧位，避免促进屈曲畸形的体位，枕头不宜过高。

（4）减少或避免引起持续性疼痛的体力活动。定期测量身高，保持身高记录是防止不易发现的早期脊柱弯曲的一个好措施。

（5）炎性关节或其他软组织的疼痛选择必要的物理治疗。

二、一般药物治疗

1. 非甾体消炎药（NSAIDs）

NSAIDs 可迅速改善患者腰髋背部疼痛和发僵，减轻关节肿胀和疼痛及增加活动范围，无论早期或晚期 AS 患者的症状治疗都是首选。NSAIDs 最大药效出现在用药 2 周后，因此，只有在足量使用某种 NSAID 2～4 周效果不佳时方考虑换用另一种 NSAID，某位 AS 患者使用至少 2～3 种 NSAIDs 效果不佳才被认为是对 NSAIDs 无反应。不应把本类药物简单理解为止痛药物而忽视其应用，本类药物具有抗炎作用而非单纯止痛，特别是近年有证据表明，NSAIDs 甚至能减缓 AS 结构破坏的发生更说明了该类药物治疗 AS 的重要性。因此，目前主张 AS 患者只要是出现腰髋背部疼痛就应不迟疑地足量、足疗程应用此类药物，不应为防止出现不良反应而忍受疼痛，否则长期疼痛、僵硬很容易逐渐出现脊柱僵直、驼背等畸形。对 NSAIDs 迅速起效、症状得到缓解也是诊断 AS 的一个有用工具，2009 年 ASAS 关于中轴型脊柱关节炎的诊断标准也将对 NSAIDs 反应良好列为脊柱关节炎的特点之一用于诊断。

因为 AS 大多夜间疼痛明显，因此，睡前应用此类药物疗效最为理想。此类药物的不良反应中最常见的是胃肠道不适，少数可引起溃疡。选择性 COX-2 抑制药对胃肠道的不良反应可能相对较小。其他较少见的不良反应有头痛、头晕，肝、肾损伤，血细胞减少，水肿，高血压及过敏反应等。医师应针对每例患者的具体情况选用一种抗炎药物，同时使用 2 种或 2 种以上的抗炎药不仅不会增加疗效，反而会增加药物不良反应，甚至带来严重后果。

2. 糖皮质激素

糖皮质激素长期口服治疗不仅不能阻止本病的发展，还会带来较多的不良反应。对其他治疗不能控制的下背痛，在 CT 指导下行糖皮质激素骶髂关节注射，部分患者可改善症状。本病伴发的长期单关节积液，可行长效皮质激素关节腔注射。重复注射应间隔 3～4 周，一般不超过 2～3 次。

3. 柳氮磺吡啶（SSZ）

在治疗 AS 的二线药物中，SSZ 应该是目前使用最为广泛的药物之一。该药可改善 AS 的关节疼痛、肿胀和僵硬，并可降低血清 IgA 水平及其他实验室活动性指标，特别适用于改善 AS 患者的外周关节炎，并对本病并发的前葡萄膜炎有预防复发和减轻病变的作用。至今，该药对 AS 的中轴关节病变的治疗作用及改善疾病预后的作用均缺乏证据。通常推荐用量为 2～3g/d，分 2～3 次口服。本品起效较慢，通常在用药后 4～6 周。为了增加患者的耐受性，一般以 0.25g，每天 3 次开始，以后每周递增 0.25g，或根据病情，或患者对治疗的反应调整剂量和疗程，维持 1 年以上。为了弥补 SSZ 起效较慢及抗炎作用欠强的缺点，通常选用一种起效快的非甾体抗炎药与其并用。本品的不良反应包括消化系症状、皮疹、血细胞减少、头痛、头晕以及男性精子减少及形态异常（停药多可恢复）。磺胺过敏者禁用。

4. 氨甲蝶呤（MTX）

MTX 是一种叶酸抑制药，目前已成为治疗 RA 的首选药物。同时也批准用于治疗克罗恩病、恶性肿瘤和银屑病，但也在临床上被广泛用于治疗 AS，尽管在这方面还缺少足够的循证医学的证据。活动性 AS 患者对 SSZ 治疗无效或有禁忌证时，可选用 MTX。但经对比观察发现，本品仅对外周关节炎、腰背痛、发僵及虹膜炎等表现，以及 ESR 和 CRP 水平有改善作用，而对中轴关节的放射线病变无改善证据。剂量通常用 7.5～15mg，个别重症者可酌情增加剂量，口服或注射，每周 1 次。同时，可并用 1 种非甾体消炎药。尽管小剂量 MTX 有不良反应较少的优点，但其不良反应仍是治疗中必须注意的问题，具体包括胃肠道不适、肝损伤、肺间质炎症和纤维化，血细胞减少，脱发、头痛及头晕等，故在用药前后应定期复查血常规、肝功能及其他有关项目。

5. 沙利度胺

研究表明，沙利度胺具有特异性免疫调节作用，能抑制单核细胞产生 TNF-α。同时发现患者外周血单个核细胞中 TNF-α 的转录水平显著降低。但本品的不良反应相对偏多，常见的有嗜睡、头晕、口渴、便秘、头皮屑增多，少见的不良反应有白细胞下降、肝酶升高、镜下血尿及指端麻刺感等，对选用此种治疗者应做严密观察，在用药初期应每 2～4 周查血和尿常规、肝肾功能。对长期用药者应定期做神经系统检查，以便及时发现可能出现的外周神经炎。妊娠期女性服用该药可导致胎儿呈短肢畸形（海豹胎），因此对于妊娠期女性以及近期拟生育的患者（包括男性）应禁用本药。初始剂量每晚 50mg，每 2 周递增 50mg，至 150～200mg 维持。该药容易引起困倦，适于晚间服用。

6. 来氟米特

来氟米特是一个低分子量、合成的口服免疫抑制药，其作用机制是特异性抑制嘧啶的从头合成。本药对 AS 的外周关节炎疗效较佳，另外，该药对 AS 其他症状，如虹膜炎、发热等也有较好的改善作用，因此该药在临床上主要用于 AS 的脊柱外表现的治疗。该药通常以 10mg/d 剂量应用，病情较重者可加至 20mg/d。该药的最常见不良反应是肝功能损害，建议应用该药期间同时使用护肝药物，且用药初期应每 2～4 周查肝功能，以后每 3～6 个月复查 1 次。食欲减退、瘙痒性皮疹（常于用药较长一段时间出现）、体重下降等也可在该药治疗过程中出现。

7. 中医中药

传统的中医药和针灸疗法对 AS 有一定治疗作用。本病主要病因为肾虚寒证及风寒湿邪淤阻，总为本虚标实之证。根据辨证论治，则以滋补肝肾、补肾强督、扶正祛邪为基本治法。临床常见寒湿痹阻，湿热痹阻，肾气亏虚，瘀血阻络证候。在论治中因邪之不同，而分别佐以祛风、散寒、祛湿、清热化痰、祛瘀通络等法。

三、生物制剂治疗

近数十年在细胞学和分子作用途径等研究领域的新发现和进步，推动了生物制剂治疗 RA 等自身免疫性疾病的开发和应用。所谓生物制剂即选择性地以参与免疫反应或炎症过程的分子或受体为靶目标的单克隆抗体或天然抑制分子的重组产物。生物制剂针对风湿病的发病机制，比传统免疫抑制治疗更具特异性，从理论上讲，有可能从根本上控制疾病的进展，而不对正常的抗感染免疫产生影响。该类药物的出现使 AS 等风湿性疾病的治疗进入一个崭新的阶段。越来越多的证据以及临床实践证实，抗 TNF-α 类生物制剂对 AS 以及 SpA 具有很好的疗效，且发现该类药物对 AS 及 SpA 的疗效要优于对 RA 的疗效。目前，TNF-α 抑制药如依那西普、英夫利西单抗、阿达木单抗等均已被美国 FDA 和我国 SFDA 批准用于治疗 AS。

1. 依那西普

是将编码人 TNF p75 受体可溶性部分的 DNA 与编码人 IgG₁ Fc 段分子的 DNA 连接后在哺乳动物细胞系表达的融合蛋白，它能可逆性地与 TNF-α 结合，竞争性抑制 TNF-α 与 TNF 受体位点的结合。推荐用法为：50mg，皮下注射，每周 1 次或 25mg，皮下注射，每周 2 次，两种用法对 AS 的疗效相近。国内市场上现有恩利、益赛普和强克 3 种制药。

2. 英夫利西单抗（类克）

是人/鼠嵌合的抗 TNF-α 特异性 IgG_1 单克隆抗体。其治疗 AS 的推荐用法为：5mg/kg，静脉滴注，首次注射后于第 2 及第 6 周重复注射相同剂量，此后每隔 6 周注射相同剂量。

3. 阿达木单抗（修美乐）

是一种全人源化的抗 TNF-α 特异性 IgG_1 单克隆抗体，体内和体外试验观察到，该药与可溶性的 TNF 结合进而抑制 TNF 与细胞表面的 TNF 受体结合以达到其抗 TNF 作用。推荐用法为皮下注射 40mg，每 2 周 1 次。

上述 3 种 TNF-α 抑制药均有起效快（几小时到 24h）、疗效好的特点，大多数患者的病情可迅速获得显著改善，如晨僵、腰背痛、外周关节炎、肌腱末端炎、扩胸度、ESR 和 CRP 等，应用一段时间后，患者的身体功能及健康相关生活质量明显提高，特别是可使一些新近出现的脊柱活动障碍得到恢复。但其长期疗效及对中轴关节 X 线改变的影响尚待观察。

前述药物的推荐用法都是 AS 病情活动期的足量用法，在足量使用该类制剂 2~3 个月病情得到控制后，可以逐渐拉长用药间隔时间，同时并用 NSAIDs 和其他 DMARDs 类药物，很多患者的病情不会出现明显复发。本类制剂价格偏高，目前在国内绝大部分地区尚未进入医疗保险报销范围，限制了其在国内的应用。

TNF-α 抑制药的不良反应：TNF-α 抑制药可降低人体对结核菌感染的抵抗力，因此，在准备使用前必须对患者进行有关结核感染的筛查，包括询问是否有结核病史、肺部影像学检查和结核菌素纯蛋白衍化物试验（PPD 试验），有条件者可进行干扰素释放试验检查。在使用本类药物治疗期间应避免和活动性结核病患者密切接触，如果患者出现提示结核感染的症状如持续性咳嗽、体重下降和发热要注意是否有结核感染。

该类制剂尚可能导致其他一些类型的不良反应，包括注射部位皮肤反应、增加感染风险、使隐性感染患者病情活动或活动性乙型病毒性肝炎加重、使原有充血性心力衰竭加重以及个别患者出现神经脱髓鞘病变等，另外，少数患者对英夫利西单抗可能出现输液反应，建议首次使用该药时应密切观察。

四、关节镜治疗

关节镜技术的发展和应用极大改变了对关节病变的处理方式。关节镜检查不仅能进行精确的诊断、确认 MRI 和超声所见，还能同时进行治疗。由于关节镜操作的微创性，关节镜手术显著减少了传统开放手术对关节及其周围组织的损伤，患者术后康复期大大缩短。关节镜检查术可用于检查关节软骨，获取滑膜组织。通过关节镜进入病变关节，用旋转刨削刀切除滑膜组织并将其吸出，可以有效缓解难治性关节滑膜炎症。

五、外科治疗

髋关节受累引起的关节间隙狭窄、强直和畸形是本病致残的主要原因。对于髋关节间隙出现明显狭窄或股骨头坏死变形的患者，为了改善患者的关节功能和生活质量，可考虑行人工全髋关节置换术。置换术后绝大多数患者的关节痛得到控制，部分患者的功能恢复正常或接近正常，置入关节的寿命 90% 达 10 年以上。对于脊柱前屈或侧弯畸形较为严重导致明显生活障碍，如行走时无法看到前方几米外的路，此类患者可考虑脊柱椎体截骨纠正畸形，但该类手术风险较大，可能使脊髓受损而导致下肢截瘫。因此，对于脊柱畸形并不非常严重者不建议手术矫正，应在内科积极治疗下进行体疗康复锻炼，也可一定程度地减缓或抑制畸形的发展。

六、心理治疗

AS 的诊断一旦被确立，自然会导致患者产生一系列的情感反应，产生悲观情绪是对这种痛苦体验的正常反应。随着时间发展，严重的慢性疼痛和损伤对患者的躯体、心理和社会功能会带来显著的负面影响，并且会彻底破坏患者的日常生活，当这些负性情绪达到一定程度，所以符合诊断标准时，就需要进行评估和干预。AS 患者的情绪反应主要表现为焦虑、抑郁、恐惧等，还有一些患者会出现疲劳、述情障碍。最佳的治疗方案是采用躯体治疗和心理治疗相结合的综合性治疗方案，这些心理治疗方法主要包括支持性心理治疗、认知行为治疗、患者教育、家庭支持及教育等。必要时可应用抗抑郁类药物治疗。

七、预后

本病临床表现的轻重程度差异较大，有的患者病情反复持续进展，有的长期处于相对静止状态，可以正常工作和生活。但是，发病年龄较小，髋关节受累较早，反复发作虹膜睫状体炎，诊断延迟，治疗不及时和不合理，以及不坚持长期功能锻炼者预后较差。尽管生物制剂的出现令本病的预后已经有了较大改观，但本病仍是一种慢性进展性疾病，应在专科医师指导下长期随诊。

第五章

银屑病关节炎

银屑病关节炎（PsA）是一种与银屑病相关的炎性关节病，具有银屑病皮疹、指（趾）甲病变，外周关节炎、中轴关节炎、腱鞘炎和附着点炎等表现，病情迁延，多数 PsA 呈良性进展，仅小部分表现为严重的甚至残毁性关节炎。PsA 的发病年龄一般在 30～50 岁，无性别差异，但不同亚型的性别构成比不同，多关节受累者以女性多见，而脊柱受累者以男性居多。由于诊断标准不统一，PsA 的患病率各家报道相差较大，在一般人群中为 0.04%～0.2% 至 0.3%～1%。

第一节　病因与发病机制

PsA 的病因尚不清楚。遗传、免疫和环境因素被认为是参与发病的重要因素。

1. 遗传因素

遗传在 PsA 发病中起着特别重要的作用。银屑病和 PsA 有家族聚集性。单卵双胎共同患病的概率远高于正常人。约 15% 的 PsA 患者亲属也患有 PsA，另 30%～45% 罹患银屑病。有银屑病或 PsA 家族史对可疑 PsA 的患者可提供诊断支持。导致家族聚集性的相关基因正在调查中，可能是遗传复合体多基因。但基因的易患性比 HLA 基因更重要。PsA 的易患性主要由 MHC Ⅰ 类基因，特别是位于 HLA-B 和 HLA-C 基因位点的等位基因包括 HLA-Cw0602，HLA-B27，HLA-B39 及其他一些可能的等位基因决定。有研究显示，HLA-Cw06 及 HLA-DRB107 与早发的，且伴 Ⅰ 型银屑病的 PsA 有关。MHC 等位基因可能操纵着 PsA 的表现型。HLA-Cw0602 阳性患者皮损更重，皮损至出现骨关节病变的间隔时间更长；而 HLA-B27，HLA-B39 阳性患者骨关节病变似乎与皮肤病变更同步，也更常发生。最近有关中国人银屑病及 PsA 的 HLA 和临床特点的研究显示，与对照组相比，PsA 患者中 HLA-B27 出现频率较高，银屑病患者中 HLA-A30，HLA-Cw06，HLA-DR07 出现频率更高。PsA 与银屑病比较，HLA-B27 和 HLA-Cw12 在 PsA 中常见，而 HLA-DR07 在银屑病中更多见。银屑病 HLA-B27 阳性发生 PsA 的风险更高。

2. 免疫因素

PsA 的皮肤和关节损害的病理过程是一种炎症反应，也有自身免疫的证据。有认为 PsA 的发病与持续的微生物刺激、固有免疫激活的 CD_8^+ T 淋巴细胞以及细胞因子的大量产生有关。在皮肤和滑膜中发现共同的 T 细胞抗原受体 β 链可变区（TCRβV）基因的克隆扩增，提示皮肤和关节病变可能由共同抗原触发。有研究分析 PsA 的关节液及组织中提取的 T 细胞有 2 个特点：一是存在 CD_8^+ T 细胞的克隆扩增提示特异性免疫参与疾病的发生；另一点是由于细胞因子刺激的非克隆性多克隆 T 细胞的数量增加。有证据表明固有免疫可能被触发，信号通过记忆效应 T 细胞上的自然杀伤细胞受体传导。活化的 T 细胞和其他单核细胞分泌的炎症细胞因子不仅诱导皮肤和滑膜的成纤维细胞增殖，还可上调细胞核因子-κB 受体活化因子配体（RANKL）的表达，活化破骨细胞活性，导致骨侵蚀。

3. 环境因素

（1）感染：目前认为感染和创伤是诱发 PsA 发病的主要危险因素。某种病毒或细菌感染与 PsAL 的发生或加重的关系提示这些微生物的致病作用。例如并发人类免疫缺陷病毒感染的患者常被发现有更为严重的红皮病性银屑病。一项回顾性研究显示，风疹疫苗接种、严重创伤、反复口腔溃疡、搬家可能与银屑病患者发生关节炎相关。

（2）创伤：有人提出创伤诱导的关节炎是一种 Koebner 现象，即在损伤部位发生病变。大概有52%的银屑病患者皮肤受损部位出现银屑病病变，1/4 左右患者关节炎发生之前有外伤史。

第二节　临床表现与诊断

一、临床表现

病多隐匿起病，但也可急性发作，发作前无明显诱因。

（一）常见临床表现

1. 关节表现

（1）外周关节炎：所有的外周关节均可受累，受累关节表现为疼痛、肿胀、压痛、晨僵和功能障碍。PsA 的关节压痛较类风湿关节炎轻，故前者常被认为是一种程度较轻的疾病。尽管 PsA 较类风湿关节炎受累关节非对称性分布更多见，但仍有53%的多关节型 PsA 是对称性受累的。远端指（趾）间关节受累较常见，可作为与类风湿关节炎的鉴别点。

（2）中轴病变：25%～70% PsA 有中轴关节受累，包括脊柱炎和骶髂关节炎。大部分中轴病变并发外周关节炎。脊柱炎所致的颈、胸、腰椎的疼痛和僵硬，与强直性脊柱炎相似，但骶髂关节炎常单侧受累。仅有脊柱炎而无外周关节炎者多见于男性，活动受限明显，甲营养不良少见，虹膜炎多见，HLA-B27 常阳性。而脊柱炎伴远端指间关节炎者，女性稍多，颈部韧带骨赘多见，40%伴附着点炎，骶髂关节炎少见，HLA-B27 常阴性。

（3）腱鞘炎和附着点炎：指（趾）腱鞘炎因伴发远端和近端指（趾）间关节炎，表现为全指（趾）弥漫性肿胀，似腊肠状，并常伴指（趾）甲病变。肌腱附着点特别是在跟腱和跖筋膜附着部位常发生炎症，表现为足跟痛和足掌痛。临床上仅22%患者表现为附着点炎，而应用超声检查可以发现56%患者肌腱端异常。

2. 皮肤表现

PsA 多数皮损为寻常型银屑病皮肤损害，也有与脓疱型和红皮病型银屑病相关的报道。皮肤损害与关节损害发生并不同步，据统计，约75%发生在关节炎之前，15%发生在关节炎之后，10%同时出现。皮损好发于头皮、四肢伸侧和躯干，呈散发或泛发分布，要特别注意耳内、发际、肛周、脐周、肘、膝部位的检查。通常关节的炎症程度与银屑病的病程及皮损的严重程度无直接关联。

3. 指甲表现

指甲损害包括顶针样凹陷，甲营养不良，表现为甲板增厚、浑浊，表面纵嵴，常有甲下角质增生，严重者甲剥离。指（趾）甲病变是与 PsA 显著相关的临床表现，约80%的 PsA 患者有指（趾）甲损害，而无关节炎的银屑病患者指（趾）甲病变为20%。

4. 其他表现

7%～33%的患者眼部受累，如结膜炎或葡萄膜炎，有骶髂关节炎或 HLA-B27 阳性患者发生虹膜炎的概率明显增加。不足4%的患者在病程的晚期发生主动脉关闭不全；罕见上肺纤维化和淀粉样变。

（二）银屑病关节炎分型

1. 远端指（趾）间关节炎型

占5%～10%，病变累及远端指间关节，为典型的 PsA 表现，通常伴银屑病指甲病变。

2. 残毁性关节炎型

是 PsA 的最严重类型。受累的指（趾）骨末节骨溶解呈笔帽征，或指（趾）骨缩短畸形呈望远镜征。病变关节也可发生强直。此型不多，约占5%。

3. 对称性多关节炎型

病变以近端指间关节为主，可累及远端指间关节及腕、肘、膝、距小腿等大关节。与类风湿关节炎临床症状容易混淆，特别是部分患者可能血清中出现低滴度的类风湿因子，与类风湿关节炎更不容易区别。

4. 非对称性寡关节炎型

受累关节以膝、距小腿、髋等大关节为主，也可累及远端或近端指（趾）间关节。常伴发指（趾）腱鞘炎症，受累的指或趾可呈典型的腊肠指（趾）。

5. 脊柱关节炎型

以脊柱和骶髂关节受累为主。此型实际上并不多见，但其他类型可以同时出现脊柱受累。

上述5种类型间可相互重叠，相互转换。大多数PsA表现为多关节炎，单纯脊柱关节炎型、残毁性关节炎型一般少于5%。20%~60%的患者与初发时的类型不同。多数由寡关节炎型发展为多关节炎型，也有多关节炎型发展至残损型，或少关节型转为中轴型。PsA的亚型与银屑病的类型和严重程度无关。近年有学者将PsA分为3种类型：①类似反应性关节炎伴附着点炎的非对称性寡关节炎型。②类似类风湿关节炎的对称性多关节炎型。③类似强直性脊柱炎的以中轴关节病变为主，伴或不伴周围关节病变的脊柱关节炎型。甚至有学者更简单地将PsA分为外周型和中轴型。

为了更好地指导临床研究和规范临床治疗，2009年银屑病与银屑病关节炎研究评估协作组（GRAPPA）在原有分型的基础上建议将银屑病关节炎分为5个主要临床表现类型，同时根据疾病严重程度将各型又分为轻、中、重3级（表5-1）。以利于临床根据不同的病情采取不同的治疗策略。

表5-1 银屑病关节炎临床分型和疾病严重程度的分级

分类	轻度 受累关节<5个	中度 受累关节≥5个（肿胀触痛）	重度 受累关节≥5个（肿胀触痛）
周围关节型	X线未见破坏	X线可见破坏	X线可见严重破坏
	无躯体功能受损	躯体功能轻度受损	躯体功能严重受损
		轻度治疗反应不足	中重度治疗反应不足
	生活质量轻度下降	生活质量中度下降	生活质量重度下降
	患者自我评估轻度	患者自我评估中度	患者自我评估重度
皮肤损害型	BSA<5，PASI<5，无症状	局部用药无效，DLQI，PASI<10	BSA>，DLQI>10，PASI>10
脊柱炎型	轻度疼痛，无功能受损	功能受损或BASDAI>4	既往治疗无效
附着点炎型	1~2个受损部位，无功能受损	>2个受损部位或功能受损	>2个受损部位或功能受损，既往治疗无效
指（趾）炎型	无疼痛或功能轻度受损	侵蚀性损害或功能受损	既往治疗无效

注：BSA，体表面积；DIQI，皮肤病生活质量指数；PASI，银屑病面积与严重程度指数；BASDAI，Bath强直性脊柱炎病情活动指数。

二、辅助检查

目前尚无特异性实验室检查。病情活动时红细胞沉降率可增快，C反应蛋白增高。少数患者在病情活动时可出现高尿酸血症。类风湿因子的阳性率不超过正常人群或比正常人群略高，一般滴度比较低。9%~12%PsA患者抗环瓜氨酸抗体低滴度阳性，且与对称性多关节炎相关。约50%患者HLA-B27阳性，与中轴病变显著相关。活动期银屑病关节炎由于代谢异常可能出现血尿酸升高。

PsA典型的放射学特征包括，肌腱附着点处的新骨形成伴骨吸收或溶解、骨性强直、非对称性的骶髂关节炎和脊柱炎、标志性的笔帽征，表现为指（趾）末节远端骨质溶解变细，伴近端骨质增生、膨大呈帽沿样。PsA肌腱端病表现为椎旁韧带骨赘或非边缘性韧带骨赘以及绒毛样骨膜炎。应用MRI检查可发现病变早期的骨髓水肿。

近年来，骨骼肌肉超声检查也被用于诊断银屑病关节炎，表现为病变附着点增厚及低回声变化，腱鞘炎症，骨侵蚀或骨赘形成。多普勒超声可以显示病变关节部位血流增多。

三、诊断

PsA 的诊断一般参考 Moll 和 Wright 提出的 PsA 分类诊断标准，即具有银屑病或银屑病甲病及血清阴性的外周关节炎伴或不伴脊柱受累即可诊断。

Moll 和 Wright 的 PsA 分类标准如下：①至少 1 个部位关节炎并持续 3 个月以上。②至少有银屑病皮损和（或）1 个指甲上有 20 个以上顶针样凹陷或甲剥离。③血清 IgM RF 阴性。

2006 年 PsA 的分类诊断研究组在进行一项大规模多中心研究的基础上提出关于 PsA 的分类诊断标准：炎性关节病并在以下 5 项中至少得 3 分，其中银屑病现病史 2 分，其余各 1 分。经临床验证该标准敏感性 91.4%，特异性 98.7%。一项研究表明，该标准同样适合中国人群。

CASPAR 具体内容：

（1）现有银屑病或既往有银屑病史或有银屑病家族史。

（2）典型的银屑病指甲改变，包括甲剥离、顶针样凹陷、角化过度等。

（3）类风湿因子阴性。

（4）现发指（趾）炎或既往指（趾）炎病史。

（5）手（足）X 线检查示关节旁新骨形成。

国内学者提出支持 PsA 的几个特点：①无原发性骨关节炎的远端指间关节受累。②关节受累不对称。③无类风湿因子和皮下结节。④屈肌腱鞘炎和腊肠指（趾）。⑤银屑病家族史。⑥明显的指甲顶针样小坑。⑦中轴关节 X 线片有以下一或更多表现：骶髂关节炎、韧带骨赘、椎旁骨赘。⑧外周关节 X 线示无明显骨质疏松的侵蚀性关节炎，特别是远端指间关节的侵蚀性破坏。

四、鉴别诊断

当 PsA 患者有典型的银屑病皮损时，诊断相对容易，但如果忽略了皮疹的存在或皮疹隐蔽未被发现或尚未出现时诊断则较困难，易被误诊。而且确实有极少数类风湿关节炎或骨关节炎患者同时患有银屑病，所以临床上需要通过关节的炎性特征和放射学特点加以鉴别。

1. 类风湿关节炎

多发于中年女性，以对称性小关节，如腕关节、近端指间关节、掌指关节受累为主，伴有明显的晨僵，可有皮下结节，70% 患者类风湿因子阳性，X 线早期可见骨质疏松，关节损害以侵蚀性为主。PsA 的对称性多关节炎型与类风湿关节炎表现相似，但 PsA 患者具有银屑病或银屑病家族史、指（趾）甲病变，指炎和附着点炎，常侵犯远端指间关节，类风湿因子阴性，X 线显示骨侵蚀外尚伴骨增生表现。

2. 强直性脊柱炎

多见于青年男性，炎性下腰痛，无银屑病皮肤及指甲病变，脊柱和骶髂关节病变常对称性分布。PsA 的寡关节炎型和脊柱炎型常与之难以区别，但 PsA 多发生在年龄较大的男性，有银屑病或银屑病家族史，X 线常表现为单侧骶髂关节炎和跳跃性的椎体骨赘。

3. 骨关节炎

多见于老年人，以远端指间关节、近端指间关节和膝关节受累为多，常以疼痛为主，活动时重，休息可缓解，关节呈骨性隆起，可见 Heberden 结节和 Bouchard 结节，膝关节则有骨摩擦感，无银屑病皮损和指（趾）甲病变。X 线主要表现为骨质增生而无骨质糜烂。PsA 仅有远端指间关节受累时需通过关节的炎性特征和放射学特点与之鉴别。

4. 赖特综合征

好发于青年男性，一般急性起病，典型病例具有尿道炎、结膜炎、关节炎（特别是下肢负重关节）三联症。发病前多有腹泻或尿道炎病史，本征患者可有肌腱端病、眼色素膜炎或伴有银屑病样皮疹或溢脓性皮肤角化症，关节症状也和 PsA 很相似，对这类不典型病例需经一段时期的随访才能确诊。

第三节　治疗及预后

PsA 的治疗目前多参照 2009 年 GRAPPA 推出建议应当遵循分型分级治疗原则，根据临床类型的不同制定治疗方案，目的在于控制炎症，缓解疼痛，阻止关节骨质破坏，同时减轻或消除皮肤损害。

一、药物治疗

常见治疗药物种类如下。

1. 非甾体消炎药（NSAIDs）

有抗炎、止痛、消肿作用，可以有效缓解包括四肢关节和中轴关节疼痛，但不能阻止关节破坏进展，且部分药物偶尔可能加重银屑病皮损。这类药常见的不良反应有胃肠道损害、肾脏损害，少数有血液系统损害、过敏等，如果选用选择性环氧化酶 2 抑制药，可能减少胃肠道损害的不良反应。

2. 改善病情的抗风湿药物（DMARDs）

可延缓关节侵袭性进展，特别是对周围关节、附着点炎型有一定疗效，对皮损亦有效。常用氨甲蝶呤、来氟米特、柳氮磺吡啶、环孢素等，用法同治疗类风湿关节炎。其中来氟米特治疗银屑病关节炎在临床随机对照试验观察中可能是最好的，但氨甲蝶呤仍然常常作为医生的首选，常用剂量为每周 1 次，每次 10～15mg，可以根据病情适当增减剂量。有报道环孢素可快速缓解严重的银屑病皮损和关节症状，需要注意的是它的不良反应限制了其临床广泛应用。有研究证实，柳氮磺砒啶对 1/2 以上的患者治疗有效，每日剂量为 2g，分次口服。还有个别报道羟氯喹可诱发皮疹加重，所以临床不推荐使用。无论哪种药物治疗，用药期间注意监测血压、血常规和肝肾功能等。

3. 生物制剂

有证据表明，抗肿瘤坏死因子治疗可以有效控制银屑病关节炎外周关节炎症，改善症状和体征，阻止放射学的关节破坏进展，提高患者的生活质量。目前已在国内上市的 3 种肿瘤坏死因子拮抗药，依那西普、英夫利西单体及阿达木单抗对皮肤及关节病变均显示很好疗效，且起效迅速。用法参照治疗强直性脊柱炎。重症病例需联合 DMARDs，如氨甲蝶呤、来氟米特或者环磷酰胺等治疗。肿瘤坏死因子拮抗药较常见的不良反应为继发感染，应用之前需排除感染，尤其是结核杆菌和肝炎病毒感染。少见的不良反应有皮疹、过敏、肝损害等，也有依那西普诱发皮疹加重的报道。最近几年，一种非肿瘤坏死因子拮抗药 Alefacept 在国外被批准用于中重度银屑病，这是一种可溶性淋巴细胞功能抗原 3 和 IgG_1 Fc 段的融合蛋白。另外一种淋巴细胞功能抗原 1 CD11a 组分的人源单克隆抗体 Efalizumab 也被批准治疗银屑病，更好的疗效评价指标也在不断地完善中。

4. 糖皮质激素

因不良反应较多，突然停药可诱发严重的银屑病，一般不主张应用。但也有学者认为，小剂量糖皮质激素可缓解患者症状，特别是对少关节病变或累及肌腱端的炎症，关节腔内注射糖皮质激素有效。在 DMARDs 起效前发挥"桥梁"作用。

5. 维 A 酸

对严重的皮肤病变，可以应用维 A 酸衍生物、补骨脂素加紫外线照射，并联合氨甲蝶呤治疗，对皮肤和关节病变均有效，但维 A 酸衍生物长期应用可使脊柱韧带钙化，中轴病变者慎用。

二、外科治疗

已出现关节畸形伴功能障碍的患者可行关节成形术或关节置换等外科手术。

三、病程和预后评估

银屑病关节炎作为一种慢性进行性疾病，病程表现同类风湿关节炎一样活动与缓解交替进行，对大部分患者来说，该病还是一种相对良性的疾病。一项长期随访研究显示，多数（67%）患者有至少 1

个关节侵蚀，只有17%的患者出现5个或5个以上的关节侵蚀。脊柱受累及患者占20%～40%，出现残疾的患者仅占11%～19%。但病死率较正常人群高。

目前对银屑病关节炎治疗反应的评估指标及方法仍借助于类风湿关节炎及脊柱关节病的疗效指标，各种方法仍然需要进一步完善和进一步临床验证，但多数人认为某些指标还是非常重要的，例如关节活动度、皮损情况、患者主观痛觉、生理功能和健康生活质量等。还有部分指标如放射学指标、实验室指标及临床检查发现等也是非常重要的指标。针对银屑病关节炎的评分系统（PsARC）也用于临床研究，近期GRAPPA协作组为了评估病情活动度及治疗效果推出了最小疾病活动度（MDV）评估标准，但还需要更多临床研究结果来验证和完善。

第六章

类风湿关节炎

类风湿关节炎（RA）是一种以侵蚀性关节炎为主要表现的全身性自身免疫病。本病表现为以双手、腕、膝、距小腿和足关节等小关节受累为主的对称性、持续性多关节炎。此外，患者尚可有发热、贫血、皮下结节及淋巴结肿大等关节外表现。血清中可出现类风湿因子（RF）及抗环瓜氨酸多肽（CCP）抗体等多种自身抗体。病理表现为关节滑膜的慢性炎症、血管翳形成。未经正确治疗的 RA 可迁延不愈，出现关节的软骨和骨破坏，最终可导致关节畸形和功能丧失。

RA 可发生于任何年龄，以 30 ~ 50 岁为发病的高峰。本病以女性多发，男女患病比例约 1 ：3。我国大陆地区的 RA 发病率为（22 ~ 60）/10 万人，患病率为 0.2% ~ 0.4%。

第一节　病因与发病机制

一、病因

一般认为，类风湿关节炎的发病，是具有遗传倾向的个体通过接触到特定的环境危险因素后产生。这些遗传因素和环境危险因素相互作用导致内在的免疫系统紊乱，从而在大部分病例中产生了自身抗体，例如类风湿因子和抗瓜氨酸抗体，进而产生了前炎症因子，最终导致一系列的炎症性关节炎改变。

在过去的几十年中，流行病学研究鉴定了大量的类风湿关节炎的潜在环境危险因子，如 EB 病毒（EBV）、细小病毒 B19 及结核分枝杆菌、人乳头瘤病毒（HPV）等。而近年来欧洲白种人后裔的遗传学研究的突破，使得我们对该病发病的遗传学结构有了更深入的理解。

这些对类风湿关节炎的不断认识，使得我们意识到该病并非一种单纯的疾病，而是一系列不同表型混合的综合征。对于不同的亚型，最好的区分方式是将对瓜氨酸肽反应的不同分为抗体阳性和抗体阴性两组。这两组疾病不仅在临床上表现、治疗反应，而且在易患危险因素和遗传背景上均有不同。

二、发病机制

类风湿关节炎的发病机制尚不完全清楚，多数人认为类风湿关节炎实际上是由多个不同的疾病亚型组成。这些疾病的亚型可能是激发不同的炎症因子反应的结果，炎症反应导致了持续的滑膜炎症和关节软骨以及邻近骨骼的破坏。

1. 炎症

炎症反应的一个核心内容就是肿瘤坏死因子的过表达，该细胞因子参与的炎症反应通路可以造成滑膜的炎症和关节的损毁。肿瘤坏死因子的过表达通常是由 T 淋巴细胞、B 淋巴细胞、滑膜成纤维样细胞和巨噬细胞的共同作用引起。这一炎症过程会导致许多相关细胞因子的过度表达，如 IL-6 等，而后者又可以促成持续的炎症和关节破坏。

2. 滑膜细胞和软骨细胞

在类风湿关节炎受累的关节中，主要受累的细胞类型为滑膜细胞和软骨细胞。滑膜细胞可以分为成纤维细胞样滑膜细胞和巨噬细胞样滑膜细胞。而前炎症性细胞因子的过表达被认为是巨噬细胞样滑膜细胞作用的结果。在类风湿关节炎中，成纤维细胞样滑膜细胞的表现与健康人的有所不同。在实验动物模型中，将成纤维样滑膜细胞与软骨培养，可以导致该细胞侵蚀软骨，这被认为是与关节破坏相关的行为。对关节破坏的诸多研究表明，破骨细胞的激活是骨骼侵蚀的一个重要原因。这个发现也可以一个研究来证明，即通过特异的阻断破骨细胞活性可以减轻关节的损毁然后并不能影响关节的验证情况。仍不清楚的是关节炎症的起因，究竟是骨骼为首要原因，然后累及关节，或者是相反的情形。一种观点认为，类风湿关节炎是在关节中起病，原因就是病理条件下成纤维样滑膜细胞具有异常表现，并且可以扩散至整个关节，提示可能为多关节炎的原因。免疫炎症反应的调节取决于不同类型细胞的数量和活性。研究者对于特定抗原诱导的关节炎小鼠模型进行了一些关节炎免疫炎症反应的研究，发现在小鼠模型中，通过注射特定低剂量的 T 细胞可以缓解关节炎症，证明 T 细胞可以起到保护作用。后继试验继续将这些试验发现应用于临床研究。

3. 自身抗体

类风湿因子是一个经典的自身抗体，类风湿因子的 IgM 和 IgA 型都是重要的病原学标记，可以直接作用于 IgG 的 Fc 段。另一类自身抗体，或者说更加重要的是一些针对瓜氨酸肽（ACPA）的抗体。就绝大部分患者而言，抗瓜氨酸肽抗体阳性的患者同样会类风湿因子检测阳性。抗瓜氨酸抗体似乎对于诊断更加特异和敏感，而且对于一些难于判断预后的特征如进展性关节破坏等，更加有效。进一步研究发现，这些抗体与不同的患者亚群和疾病的不同阶段相关。类风湿关节炎患者中有 50% ~ 80% 是类风湿因子或者抗瓜氨酸肽阳性，或者都为阳性。抗体反应的成分随着时间不同而变化，在早期类风湿关节炎中缺乏特异性，而在疾病的后期，更加完整的抗体反应会逐渐形成，会出现更多的表位和异构体。动物模型和体外研究的数据证明，抗瓜氨酸特异性抗体是导致动物模型关节炎的基础。临床研究也证明，类风湿因子和抗瓜氨酸抗体阳性的患者与所谓自身抗体阴性患者有所不同。例如，从组织学上看，抗瓜氨酸阳性的患者滑膜组织的淋巴细胞数目更多，而抗瓜氨酸抗体阴性的类风湿关节炎拥有更多的纤维化组织和更加增厚的关节内膜。抗瓜氨酸抗体阳性的患者相对来说关节损害更加严重，而且治疗的缓解率更低。

4. 遗传学

类风湿关节炎的危险因素 50% 归咎于遗传因素。在这方面的研究进展主要在于鉴定疾病相关的遗传结构变异（单核核苷酸多态性）；现已鉴定了超过 30 多个遗传区域与该病相关。然而，目前除了 PTPN22 和 HLA 区域，近年来许多鉴定的易患基因在人群整体中都是相当普遍。因此，对于个体来说，它们导致发病的风险是相当低的。同时，研究表明，很多易患位点实际上还和其他一些自身免疫性疾病密切相关，并且一些基因分别属于相互不同的导致炎症反应的生物学通路中。在遗传研究中发现抗瓜氨酸肽抗体阳性患者的遗传易患基因具有一定特点，并且具有特定的 HLA-DRB1 等位基因。这些 HLA 等位基因具有一个共同的序列，被称为"共享表位"。目前认为，一些抗原被一种瓜氨酸化的过程修饰，在这种过程中，翻译后的蛋白质被进一步修饰，精氨酸变为瓜氨酸。据信在这种变化后，抗原可以被具有共享表位序列的 HLA 复合体所结合。同时，一系列具有类似结构的 RA 抗原也可以与特定的 HLA 分结合，通过"分子模拟"机制在免疫反应上游触发免疫反应。这种过程的结果就是自身耐受被破坏，从而产生了针对这些抗原的自身抗体。一般认为，类风湿关节炎的遗传学风险因子或者与抗瓜氨酸抗体阳性疾病相关或者与抗瓜氨酸抗体阴性相关。而对于类风湿关节炎的环境危险因素来说，研究最为充分的是吸烟，这种危险因素是与抗瓜氨酸抗体阳性疾病，特别是 HLA-DRB1 共享表位阳性的相关。遗传学研究认为，类风湿关节炎是一种多种病因混合叠加的综合征。

第二节 临床表现与诊断

一、临床表现

关节病变是 RA 最常见和最主要的临床症状表现。也可表现为血管炎，侵犯周身各脏器组织，形成系统性疾病。

RA 的起病方式有不同的分类方法。按起病的急缓分为隐匿型（约占 50%）、亚急型（占 35% ~ 40%）、突发型（占 10% ~25%）3 类。按发病部位分为多关节型、少关节型、单关节型及关节外型。最常以缓慢而隐匿方式起病，在出现明显关节症状前有数周的低热、乏力、全身不适、体重下降等症状，以后逐渐出现典型关节症状。少数则有较急剧的起病，在数天内出现多个关节症状。

RA 的病程一般分为以下 3 种类型：①进展型。占患者总数的 65% ~70%，急性或慢性起病，没有明显的自发缓解期，适当治疗后病情可暂时好转，但停药后或遇有外界诱发因素时可导致复发。②间歇性病程。占患者总数的 15% ~20%。起病较缓和，通常少数关节受累，可自行缓解，整个病程中病情缓解期往往长于活动期。③长期临床缓解。占患者总数 10% 左右，较少见，多呈急性起病，并伴有显著关节痛及炎症。

1. 关节表现

（1）疼痛与压痛：关节疼痛和压痛往往是最早的关节症状。最常出现的部位为双手近端指间关节（PIP）、掌指关节（ICP）、腕关节，其次是足趾、膝、距小腿、肘、肩等关节，胸锁关节、颈椎关节、颞颌关节等也可受累。关节受累多呈对称性、持续性。

（2）关节肿胀：多因关节腔积液、滑膜增生及关节周围组织水肿所致。以双手近端指间关节、掌指关节、腕关节最常受累，尤其手指近端指间关节多呈梭形肿胀膨大。膝关节肿胀，有浮髌现象。其他关节也可发生。

（3）晨僵：是指病变关节在静止不动后出现关节发紧、僵硬、活动不灵或受限，尤以清晨起来时最明显。其持续时间长短可作为衡量本病活动程度的指标之一。95% 以上的 RA 患者有晨僵。其他病因的关节炎也可出现晨僵，但不如本病明显。

（4）关节畸形：多见于较晚期患者。因滑膜炎的血管翳破坏了软骨和软骨下的骨质，造成关节纤维强直或骨性强直。又因关节周围的肌腱、韧带受损使关节不能保持在正常位置，出现关节的半脱位，如手指可出现尺侧偏斜、天鹅颈样畸形等。关节周围肌肉的萎缩、痉挛则使畸形更为严重。

（5）关节功能障碍：关节肿痛和畸形造成了关节的活动障碍。美国风湿病学会将因本病而影响生活能力的程度分为 4 级，即关节功能分级。

Ⅰ级：能照常进行日常生活和各项工作。

Ⅱ级：可进行一般的日常生活和某些职业工作，但其他项目的活动受限。

Ⅲ级：可进行一般的日常生活，但参与某种职业工作或其他项目活动受限。

Ⅳ级：日常生活的自理和参加工作的能力均受限。

2. 关节外表现

关节外表现是类风湿关节炎临床表现的重要组成部分，反映出 RA 是一个系统性疾病，而不仅局限于关节。

（1）类风湿结节：是本病较特异的皮肤表现。确诊 RA 的患者 15% ~25% 有类风湿结节，这些患者的 RF 常为阳性。多位于关节伸面、关节隆突及受压部位的皮下，如前臂伸面、肘鹰嘴突附近、枕部、跟腱等处，可单发或多发，质地较硬，通常无压痛。类风湿皮下结节的出现多见于 RA 高度活动期，并常提示有全身表现。

（2）类风湿血管炎：发生率约为 25%，可累及大、中、小血管，导致多种临床表现。皮肤是小血管炎最常累及的部位，查体能观察到的有指甲下或指端出现的小血管炎，少数引起局部组织的缺血性坏死，严重者可见单发或多发的指端坏疽。在眼部造成巩膜炎，严重者因巩膜软化而影响视力。

（3）胸膜和肺损害：10%～30%的类风湿关节炎患者可出现这些损害，常见的胸膜和肺损害包括胸膜炎、间质性肺炎、肺间质纤维化、肺类风湿结节、肺血管炎和肺动脉高压。其中，肺间质纤维化和胸膜炎最为常见。

（4）心脏损害：心包炎是最常见心脏受累的表现。通过超声心动图检查约30%出现少量心包积液，多见于关节炎活动和RF阳性的患者，一般不引起临床症状。其他可见心瓣膜受累、心肌损害等。20%的患者有不同程度的冠状动脉受累。

（5）胃肠道损害：患者可有上腹不适、胃痛、恶心、食欲缺乏甚至黑便，但均与服用抗风湿药物，尤其是非甾体抗炎药有关。很少由RA本身引起。

（6）肾损害：本病的血管炎很少累及肾。若出现尿的异常则要考虑因抗风湿药物引起的肾损害。也可因长期的类风湿关节炎而并发淀粉样变。

（7）神经系统病变：患者可伴发感觉型周围神经病、混合型周围神经病、多发性单神经炎、颈脊髓神经病、嵌压性周围神经病及硬膜外结节引起的脊髓受压等。脊髓受压多由RA累及颈椎导致，表现为渐起的双手感觉异常和力量减弱，腱反射多亢进，病理反射阳性。周围神经多因滑膜炎受压导致，如正中神经在腕关节处受压而出现腕管综合征。多发性单神经炎则因小血管炎的缺血性病变造成。

（8）血液系统病变：本病可出现小细胞低色素性贫血，贫血因病变本身所致或因服用非甾体抗炎药而造成胃肠道长期少量出血所致。血小板增多常见，程度与关节炎和关节外表现相关。淋巴结肿大常见于活动性RA，在腋窝、滑车上均可触及肿大淋巴结。Felty综合征是指类风湿关节炎者伴有脾大、中性粒细胞减少，有的甚至有贫血和血小板减少。

（9）干燥综合征：30%～40%患者出现此综合征。口干、眼干的症状多不明显，必须通过各项检验方证实有干燥性角结膜炎和口干燥征。

二、辅助检查

1. 血常规

有轻至中度贫血。活动期患者血小板增高。白细胞及分类多正常。

2. 红细胞沉降率

是RA中最常用于监测炎症或病情活动的指标。本身无特异性，且受多种因素的影响，在临床上应综合分析。

3. C反应蛋白

是炎症过程中在细胞因子刺激下由肝产生的急性期蛋白，它的增高说明本病的活动性，是目前评价RA活动性最有效的实验室指标之一。

4. 自身抗体

（1）类风湿因子（RF）：是抗人或动物IgG Fc片段上抗原决定簇的特异性抗体，可分为IgM、IgG、IgA等型。在常规临床工作中测得的为IgM型RF，它见于约70%的患者血清。通常，RF阳性的患者病情较重，高滴度RF是预后不良的指标之一。但RF也出现在系统性红斑狼疮、原发性干燥综合征、系统性硬化、亚急性细菌性心内膜炎、慢性肺结核、高球蛋白血症等其他疾病，甚至在5%的正常人也可以出现低滴度RF。因此，RF阳性者必须结合临床表现，才能诊断本病。

（2）抗环瓜氨酸多肽（CCP）抗体：瓜氨酸是RA血清抗聚角蛋白微丝蛋白相关抗体识别的主要组成型抗原决定簇成分，抗CCP抗体为人工合成抗体。最初研究显示，RA中CCP抗体的特异性高达90%以上，至少60%～70%的RA患者存在该抗体。与RF联合检测可提高RA诊断的特异性。抗CCP抗体阳性患者放射学破坏的程度较抗体阴性者严重，是预后不良的因素之一。其他ACPA抗体还包括：抗角蛋白抗体（AKA）、抗核周因子（APF），近几年的研究发现，抗突变型瓜氨酸在波形蛋白（MCV）、PAD4抗体等也与RA相关。

5. 免疫复合物和补体

70% 患者血清中出现各种类型的免疫复合物，尤其是活动期和 RF 阳性患者。在急性期和活动期，患者血清补体均有升高，只有在少数有血管炎患者出现低补体血症。

6. 关节滑液

正常人关节腔内的滑液不超过 3.5mL。在关节有炎症时滑液就增多，滑液中的白细胞计数明显增多，达 2 000 ~ 75 000 个/L，且中性粒细胞占优势。其黏度差，含糖量低于血糖。

7. 影像学检查

目前常用的方法包括 X 线平片、CT、MRI、B 型超声和核素扫描。

X 线平片是最普及的方法，对本病的诊断、关节病变的分期、监测病变的演变均很重要，其中以手指及腕关节的 X 线片最有价值，但对早期病变不能明确显示。X 线片中可以见到关节周围软组织的肿胀阴影，关节端的骨质疏松（Ⅰ期）；关节间隙因软骨破坏而变得狭窄（Ⅱ期）；关节面出现虫凿样破坏性改变（Ⅲ期）；晚期则出现关节半脱位和关节破坏后的纤维性和骨性强直（Ⅳ期）。

CT 检查目前也比较普及，优点是相对廉价、图像清晰，主要用于发现骨质病变，对软组织及滑膜显示效果不佳。MRI 是目前最有效的影像学方法，对早期病变敏感，尤其是观察关节腔内的变化非常有效，但因费用较高、耗时较长、扫描关节数目有限等阻碍了其广泛应用。B 超检查相对廉价，经适当培训后的风湿病医师就可以进行操作，可用于常规临床工作，在确定和量化滑膜炎方面价值明确，但超声检测的滑膜炎程度对将来出现骨侵袭的预测价值有待进一步研究。

三、诊断

1. 诊断标准

RA 的诊断主要依靠病史及临床表现，结合实验室检查及影像学检查。

典型病例按 1987 年美国风湿病学会（ACR）的分类标准（表6-1）诊断并不困难，但对于不典型及早期 RA 易出现误诊或漏诊。对这些患者，除 RF 和抗 CCP 抗体等检查外，还可考虑 MRI 及超声检查，以利于早期诊断。对可疑 RA 的患者要定期复查和随访。

表 6-1　1987 年美国风湿病学会类风湿关节炎分类标准

定义	注释
晨僵	关节及其周围僵硬感至少持续 1h（病程≥6 周）
3 个或 3 个区域以上关节部位的关节炎	医生观察到下列 14 个区域（左侧或右侧的近端指间关节、掌指关节、腕关节、肘关节、膝关节、距小腿关节及跖趾关节）中累及 3 个，同时软组织肿胀或积液（不是单纯骨隆起）（病程≥6 周）
手关节炎	腕关节、掌指关节或近端指间关节炎中，至少有 1 个关节肿胀（病程≥6 周）
对称性关节炎	两侧关节同时受累（双侧近端指间关节、掌指关节及跖趾关节受累时，不一定绝对对称）（病程≥6 周）
类风湿结节	医生观察到在骨突部位，伸肌表面或关节周围有皮下结节
类风湿因子阳性	任何检测方法证明血清类风湿因子含量异常，而该方法在正常人群中的阳性率 <5%
放射学改变	在手和腕的后前位片上有典型的类风湿关节炎放射学改变：必须包括骨质侵蚀或受累关节及其邻近部位有明确的骨质脱钙

注：以上 7 条满足 4 条或 4 条以上并排除其他关节炎即可诊断类风湿关节炎。

2009 年 ACR 和欧洲抗风湿病联盟（EULAR）提出了新的 RA 分类标准和评分系统，即：至少 1 个关节肿痛，并有滑膜炎的证据（临床或超声或 MRI）；同时排除了其他疾病引起的关节炎，并有典型的常规放射学 RA 骨破坏的改变，可诊断为 RA。另外，该标准对关节受累情况、血清学指标、滑膜炎持续时间和急性时相反应物 4 个部分进行评分，总得分 6 分以上也可诊断 RA（表6-2）。

表 6-2　ACR/EULAR 2009 年 RA 分类标准和评分系统

受累关节情况	受累关节数	得分（0~5分）
中大关节	1	0
	2~10	1
小关节	1~3	2
	4~10	3
至少 1 个为小关节	>10	5
血清学		得分（0~3分）
RF 或抗 CCP 抗体均阴性		0
RF 或抗 CCP 抗体至少 1 项低滴度阳性		2
RF 或抗 CCP 抗体至少 1 项高滴度（>正常上限 3 倍）阳性		3
滑膜炎持续时间		得分（0~1分）
<6 周		0
>6 周		1
急性时相反应物		得分（0~1分）
CRP 或 ESR 均正常		0
CRP 或 ESR 增高		1

2. 病情的判断

判断 RA 活动性的指标包括疲劳的程度、晨僵持续的时间、关节疼痛和肿胀的数目和程度以及炎性指标（如 ESR，CRP）等。临床上可采用 DAS28 等标准判断病情活动程度。此外，RA 患者就诊时应对影响其预后的因素进行分析，这些因素包括病程、躯体功能障碍（如 HAQ 评分）、关节外表现、血清中自身抗体和 HLA-DR1/DR4 是否阳性，以及早期出现 X 线提示的骨破坏等。

3. 缓解标准

RA 临床缓解标准：①晨僵时间低于 15min。②无疲劳感。③无关节痛。④活动时无关节痛或关节无压痛。⑤无关节或腱鞘肿胀。⑥红细胞沉降率（魏氏法）：女性 <30mm/h，男性 <20mm/h。

符合上述 5 条或 5 条以上并至少连续 2 个月者考虑为临床缓解；有活动性血管炎、心包炎、胸膜炎、肌炎和近期无原因的体重下降或发热，则不能认为缓解。

四、鉴别诊断

在 RA 的诊断中，应注意与骨关节炎、痛风性关节炎、血清阴性脊柱关节病、系统性红斑狼疮（SLE）、干燥综合征（SS）及硬皮病等其他结缔组织病所致的关节炎鉴别。

1. 骨关节炎

该病在中老年人多发，主要累及膝、髋等负重关节。活动时关节痛加重，可有关节肿胀和积液。部分患者的远端指间关节出现特征性赫伯登（Heberden）结节，而在近端指关节可出现布夏得（Bouchard）结节。骨关节炎患者很少出现对称性近端指间关节、腕关节受累，无类风湿结节，晨僵时间短或无晨僵。此外，骨关节炎患者的 ESR 多为轻度增快，而 RF 阴性。X 线显示关节边缘增生或骨赘形成，晚期可由于软骨破坏出现关节间隙狭窄。

2. 痛风性关节炎

该病多见于中年男性，常表现为关节炎反复急性发作。好发部位为第 1 跖趾关节或跗关节，也可侵犯膝、距小腿、肘、腕及手关节。本病患者血清自身抗体阴性，而血尿酸水平大多增高。慢性重症者可在关节周围和耳郭等部位出现痛风石。

3. 银屑病关节炎

该病以手指或足趾远端关节受累更为常见，发病前或病程中出现银屑病的皮肤或指甲病变，可有关节畸形，但对称性指间关节炎较少，RF 阴性。

4. 强直性脊柱炎

本病以青年男性多发，主要侵犯骶髂关节及脊柱，部分患者可出现以膝、距小腿、髋关节为主的非对称性下肢大关节肿痛。该病常伴有肌腱端炎，HLA-B27 阳性而 RF 阴性。骶髂关节炎及脊柱的 X 线改变对诊断有重要意义。

5. 其他疾病所致的关节炎

SS 及 SLE 等其他风湿病均可有关节受累。但是这些疾病多有相应的临床表现和特征性自身抗体，一般无骨侵蚀。不典型的 RA 还需要与感染性关节炎、反应性关节炎和风湿热等鉴别。

第三节　治疗

一、治疗原则

RA 的治疗目的包括：①缓解疼痛。②减轻炎症。③保护关节结构。④维持关节功能。⑤控制系统受累。

二、一般治疗

强调患者教育及整体和规范治疗的理念。适当的休息、理疗、体疗、外用药、正确的关节活动和肌肉锻炼等对于缓解症状、改善关节功能具有重要的作用。

三、药物治疗

治疗 RA 的常用药物包括非甾体消炎药（NSAIDs）、改善病情的抗风湿药（DMARDs）、生物制剂、糖皮质激素和植物药。

1. 非甾体消炎药

非甾体消炎药（NSAIDs）是在类风湿关节炎中最常使用并且可能最为有效的辅助治疗，可以起到止痛和抗炎的双重作用。这类药物主要通过抑制环氧化酶活性，减少前列腺素、前列环素、血栓素的产生而具有抗炎、止痛、退热及减轻关节肿胀的作用，是临床最常用的 RA 治疗药物。近年来的研究发现，环氧化酶有两种同功异构体，即环氧化酶-1（COX-1）和环氧化酶-2（COX-2）。选择性 COX-2 抑制药（如昔布类）与非选择性的传统 NSAIDs 相比，能明显减少严重胃肠道不良反应。

目前常用的非甾体消炎药很多，大致可分为以下几种。

（1）水杨酸类：最常用的即阿司匹林，它的疗效肯定，但不良反应也十分明显。阿司匹林的制剂目前多为肠溶片，用于治疗时要密切注意其不良反应。

（2）芳基烷酸类：是一大类药物，通常分为芳基乙酸和芳基丙酸两类，已上市的常见品种有布洛芬、芬必得、萘普生等。芬必得是布洛芬的缓释剂，该类药物不良反应较少，患者易于接受。

（3）吲哚乙酸类：有吲哚美辛、舒林酸等。此类药物抗炎效果突出，解热镇痛作用与阿司匹林相类似。本类药中，以吲哚美辛抗炎作用最强，舒林酸的肾毒性最小，老年人及肾功能不良者应列为首选。

（4）灭酸类：有甲芬那酸、氯芬那酸、双氯芬那酸和氟芬那酸等。临床上多用氟芬那酸。

（5）苯乙酸类：主要是双氯芬酸钠，抗炎、镇痛和解热作用都很强。它不仅有口服制剂，还有可以在局部应用的乳胶剂以及缓释剂，可以减轻胃肠道不良反应。

（6）昔康类：有吡罗昔康等，因其不良反应很大，近来已很少使用。

（7）吡唑酮类：有保泰松、羟布宗等。本药因毒性大已不用。

（8）昔布类：有塞来昔布、帕瑞昔布等。此类药物为选择性 COX-2 抑制药，可以明显减少胃肠道的不良反应。

NSAIDs 对缓解患者的关节肿痛，改善全身症状有重要作用。2008 年 ACR 发表了关于 NSAIDs 使用的白皮书，明确指出选择性和非选择性 NSAIDs 在风湿病领域仍然是最有用的药物，但是临床医生须重视其存在的胃肠道、心血管、肾等不良反应。实际上，英国国立临床规范研究所（NICE）、欧盟药品评审委员会（EMEA）以及《中国骨关节炎诊治指南》都强调 NSAIDs 用药的风险评估的重要性。其主要不良反应包括胃肠道症状、肝肾功能损害以及可能增加的心血管不良事件。根据现有的循证医学证据和专家共识，NSAIDs 应用原则如下。

第一，药物选择个体化，即如果患者没有胃肠道和心血管风险，则临床医生可以处方任何种类的 NSAIDs 药物。研究显示，NSAIDs 之间镇痛疗效相当。对有消化性溃疡病史者，宜用选择性 COX-2 抑制药或其他 NSAIDs 加质子泵抑制药；老年人可选用半衰期短或较小剂量的 NSAIDs；心血管高危人群应谨慎选用 NSAIDs，如需使用建议选用对乙酰氨基酚或萘普生；肾功能不全者应慎用 NSAIDs；用药期间注意血常规和肝肾功能的定期监测。

第二，剂量应用个体化。当患者在接受小剂量 NSAIDs 治疗效果明显时，就尽可能用最低的有效量、短疗程；若治疗效果不明显时，其治疗策略不是换药，而是增加治疗剂量。如布洛芬（每次 300mg，每天 2 次）第 1 周效果不佳，第 2 周应增加剂量（如 800mg/d），如果剂量加大到 1200 ~ 2400mg/d，疗效仍无改善，可换用其他药物。

第三，避免联合用药。如患者应用布洛芬疗效不佳，若临床医生再处方 NSAIDs 药物不但不会增强疗效，反而会加大肾和胃肠道反应的风险。

第四，强调 NSAIDs 风险评估。2004 年亚太地区抗风湿病联盟（APLAR）会议上公布的在中韩进行的关于疼痛及其治疗对亚洲人生活影响的独立调研报告提醒临床医生，疼痛治疗对提高患者生活质量非常重要，但患者对止痛药物的不良反应缺乏认识，且不愿与医生主动沟通。

NSAIDs 的外用制剂（如双氯酚酸二乙胺乳胶剂、辣椒碱膏、酮洛芬凝胶、吡罗昔康贴剂等）以及植物药膏剂等对缓解关节肿痛有一定作用，不良反应较少，应提倡在临床上使用。

2. 改善病情的抗风湿药物

改善病情的抗风湿药（DMARDs）较 NSAIDs 发挥作用慢，临床症状的明显改善大约需 1 ~ 6 个月，故又称慢作用抗风湿药（SAARDs）。这些药物不具备明显的止痛和抗炎作用，但可延缓或控制病情的进展。对于 RA 患者应强调早期应用 DMARDs。病情较重、有多关节受累、伴有关节外表现或早期出现关节破坏等预后不良因素者应考虑 DMARDs 的联合应用。

尽管针对 RA 的最佳治疗方案仍在探讨和争论中，但经典的治疗 RA 的方案很多，如下台阶治疗、上台阶治疗。对于早期 RA 患者，临床医生更倾向于上台阶治疗方案，因为使用下台阶治疗容易产生过度医疗的现象。但也有研究显示，对于早期 RA 患者应用下台阶方案可以更快更好地控制病情。所以在临床应用中必须在仔细评估患者病情活动度以及坚持个体化用药方案的原则才能选择最适合的治疗方案。

常用的 DMARDs 药物有以下几种。

（1）氨甲蝶呤（MTX）：氨甲蝶呤是目前最常使用的 DMARDs，多数风湿科医生建议将其作为起始 DMARD 治疗，尤其是对有侵蚀性证据的 RA 患者。口服、肌内注射、关节腔内注射或静脉注射均有效，每周 1 次给药。必要时可与其他 DMARDs 联用。常用剂量为每周 7.5 ~ 20mg。常见的不良反应有恶心、口炎、腹泻、脱发、皮疹及肝损害，少数出现骨髓抑制，偶见肺间质病变。是否引起流产、畸胎和影响生育能力尚无定论。服药期间应适当补充叶酸，定期查血常规和肝功能。

（2）柳氮磺吡啶（SSZ）：可单用于病程较短及轻症 RA，或与其他 DMARDs 合用治疗病程较长和中度及重症患者。一般服用 4 ~ 8 周后起效。从小剂量逐渐加量有助于减少不良反应。可每次口服 250 ~ 500mg，每天 2 次开始，之后增至每次 750mg，每天 2 次及每次 1g，每天 2 次。如疗效不明显可增至每天 3g。主要不良反应有恶心、呕吐、腹痛、腹泻、皮疹、转氨酶增高和精子减少，偶有白细胞、血小板减少，对磺胺过敏者慎用。服药期间应定期查血常规和肝肾功能。

（3）来氟米特（LEF）：来氟米特在 RA 治疗中的地位日渐提高。它作为单药治疗或是 MTX 的替代药物治疗均非常有效，与 MTX 联合应用时也安全有效。该药通过抑制二氢乳清酸脱氢酶从而抑制嘧啶核苷酸的从头合成。T 细胞和 B 细胞都有少量的二氢乳清酸脱氢酶，没有合成嘧啶核苷酸的补救途径。因此，LEF 对淋巴细胞的作用是有相对特异性的。其剂量为 10～20mg/d，口服。主要用于病程较长、病情重及有预后不良因素的患者。主要不良反应有腹泻、瘙痒、高血压、肝酶增高、皮疹、脱发和白细胞下降等。因有致畸作用，故孕妇禁服。服药期间应定期查血常规和肝功能。

（4）抗疟药：包括羟氯喹和氯喹两种。可单用于病程较短、病情较轻的患者。对于重症或有预后不良因素者应与其他 DMARDs 合用。该类药起效缓慢，服用后 2～3 个月见效。用法为羟氯喹每次 200mg，每天 2 次，氯喹每次 250mg，每天 1 次。前者的不良反应较少，但用药前和治疗期间应每年检查 1 次眼底，以监测该药可能导致的视网膜损害。氯喹的价格便宜，但眼损害和心脏相关的不良反应（如传导阻滞）较前者常见，应予注意。

（5）青霉胺（D-pen）：青霉胺用药剂量为 250～500mg/d，见效后可逐渐减至维持量 250mg/d。一般用于病情较轻的患者，或与其他 DMARDs 联合应用于重症 RA。不良反应有恶心、厌食、皮疹、口腔溃疡、嗅觉减退和肝肾损害等。治疗期间应定期查血、尿常规和肝肾功能。但由于本药长期应用的一些不良反应，目前临床使用较少。

（6）金制剂：金制剂包括肌内注射制剂和口服金制剂。肌内注射的金制剂有硫代苹果酸金钠和硫代葡萄糖金钠，目前使用较少，因为它们有严重的毒性（如血细胞减少、蛋白尿），需要仔细监测，治疗和监测费用较高。口服的金制剂是一种三乙膦金化合物，叫金诺芬，于 20 世纪 80 年代中期开始使用。金诺芬比肌内注射制剂有着不同且较轻的毒性，但在很多病例中，会出现轻微的小肠及结肠炎，产生腹泻而导致治疗失败。其疗效不如 MTX 及肌内注射金制剂、SSZ。初始剂量为 3mg/d，2 周后增至 6mg/d 维持治疗。可用于不同病情程度的 RA，对于重症患者应与其他 DMARDs 联合使用。常见的不良反应有腹泻、瘙痒、口炎、肝肾损伤、白细胞减少，偶见外周神经炎和脑病。应定期查血、尿常规及肝肾功能。

（7）硫唑嘌呤（AZA）：可以单用或者与其他药物联用治疗 RA，常用剂量 1～2mg/（kg·d），一般 100～150mg/d。主要用于病情较重的 RA 患者。不良反应中因骨髓抑制导致中性粒细胞减少是其最常见的并发症，其他还有恶心、呕吐、脱发、皮疹、肝损害，可能对生殖系统有一定损伤，偶有致畸。服药期间应定期查血常规和肝功能。

（8）环孢素（CysA）：与其他免疫抑制药相比，CysA 的主要优点为很少有骨髓抑制，可用于病情较重或病程长及有预后不良因素的 RA 患者。常用剂量 1～3mg/（kg·d）。主要不良反应有高血压、肝肾毒性、胃肠道反应、齿龈增生及多毛等。不良反应的严重程度、持续时间均与剂量和血药浓度有关。服药期间应查血常规、血肌酐和血压等。

（9）环磷酰胺（CYC）：较少用于 RA。对于重症患者，在多种药物治疗难以缓解时可酌情试用。主要的不良反应有胃肠道反应、脱发、骨髓抑制、肝损害、出血性膀胱炎、性腺抑制等。

（10）雷公藤：对缓解关节肿痛有效，是否减缓关节破坏尚缺乏相关研究。一般予雷公藤总苷 30～60mg/d，分 3 次饭后服用。主要不良反应是性腺抑制，导致男性不育和女性闭经。其他不良反应包括皮疹、色素沉着、指甲变软、脱发、头痛、食欲缺乏、恶心、呕吐、腹痛、腹泻、骨髓抑制、肝酶升高和血肌酐升高等。

（11）白芍总苷（TGP）：常用剂量为每次 600mg，每天 2～3 次。对减轻关节肿痛有效。其不良反应较少，主要有腹痛、腹泻、食欲缺乏等。

（12）青藤碱：每次 20～60mg，饭前口服，每天 3 次，可减轻关节肿痛。主要不良反应有皮肤瘙痒、皮疹和白细胞减少等。

3. 糖皮质激素

全身使用糖皮质激素（简称激素）的治疗可有效控制 RA 患者的症状，提倡小剂量（<7.5m/d）泼尼松作为控制症状的辅助治疗。而且，近期证据提示小剂量激素治疗可延缓骨质侵蚀的进展。某些患者可能需要每月予大剂量激素冲击治疗，当与 1 种 DMARDs 联合应用时将增加其疗效。

激素可用于以下几种情况：伴有血管炎等关节外表现的重症 RA；不能耐受 NSAIDs 的 RA 患者作为"桥梁"治疗；其他治疗方法效果不佳的 RA 患者；伴局部激素治疗指征（如关节腔内注射）。

激素治疗 RA 的原则是小剂量、短疗程。使用激素必须同时应用 DMARDs。在激素治疗过程中，应补充钙剂和维生素 D 以防止骨质疏松。关节腔注射激素有利于减轻关节炎症状，但过频的关节腔穿刺可能增加感染风险，并可发生类固醇晶体性关节炎。

4. 生物制剂

可治疗 RA 的生物制剂主要包括肿瘤坏死因子（TNF-α）拮抗药、白介素 1（IL-1）和白介素 6（IL-6）拮抗药、抗 CD20 单抗以及 T 细胞共刺激信号抑制药等。

（1）TNF-α 拮抗药：生物制剂可结合和中和 TNF，已成为 RA 治疗的重要部分。其中一种是融合了 IgG1 的 TNF II 型受体依那西普；另一种是对 TNF 的人/鼠嵌合的单克隆抗体英夫利昔单抗；第 3 种是全人源化的 TNF 抗体阿达木单抗。国产的还有益赛普和强克，属于可溶性的 TNF 受体融合蛋白。与传统 DIARDs 相比，TNF-α 拮抗药的主要特点是起效快、抑制骨破坏的作用明显、患者总体耐受性好。临床试验显示对于 DMARDs 治疗失败的 RA 患者，给予任何 1 种 TNF 中和剂均可非常有效地控制症状和体征，对未经过 DMARDs 治疗的患者也可取得相同的效果。无论是否同时合用氨甲蝶呤，重复给予这些药物治疗都是有效的。依那西普的推荐剂量和用法是：每次 25mg，皮下注射，每周 2 次；或每次 50mg，每周 1 次。英夫利昔单抗治疗 RA 的推荐剂量为每次 3mg/kg，第 0，第 2，第 6 周各 1 次，之后每 4~8 周 1 次。阿达木单抗治疗 RA 的剂量是每次 40mg，皮下注射，每 2 周 1 次。这类制剂可有注射部位反应或输液反应，可能增加感染和肿瘤的风险，偶有药物诱导的狼疮样综合征以及脱髓鞘病变等。用药前应进行结核筛查，除外活动性感染和肿瘤。

（2）IL-1 拮抗药：阿那白滞素是一种重组的 IL-1 受体拮抗药，目前唯一被批准用于治疗 RA 的 IL-1 拮抗药。阿那白滞素可改善 RA 的症状和体征，减少致残，减缓影像学相关的关节破坏，可单独用药，或与氨甲蝶呤联用。推荐剂量为 100mg/d，皮下注射。其主要不良反应是与剂量相关的注射部位反应及可能增加感染概率等。

（3）IL-6 拮抗药：主要用于中重度 RA，对 TNF-α 拮抗药反应欠佳的患者可能有效。推荐的用法是 4~10mg/kg，静脉输注，每 4 周给药 1 次。常见的不良反应是感染、胃肠道症状、皮疹和头痛等。

（4）抗 CD20 单抗：利妥昔单抗是一种与正常和恶性 B 淋巴细胞表面的 CD20 抗原相结合的单克隆抗体，其推荐剂量和用法是：第 1 疗程可先予静脉输注 500~1 000mg，2 周后重复 1 次。根据病情可在 6~12 个月后接受第 2 个疗程。每次注射利妥昔单抗之前的 30min 内先静脉给予适量甲泼尼龙。利妥昔单抗主要用于 TNF-α 拮抗药疗效欠佳的活动性 RA。最常见的不良反应是输液反应，静脉给予糖皮质激素可将输液反应的发生率和严重度降低。其他不良反应包括高血压、皮疹、瘙痒、发热、恶心、关节痛等，可能增加感染概率。

（5）CTLA4-Ig：阿巴西普与抗原递呈细胞的 CD80 和 CD86 结合，阻断了 T 细胞 CD28 与抗原递呈细胞的衔接，继而阻断了 T 细胞活性。主要用于治疗病情较重或 TNF-α 拮抗药反应欠佳的患者。根据患者体重不同，推荐剂量分别是：500mg（<60kg），750mg（60kg~100kg），1 000mg（>100kg），分别在第 0，第 2，第 4 周经静脉给药，之后每 4 周注射 1 次。主要的不良反应是头痛、恶心，可能增加感染和肿瘤的发生率。

四、血浆置换或免疫吸附及其他治疗

除前述的治疗方法外，对于少数经规范用药疗效欠佳，血清中有高滴度自身抗体、免疫球蛋白明显增高者可考虑血浆置换或免疫吸附治疗。但临床上应强调严格掌握适应证以及联用 DMARDs 等治疗原则。当 RA 患者病情严重，但用传统 DMARDs 和新型抗细胞因子药物治疗无效时，可以使用此方法。

此外，自体干细胞移植、T 细胞疫苗以及间充质干细胞治疗对 RA 的缓解可能有效，但仅适用于少数难治性患者，须严格掌握适应证，仍需进一步的临床研究。

五、外科治疗

RA 患者经过积极内科正规治疗，病情仍不能控制，为缓解疼痛、纠正畸形、改善生活质量可考虑手术治疗。手术在处理关节严重破坏的患者中有一定的作用。尽管很多关节可以采用关节成形术和全关节置换术，但手术最成功的关节是髋、膝和肩。这些手术的目的就是缓解疼痛和减少残疾，但手术并不能根治 RA，故术后仍需药物治疗。常用的手术主要有滑膜切除术、人工关节置换术、关节融合术以及软组织修复术等。

六、预后

RA 患者的预后与病程长短、病情活动度及治疗有关。对有多关节受累、关节外表现较重、血清中有高滴度自身抗体和 HLA-DR1/DR4 阳性，以及早期就有关节侵蚀表现的患者应给予积极治疗。大多数 RA 患者经过规范内科治疗后可达到临床缓解。

第七章

幼年特发性关节炎

幼年特发性关节炎（JIA）是儿童关节炎中最常见，也是儿童慢性病中较常见的一种疾病。如它的名称所提示，该病病因未明。实际上，JIA 是慢性关节炎所共有的一系列疾病的统称。该病的诊断需要结合病史、体格检查和实验室检查。绝大多数 JIA 的患儿，他们的免疫遗传相关性、临床过程及转归都和成人起病的类风湿关节炎（RA）患者有很大区别。然而，5%~10% 的 JIA 患儿（即类风湿因子阳性的多关节炎型患儿）较其他类型的 JIA，更像成人起病的 RA。JIA 这一命名在很大程度上代替了儿童期慢性特发性关节炎的旧标准——幼年类风湿关节炎。这两种分类法的区别及相似点将在下面讨论。事实上，这是"幼年特发性关节炎"这一术语首次被用于本书。

在年龄小于 16 岁人群的研究中，JIA 的患病率是 57/10 万人~220/10 万人。在一项包括医院及诊所的研究的 Meta 分析中，报道的患病率是 132/10 万人。在一项来自瑞典的人口调查研究中，Andersson-Gare 和 Fasth 曾报道 50% 的 JIA 患儿有疾病活动并且将持续到成人期。许多已发表的流行病学调查不包括那些已经成为成人的 JIA 患者，因而导致患病率被低估。在美国和北欧的人口学调查中，其发病率在 7/10 万人~21/10 万人。所有关于 JIA 发病率和患病率的研究都有很大的可信区间，这是由于 JIA 的患者相对罕见，即使在大样本的研究中，实际调查到的病例数目仍很小。这就导致了实际的 JIA 的患病率高低之间有很多差异。最常被引用的数据是在美国 16 岁以下人群中，针对 70 000~100 000 的 JIA 患儿（包括病情活动和不活动的）的研究。依据 Andersson-Gare 和 Fasth 关于此病持续到成人期的报道，在美国 16 岁以上的人群中估计有 35 000~50 000 名活动性的 JIA 患儿。

在美国，幼年特发性关节炎相比成人起病的 RA，影响到的人群要小得多。然而，比起其他儿童起病的慢性病，JIA 相对常见，患病的儿童数目和儿童糖尿病差不多，至少是镰刀形红细胞贫血或囊性纤维化患儿数目的 4 倍以上，是血友病、急性淋巴细胞性白血病、慢性肾功能衰竭或肌营养不良的 10 倍以上。

第一节　病因与发病机制

幼年特发性关节炎是指一组儿童时期不明原因的持续 6 周以上的异质性关节炎，由国际风湿病学会联盟（ILAR）提出，并定义了各亚型的临床特征。即使是同一种亚型，其严重程度和持续时间也不尽相同。其中，部分可以通过遗传标记/易感基因来进行区分。

一、少关节型幼年特发性关节炎（oJIA）

受累关节在 4 个或 4 个以下的患儿属于少关节型 JIA。按临床表现可分为 2 个亚型：持续型少关节炎（PO）和扩展型少关节炎（EO）。少关节型患者的病症较轻且部分有自限性，然而可能会伴发虹膜睫状体炎。

（一）滑膜和滑膜液

滑膜组织学的角度，JIA 与成人关节炎并无区别，均有淋巴细胞、单核细胞和大量的中性粒细胞浸润。但是各类 JIA 亚型的 T 细胞和细胞因子均不同。

通过对各型 JIA 患者的滑膜进行免疫组织化学分析，发现 T 细胞产生的细胞因子可引起 I 型免疫反应。在对滑膜液中促 T 细胞生成因子的进一步研究中发现，临床较轻微的 PO 型患者的滑膜液中存在一种调节 T 细胞。这也符合当前对较轻的临床表现通常与更平衡的免疫系统相联系的假设。

（二）化验结果

单关节炎或病情轻微的 PO 患者一般不会有明显的急性血清学反应，如 ESR 或者 CRP 升高。在更严重的患者或 EO 患者中，ESR 和 C 反应蛋白（CPR）明显升高。尽管未发现类风湿因子，但经常可以出现抗核抗体低滴度阳性，除此之外没有发现其他自身抗体。

（三）虹膜炎

JIA 患儿的虹膜炎绝大部分为无痛性并且主要影响前色素层。通过裂隙灯检查可在前房发现细胞。尽管发病的病理机制尚不清楚，但是这种炎症在临床表现上与其他葡萄膜炎如结节病、白塞病或其他感染有关的葡萄膜炎不同。研究表明，ANA 阳性可能是一个危险因素或相关原因。但是对 ANA 采用更敏感的测试（如 Hep2 细胞测试），则相关性有所减弱。

（四）炎性细胞因子和关节损伤

当前有很多研究致力于测试少关节型患者的血清和关节液中炎性细胞因子和抗炎性细胞因子的含量。这些研究往往受限于提取采样和检测的技术问题：白细胞介素 1（IL-1）和肿瘤坏死因子（TNF）极易发生体外降解，而在血液凝结的过程中 IL-6 和 TNF 的含量又会大大提升。即使如此，还是有一些一致的发现，在关节液中发现 TNF 及其天然抑制剂可溶性 TNF 受体（TNFR），以及 IL-6、IL-18 和其他趋化因子如巨噬细胞抑制蛋白-1α。这些都会导致淋巴细胞、单核细胞、中性粒细胞在滑膜聚集。PO 型患者相对多关节型患者的关节损伤往往较轻，一个可能的猜想是由于对炎性细胞因子的抑制不足会延长疾病的发生时间，从而导致更大的伤害。与此假设相一致的是 Rooney 及其同事在研究中发现，PO 型患者血清中的 sTNFR/TNF 比（sTNFR 是 TNF 的一种天然抑制剂）要高于多关节型患者。

JIA 患者常会出现软骨和骨质破坏，导致骨骺的生长速度不一致，最终导致发育畸形。但 PO 患者从影像学上看，这种破坏的发生率和程度均较轻。

（五）遗传倾向

有足够的证据表明少关节型 JIA 有明显的基因倾向。在最大一项对 JIA 病患的同胞（ASP）的调查中发现，53% 的少关节型 ASP 发病症状类似。不仅如此，ASP 一般还有明确的家庭史。这些发现都表明基因因素在这类疾病中起到很重要的作用。约有 17% 的 JIA 发病被认为与 HLA 所在的 6 号染色体的影响有关。在少关节型 ASP 具有相同的 HLA-DR 等位基因，其发病病程、类型则表现一致。HLA 基因一般与自身免疫性疾病有较强的关联，在不同人群中疾病的发生表明上文所提到基因很可能是通过影响自身免疫反应来影响病理。这主要通过这些 HLA 分子产生免疫系统（B 淋巴细胞与 T 淋巴细胞）的效应臂所对应的蛋白序列来激活，分裂和复制淋巴细胞进一步分化。其他对 ASP 的研究表明，除了该区域的基因，其他区域的基因也对 JIA 有所影响。

与少关节型 JIA 有联系的非 HLA 抗原，包括蛋白酪氨酸磷酸酶 N22（PTPN22），一种单体 TNF，SLC11A1 和一种能决定巨噬细胞抑制因子（MIF）产生的 MIF 的遗传变异体。IL-10 是一种可以抑制炎症细胞因子表达的细胞因子，它的产生由一种特异的 IL-10 遗传变异决定。Crawley 的研究表明这种遗传性变形与 EO 亚型有联系，并且 EO 患者体内 IL-10 产量较低是遗传自他们的父母。由此可见，遗传因素会给患儿带来不同的患病风险，并且造成程度和类型上的差异。

普遍接受的假设是：在特定的自身免疫基因的背景下，各种外界刺激会诱导发病。许多 JIA 患者在发病之前曾有过上呼吸道感染或疫苗注射史。复杂的基因背景会决定患者关节炎的严重程度。各个基因组的具体影响还有待研究，但还没有某个单一因素会导致少关节型 JIA。

二、全身型幼年特发性关节炎（sJIA）

高加索人种中，约有10%的JIA为全身型。在其他人种如日本人或中国人中，这个比例会更高。疾病的严重程度差别很大。

普遍认为感染可诱发该病，但是从生物学和病毒学角度并不能确定某个病原体可单独致病。事实上，由于诊断sJIA需要除外败血症，sJIA并未被定义为传染性疾病。MAS作为常见并发症这一点很不同寻常，目前为止的研究发现，sJIA患者在NK细胞活性和穿孔基因表达上有可逆的缺陷。这些缺陷可能是感染诱发sJIA原因的一部分，包括NK细胞功能异常在内的机体免疫功能下降导致机体不能有效地消灭这些传染性病原体。

有限的证据表明遗传因素也是导致sJIA的原因之一。来自北美的一份大的JIA同胞样本中只有极少的同胞是sJIA。尽管在某些小样本的研究中，sJIA与HLA的等位基因有一定的相关性，但是这种相关性在其他的病例对照研究中并没有被报道。在英国的大样本研究中，与其他类型的JIA往往有多个报道表明与HLA有所联系形成鲜明反差的是，sJIA与HLA没有任何关联。

与此相对应的是，非HLA基因如控制巨噬细胞迁移抑制因子（MIF）的基因与所有类型的JIA都有联系。特别的是，一种可以导致血清和关节液中MIF含量偏高的MIF单核苷酸被认为与sJIA有直接联系。另外，一种非HLA基因可导致血清IL-6含量过高的IL-6的174G等位基因也被认为是可能导致sJIA的一种遗传因素。这些基因都与促炎蛋白有关，因此很多假设认为这些基因导致患者对病原体等刺激产生更强烈的免疫反应。sJIA患者另一种炎性因子1L-β的分泌也过高。小样本临床试验显示阻断IL-1和IL-6的表达取得了令人鼓舞的结果。这些基因失衡与最近在自身炎症性综合征上发现的先天免疫系统和抗炎途径上的基因缺陷相一致。这些自身炎症性综合征包括家庭性地中海热（FMF），高IgD和家庭性荷兰热，Muckle-Wells综合征（MWS），慢性婴儿神经皮肤关节综合征（CINCA），家庭性爱尔兰热。从一般炎症的临床角度或与致炎及抗炎变异基因的联系来看，sJIA都可以被看作是一种自身炎症性综合征。

sJIA没有特异的化验检查，但仍有很多典型的异常指标：如显著增高的CRP、ESR、中性粒细胞、血小板和低色素小细胞性贫血。较重的患者还可能会有肝酶和凝血功能异常，以及各种并发症如巨噬细胞活化综合征（MAS）。MAS最特异性诊断的因素包括血小板及纤维蛋白原降低，血清铁蛋白增高，肝酶上升和血白细胞减少。可以通过骨髓穿刺和活检来确诊MAS。JIA患者的血清中不含自身抗体或类风湿因子，血清补体的含量一般正常或偏高。免疫学上的异常包括血清和血浆中的多克隆高丙种球蛋白血症，炎性细胞因子如IL-1，IL-6，IL-18和TNF升高，以及趋化因子如IL-8（CXCL8）升高。小部分急性sJIA可表现出MAS、多关节炎以及中型动脉的动脉瘤，可通过血管造影发现。

除去严重的关节损伤外，其他严重的临床症状还包括并发MAS，全身骨质疏松，生长迟缓/不生长，淀粉样变性。这些都表明sJIA会对全身机体都造成损伤，而不仅仅只针对关节。

三、多关节型幼年特发性关节炎（poJIA）

多关节型JIA通常起病较慢且病情较重，需要更个体化的治疗方案。根据ILAR的定义可分为两种亚型：RF⁻和RF⁺。

RF⁺多关节型JIA与成人类风湿关节炎（RA）相似，均有严重的大范围的关节骨质破坏。幼年与成年RA的相似处包括类风湿因子以及其他特定抗体，如抗环瓜氨酸肽（anti-CCP）、anti-Bip，以及与一些HLA基因的联系。在诊断这类患儿的时候必须十分小心，因为感染也可导致类风湿因子升高，IL-AR明确规定只有两次至少相隔3个月以上的诊断结果均为阳性才能确诊。

RF⁻多关节型JIA是目前最常见的JIA，发病年龄广且症状多样。与少关节型JIA相似，患者通常患有虹膜睫状体炎以及ANA阳性。滑膜的组织成分也与少关节型患者相似，但在T细胞亚型和细胞因子产物的含量上有微小差别。

感染可能诱使发病，但是一般情况下没有明显外部诱因。因此，病因同样与遗传因素有关。一份对北美 ASP 的研究发现 HLA-DRB1 * 0801 基因被发现与多关节型和少关节型 JIA 都有联系，以及一些其他基因的影响。这些都是一些初步的数据，需要通过全世界 JIA 研究者来解决这些问题。

四、附着点炎相关的关节炎和银屑病性关节炎

这些使用临床标准分类的关节炎的发病机制不明。在与附着点炎相关的关节炎（ERA）亚型中，部分患者在青春期末期或者成年期会发展成骶髂关节炎和脊柱炎。这些患者的 HLA-B27 一般呈阳性，与成人强直性脊柱炎有很强的联系。当前对 ERA 发病机制的假设是由于 HLA-B27 导致肠道微生物缺陷而影响免疫系统。其他非 HLA 基因包括 IL-1 基因簇在内也会引发相应的临床表现。

目前尚不清楚银屑病性关节炎的发病机制。遗传因素更多地体现在银屑病本身，即 HLA-Cw6。少部分银屑病患者同时伴有关节炎的原因以及决定发病年龄的因素都还在研究当中。

五、总结

除了全身型 JIA，所有 JIA 都与 6 号染色体上 HLA 区域的基因突变有关系。这些基因变异在各种 JIA 亚型上都不一致，并且导致了临床表现上的巨大差异，与此同时非 HLA 基因变异同样能导致临床表现的不同。目前为止，病理学和基因角度上的研究都表明全身型 JIA 应被归类为自身炎症性综合征，由于炎性系统内部的基因变异导致患者处于促炎性状态。

第二节　临床表现与诊断

JIA 的诊断标准包括 16 岁以前起病，1 个或多个关节炎持续至少 6 周以上，并且除外其他原因引起的关节炎。以下 4 个要点中缺少 1 个或多个，经常则会导致误诊：①关节炎必须客观存在，即关节肿胀、渗出，或是有以下几点中的两点以上：关节活动受限、压痛、活动时疼痛或关节表面皮温升高（如仅有关节痛是不够的）。②关节炎必须持续存在至少 6 周。③其他的 100 多种引起儿童慢性关节炎的病因需要被排除。④没有特异的实验室检查或其他检查能确定 JIA 的诊断，也就是说，它是一种除外诊断。

幼年特发性关节炎被分为 7 个亚类：全身型、类风湿因子阳性的多关节型、类风湿因子阴性的多关节型、少关节型（持续型和扩展型）、银屑病性关节炎、与附着点炎相关的关节炎和未分化的关节炎。这些亚类都有其特有的临床表现、免疫遗传相关性和临床病程。JIA 的分类标准是互相排斥的，因此对某一类型的诊断标准也可用作其他类型的排除标准。对于那些不只适用于一种标准或是不满足任何标准的类型，可采用未分化关节炎的标准。无论是旧的 JRA 诊断标准，还是现在的 JIA 诊断标准，这一类疾病均用一个术语来概括以区别于其他类型的慢性关节炎。JIA 的标准是通过临床及免疫遗传的方法去进行不断验证，来评估诊断标准的同质性和稳定性，如有必要，对于已发表的诊断标准可做更改。

除了诊断标准，每一种类型的 JIA 的排除标准用下面列出的标准提示：

（1）患儿或其一级亲属患有银屑病。

（2）6 岁以上的人类白细胞抗原（HLA）-B27 阳性的男性关节炎患儿。

（3）一级亲属中患有强直性脊柱炎、与附着点炎相关的关节炎、炎性肠病性骶髂关节炎、反应性关节炎或急性前葡萄膜炎。

（4）至少两次 IgM 型类风湿因子阳性，间隔 3 个月以上。

（5）全身型的 JIA。

一、全身型幼年特发性关节炎

2% ~17% 的 JIA 患儿是全身型幼年特发性关节炎（sJIA）。sJIA 诊断标准需要满足患儿至少持续 2 周的发热，其中至少 3d 为每日热（即弛张热，即一天中体温峰值≥39℃，两个峰值之间体温可降至 37℃或更低），并且满足以下几条中的至少 1 条：①易消失的、位置不定的红色斑疹。②弥漫性淋巴结肿大。③肝肿大和（或）脾肿大。④浆膜炎（心包炎、胸膜炎或腹膜炎）。如果排除标准列表中的

（1）、（2）、（3）或（4）存在的话，则可以除外 sJIA。

95% 的病例其特征性的皮疹是淡粉色、发白的、短暂的（持续数分钟或几小时），不伴瘙痒的小的斑疹或斑丘疹。sJIA 的患儿常常出现生长延迟、骨量减少、弥漫性淋巴结病、肝脾肿大、心包炎、胸膜炎、贫血、白细胞增多、血小板增多和急性期炎性反应物升高。类风湿因子阳性和葡萄膜炎罕见。关节外的表现是轻度到中度严重，且大多数常常是自限性的。当出现发热时，大多数的全身症状也会出现；然而，sJIA 患者也可能发展成心包填塞、继发性的消耗性凝血障碍引起的严重的血管炎以及巨噬细胞活化综合征（MAS），这些都需要大量的激素治疗。

sJIA 的长期预后是由关节炎的严重程度决定的，其常常伴随发热和全身表现而出现，但是一些患者在发热数周至数月仍没有关节炎表现。sJIA 可能在低于 16 岁的任意年龄发病，但是发病高峰是 1 ~ 6 岁。男孩和女孩均易发病。

二、多关节型幼年特发性关节炎

多关节型幼年特发性关节炎（poJIA）的特征是在起病最初 6 个月，患儿有 5 个以上的关节炎。要分类为 poJIA，必须不能存在除外标准中的（1）、（2）、（3）和（5）。在病初的前 6 个月，间隔 3 个月以上查 RF，至少两次阳性才考虑为 RF 阳性型。2% ~ 10% 的 JIA 患儿是类风湿因子阳性的多关节型（poJIA RF[+]），10% ~ 28% 的是类风湿因子阴性的多关节炎型（poJIA RF）。poJIA RF[+] 的患儿常常是女孩，较晚起病（最少 8 岁），HLA-DR4 通常是阳性的，有对称性的小关节炎，比 RF[-] 的患儿更容易发生骨质破坏、结节和功能障碍。poJIA RF[+] 比其他类型的 JIA 更像成人的 RA。这两种 poJIA 的临床表现和结局，包括疲劳、食欲减退、蛋白质—热量营养不良、贫血、生长迟滞、性成熟延迟和骨量减少等，都是大不相同的。poJIA 在低于 16 岁均可发病，poJIA 的女孩患者发生率与男孩患者发病率的比例是 3：1。

三、少关节型幼年特发性关节炎

少关节型幼年特发性关节炎（oJIA）的特征是在病初的前 6 个月患儿有 4 个或更多的关节发生关节炎。其排除标准是（1）、（2）、（3）、（4）和（5）。oJIA 的患儿被分成两类：持续型和扩展型。持续型的 oJIA 在病程中受累的总关节炎数目不超过 4 个，而扩展型的 oJIA 患儿在病初的 6 个月以后，病程中受累的总关节炎数目是 5 个或更多。oJIA 是 JIA 分类中最常见的（占所有 JIA 患者的 24% ~ 58%）。持续型的 oJIA 在所有的 JIA 分类中其关节结果是最好的。有一半的 JIA 患者证实是膝关节的单关节受累。这些患者的关节症状通常是很轻微的，正常或接近正常的躯体功能，膝关节的肿胀和活动受限都不少见。有 50% 的 oJIA 患儿会发展为扩展型，其中 30% 会在起病 2 年内发展为扩展型。在发病初期的前 6 个月进展为扩展型（即更广泛、严重的关节受累）的危险因素是腕关节、手关节和踝关节炎；对称性的多关节炎；红细胞沉降率（ESR）升高和抗核抗体（ANA）阳性。oJIA 患儿通常较年幼（1 ~ 5 岁起病），更可能是女孩发病（女：男比例为 4：1），多是 ANA 阳性，发展为慢性眼睛炎症的危险性最大。oJIA 患儿 30% ~ 50% 有眼睛受累。炎症反应主要累及眼睛前房，任何轻微表现都算的话，超过 80% 的患儿有眼睛受累。因为严重的、不可逆的眼睛病变，包括角膜薄翳、白内障、青光眼和部分或全部的视力丧失都可能发生，所以患者应定期随诊，并由有经验的眼科大夫治疗（表 7-1）。

表 7-1　美国儿科学会制订的用于幼年特发性关节炎眼睛随诊的指南

疾病分类	随访频率
除了 sJIA 以外的，任一分类的 ≤6 岁起病的，ANA[+] 的 JIA 患儿	病初的前 4 年每 3 ~4 个月随访 1 次，其后的 3 年每 6 个月 1 次，之后 1 年 1 次
除了 sJIA 以外的，任一分类的 ≤6 岁起病的，ANA[-] 的 JIA 患儿	病初的前 4 年每 6 个月随访 1 次，之后 1 年 1 次
除了 sJIA 以外的，任一分类的 ≥7 岁起病的，ANA[+/-] 的 JIA 患儿	病初的前 4 年每 6 个月随访 1 次，之后 1 年 1 次
sJIA	每年 1 次

对于 oJIA 的亚类来说，患有持续的关节炎的危险性是各异的。在一项研究中，75% 的持续型 oJIA 患者到成人期得到缓解，仅有 12% 的患者发展为扩展型 oJIA。

四、与附着点炎症相关的幼年特发性关节炎

这一分类表明儿童脊柱关节病中轴型的临床表现可能许多年都不明显这一事实。患儿既有关节炎又有附着点炎，或是仅有关节炎或附着点炎同时有以下 5 条中的任意 2 条表现：①骶髂关节压痛和（或）炎症性腰骶部疼痛。②HLA-B27 阳性。③≥6 岁发病的男孩关节炎患儿。④急性（有症状的）前葡萄膜炎。⑤一级亲属患有强直性脊柱炎、与附着点炎症相关的关节炎、伴炎症性肠病的骶髂关节炎、反应性关节炎或急性前葡萄膜炎，则归为附着点相关的幼年特发性关节炎（eJIA）。相关的除外标准是（1）、（4）和（5）。约 10% 的 JIA 患者是 eJIA。

附着点炎是指肌腱、韧带、关节囊或筋膜插入骨头处的炎症。最常见的表现是附着点处的疼痛和压痛，也会有肿胀。附着点炎不是 eJIA 所特有的，其他类型的 JIA、系统性红斑狼疮（SLE）和健康儿童也可以出现。附着点炎最常见于髌骨上方、髌骨下方胫骨粗隆处、跟骨附着处、足背（跖腱膜附着于跟骨处）以及足底跖骨头处。

和 JRA 标准不同的是，既有关节炎又有炎症性肠病的患儿如果入选标准及除外标准均满足的话，则归为 eJIA。在炎症性肠病的患儿中，其关节受累可能比胃肠道（GI）炎症早出现几个月或几年。胃肠道受累的线索包括疲劳、体重减轻、生长障碍、夜间肠蠕动增加、口腔溃疡、结节性红斑、脓性坏疽和贫血（要比常见的关节炎引起的症状严重）。

eJIA 的患者也会有其他部位受累。25% 的患者可能发生急性葡萄膜炎，其特征是间断发作的眼睛发红、畏光和疼痛等眼睛炎症表现（常为单侧）。大动脉受累及动脉瓣关闭不全很少见于 eJIA 患儿。

在刚起病时，大约 80% 的 eJIA 是外周关节受累，仅有 25% 的患者有骶髂关节或腰椎的症状或体征。在 85% 的患者中，有 4 个或 4 个以上关节受累。由于 eJIA 的标准相对较新，并且脊柱中轴的表现进展很缓慢，所以没有关于 eJIA 的专门纵向研究数据。旧的诊断标准的研究数据可以用来观察随时间变化而出现中轴受累的危险性。那些诊断为血清反应阴性的附着点炎和关节炎综合征的患儿，经过 11 年的随访，其中 65% 的患者临床出现中轴严重受累。在诊断为幼年强直性脊柱炎的患儿中，超过 90% 的患者最终出现临床严重的腰椎和（或）骶髂关节受累。

在 eJIA 患者中，ANA 和 RF 是阴性的，常规 X 线片在很多年里都不能显示出骶髂关节和腰椎的特征性病变。骨扫描也很少有帮助，因为由于骨骼的生长，所有儿童在骶髂关节及和腰椎的放射性同位素的吸收都是显著增加的。计算机断层扫描（CT）及磁共振成像（MRI）是有用的，但是要由熟悉儿童脊柱影像学的放射科医生来解读影像片。没有特异性的实验室检查。

五、未分化型幼年特发性关节炎

如果患者的表现不符合任一分类的诊断标准或是符合 1 种以上分类的诊断标准，则被归为未分化的幼年特发性关节炎（uJIA）。在已发表的数据中，2%~23% 的 JIA 患者属于 uJIA。在那些 uJIA 患者中，其中的 60% 不符合任一的 JIA 分类，而 40% 符合 1 种以上的 JIA 分类。在那些满足 1 种以上分类的患者中，最常见的是同时满足 poJIA RF 范畴和 eJIA 或 pJIA 的标准。一些患儿是同时满足 oJIA 和 eJIA 或 pJIA 的分类标准。应进行纵向的研究来确定 uJIA 患者的最终诊断，来观察有多少患者仍是 uJIA，有多少进展为 JIA 的其他分类，或不是 JIA 而是其他病。

六、幼年特发性关节炎的眼睛受累

JIA 的独特表现是慢性眼葡萄膜炎。对于已发表的 21 个关于 JIA 患儿葡萄膜炎的研究做了 Meta 分析，其中包括 4 598 名患儿。这项研究证实由于地理分布的不同，JIA 患儿的眼葡萄膜炎发病率有明显不同。在对斯堪的那维亚人的研究中，18.5% 的患儿患有眼葡萄膜炎，在美国是 14.5%，在东亚仅有 4.5%。眼葡萄膜炎患病率因 JIA 亚类不同而不同——12% 的 oJIA、4.3% 的 poJIA 和 1.8% 的 sJIA 会发

展为慢性葡萄膜炎。其他研究已经证实 20% 的 pJIA 患儿和 oJIA 患儿的眼葡萄膜炎在临床表现、疾病的慢性程度及眼睛受累的后果上都是一样的。

JIA 患儿的统一的早期规律随诊的指导方针已经形成，并且最近（2006 年）由美国儿科学会的眼科学和风湿病学分会进行了更新。这些改进是基于已知的使 JIA 患儿发展为葡萄膜炎概率升高的相关因素：关节特征、关节炎的发病年龄、疾病的持续时间和 ANA 阳性。尽管广泛地对葡萄膜炎进行定期筛查和及时治疗，但慢性葡萄膜炎的 JIA 患儿出现严重并发症的概率仍然很高，让人难以接受。在这项 Meta 分析中，在葡萄膜炎的 JIA 患儿中，20% 的患者发展为白内障，19% 发展为青光眼，16% 发展为带状角膜病。目前来说，找到 JIA 相关葡萄膜炎的有效治疗方法，来避免或最大限度地减轻由于长期激素治疗及眼睛慢性炎症引起的眼睛损害，是很重要的，也是尚未解决的难题。

第三节　治疗及预后

一、目前药物治疗的原理

幼年特发性关节炎的治疗药物在过去的 15 年里已经发生了很大的变化。这些变化归因于有数据显示大部分幼年特发性关节炎的患儿病情并没有得到长期的缓解，并且给患儿、家庭甚至社会造成了很大的负担。直到 1990 年，在对幼年特发性关节炎象牙塔式治疗的基础上，开始尝试应用各种非甾体消炎药（NSAIDs）和糖皮质激素，并渐渐地开始应用其他的药物治疗。20 世纪 80 年代末期的研究表明，过去对幼年特发性关节炎病程和预后的假设是错误的。先前认为幼年特发性关节炎关节破坏在病程的后期才会在影像上表现出来，并且出现关节破坏的大部分是病程 2 年以内的全身型和多关节型，及病程 5 年以内的少关节型患儿。但磁共振成像（MRI）检查可发现早期的软骨破坏，通常是在患病第 1 年。

幼年特发性关节炎的患儿长到成人，疾病可自愈的假设也是错误的。研究显示，50%~70% 的多关节型或全身型关节炎患儿以及 40%~50% 的少关节型患儿在成人时期疾病仍然持续活动。仅有一部分患儿在经过长期的药物治疗后，达到缓解。30%~40% 的患儿会发展成非常严重的长期关节功能丧失，25%~50% 的患儿需要外科治疗，包括关节置换。

幼年特发性关节炎的死亡率为 0.4%~2%，平均死亡率大约是美国人口死亡率的 3 倍。全身型、淀粉样变性型（除了欧洲）和巨噬细胞活化综合征是幼年特发性关节炎患儿死亡的主要原因，且大部分死亡患儿的死亡原因都是因为这些因素。

葡萄膜炎的结局在近年已经得到了极大的改善，但眼部并发症和失明的发生率仍然很高。5%~16% 的患儿有严重的弱视，甚至是失明，16%~26% 的患儿患有白内障，14%~24% 的患儿患有青光眼，11%~22% 的患儿患有带状角膜病变。

通过检测提示预后较差的检查指标，可明确哪些患者需要早期进行积极治疗。多关节型，类风湿因子（RF）阳性，抗环瓜氨酸酶抗体（anti-CCP）阳性，人类白细胞抗原-DR4（HLA-B27）阳性，皮下小结和早期以对称性小关节受累起病的幼年特发性关节炎预后均不良。糖皮质激素依赖型（即需要糖皮质激素控制全身症状），和在疾病治疗后 6 个月血小板计数仍大于 600 000 的全身型幼年特发性关节炎预后较差。

二、药物治疗方法

（一）非甾体消炎药

仅有 25%~33% 的幼年特发性关节炎患儿，并且主要是少关节型患儿，应用 NSAIDs 效果较好。幼年特发性关节炎患儿应用 NSAIDs 治疗时，必须用药达 4~6 周方能评估药物的疗效。NSAIDs 并不能改变疾病的病程，也不能阻止关节破坏，它们主要用来缓解疼痛、僵硬和治疗全身型的发热。尚没有发现有哪一种 NSAIDs 较另一种 NSAIDs 在治疗关节炎方面具有明确的优势。有些患儿对这种 NSAIDs 无效，可能对另一种 NSAIDs 有效。

NSAIDs 是美国食品与药品管理局批准的治疗幼年特发性关节炎的药物，目前美国市场上的 NSAIDs 包括萘普生、布洛芬、美洛昔康和托美丁钠，前 3 种有临床可应用的液体制剂。NSAIDs 每日仅需给药 1 次或 2 次，因此患儿的依从性是比较好的。而阿司匹林每日需给药 3 次，并且需监测血药浓度和阿司匹林相关的莱耶综合征（Reye's syndrome），因此在治疗幼年特发性关节炎方面，阿司匹林被其他 NSAIDs 所取代。

NSAIDs 严重的胃肠道不良反应较少见，但很多患儿会出现胃肠道症状。为了避免这些不良反应，建议吃饭时服用 NSAIDs。且可通过不断更换 NSAIDs，或者应用 H_2 阻滞药或质子泵抑制药治疗胃肠道症状。非甾体消炎药导致轻度转氨酶升高也很常见。NSAIDs 的其他不良反应包括假卟啉症，大部分与在金头发的高加索人中应用萘普生有关，对中枢神经系统的影响包括头痛和定向力障碍，特别是在应用吲哚美辛时。在儿童中对肾的不良反应不常见，但在同时应用 2 种或 2 种以上 NSAIDs 时较常见。尚未对心血管不良反应进行正式研究，但目前尚无幼年特发性关节炎应用 NSAIDs 治疗出现心血管问题的报道。

（二）糖皮质激素

由于很多不良反应，特别是对骨骼和生长的影响，减少了对幼年特发性关节炎患儿行全身性糖皮质激素治疗。并且也没有证据说全身应用糖皮质激素可改善病情。全身性应用糖皮质激素的主要指征是难以控制的发热、浆膜炎和全身型并发的巨噬细胞活化综合征。另一个用药指征是作为一种桥接疗法，等待其他药物起效。对于一些患儿，采用周期性静脉糖皮质激素冲击治疗（每个剂量为 30mg/kg，最大量为 1g/kg）取代高剂量的口服糖皮质激素治疗。但是尚没有对照研究显示哪一种疗法对患儿的不良反应更少。

研究显示，关节腔内糖皮质激素注射治疗是很有效的，但主要应用在少关节型幼年特发性关节炎患儿。但也有一些研究显示，70% 的少关节型患儿对为期至少 1 年的关节腔内注射治疗无效，40% 的少关节型患儿对为期 2 年以上的关节腔内注射治疗无效。MRI 研究显示关节腔内注射治疗可显著降低关节腔积液，而对关节软骨没有影响。也有一项研究显示，极少一部分人在较早的应用关节腔内注射治疗时，出现两下肢长短不一。关节腔内糖皮质激素注射疗法对于其他亚型的幼年特发性关节炎患儿疗效很小，特别是对于全身型患儿。

关节腔内注射不良反应较少。其中一个可见的不良反应是关节腔周围皮肤萎缩。关节腔内注射糖皮质激素后，注射少量生理盐水并加压按压注射部位可有效预防关节腔周围皮肤萎缩。尚未发现对同一关节反复进行关节腔内注射而出现关节或软骨破坏。

一些对照研究，包括一项同时注射双侧受累关节的研究，发现长效醋酸曲安奈德比较有效，并且比其他类型的关节腔内糖皮质激素注射治疗作用时间更长。小患儿和需要多部位腔内注射治疗的患儿在关节腔内注射治疗的过程中常常需要镇静。

（三）氨甲蝶呤

对于大部分幼年特发性关节炎和多关节型关节炎的患儿来说，应用氨甲蝶呤（MTX）是治疗药物计划的基础。MTX 的初始剂量是每周 $10mg/m^2$，口服或胃肠道外途径给药。如果此剂量无效，可加量至每周 $15mg/m^2$ 且胃肠道外途径给药。但更大的剂量没有额外的好处。

MTX 对各型幼年特发性关节炎的治疗效果不同，最有效的是扩展型少关节型，而效果最不明显的是全身型。对比研究证实，MTX 可减慢放射学上关节破坏的进展速度。

食物可降低 MTX 的生物利用度，因此建议空腹服用 MTX。MTX 剂量 $\geqslant 12mg/m^2$ 时应胃肠外给药，而口服并不能很好地吸收那么大剂量的 MTX。

为了减少应用 MTX 引起恶心、口腔溃疡和转氨酶活性异常的发生，服用 MTX 24h 后服用叶酸（每日 1mg）或亚叶酸，为 MTX 剂量的 25%～50%。

恶心和其他胃肠道症状是常见的不良反应。减轻这些不良反应的措施包括睡觉前服用 MTX，更换服药方式（口服和非胃肠道用药交替）和服用抑制呕吐的药物。一些患儿服用 MTX 后出现恶心、胃肠不适是由于心理作用，通过教患儿放松或自我调整，可减轻患儿的心理作用。

经验显示，幼年特发性关节炎患儿长期应用 MTX 还是相当安全的。为监测 MTX 的毒性作用，必须至少每 3 个月检查 1 次全血细胞、转氨酶和肾功能。在对幼年特发性关节炎患儿应用 MTX 的过程中，常常会出现转氨酶轻度增高，尚未发现严重病例，也没有 MTX 导致不可逆性肝纤维化的报道。因此，并不推荐常规行肝活组织检查。在儿童中发生肺毒性及严重感染极其罕见。患儿在接受 MTX 治疗的过程中应避免使用活疫苗，但推荐接种可接受的其他疫苗和季节性流感疫苗。如果情况允许的话，儿童在应用 MTX 之前应该接种水痘疫苗。在急性感染时，应暂停应用 MTX，特别是 EB 病毒（Epstein-Barr virus，EBV）感染。尚未有 MTX 引起淋巴瘤的报道，目前的数据不支持服用 MTX 的患儿比一般儿童更易患恶性肿瘤的观点。某些淋巴瘤的形成与 EB 病毒感染相关。

（四）其他改变病情的抗风湿药和免疫抑制剂

柳氮磺胺吡啶和来氟米特或许可以取代 MTX。一项对照研究显示，柳氮磺胺吡啶对少关节型和多关节型幼年特发性关节炎是有效的，疗效会持续到停药后的数年。柳氮磺胺吡啶可减慢影像学上关节破坏的进程。柳氮磺胺吡啶对少关节型的老年男性最有效，也许，这意味着它对儿童肌腱附着点炎相关的关节炎也是有效的。柳氮磺胺吡啶常见的不良反应有皮疹、胃肠道不适、白细胞减少症，这些也是常常需要停药的原因。对于全身型的患儿来说，不良反应可能会更重。一项对照研究发现，较多的患儿对 MTX 有效，但是来氟米特对治疗多关节型患儿也是有效的。

环孢素 A 可能在控制发热、减少皮质激素的剂量方面较有效，治疗全身型起病的患儿的关节炎，但可能在治疗巨噬细胞活化综合征上更有效。沙利度胺可能对治疗难治性全身型幼年特发性关节炎是有效的，无论是控制全身症状还是关节炎症状。沙利度胺除了致畸的不良反应，在临床用药中也应仔细观察是否并发了周围神经病变。

大部分关于儿童的对照研究并没有证实羟氯喹，口服浓缩大麻，青霉胺，或者硫唑嘌呤对治疗幼年特发性关节炎是有效的。没有应用米诺环素的对照研究，也没有联合应用改变病情抗风湿药物治疗（包括使用或不使用 MTX 治疗）幼年特发性关节炎的对照研究。

（五）生物制剂

抗肿瘤坏死因子抑制剂：近来研究显示这些药物对多关节型患儿是很有效的，包括 MTX 治疗失败的患儿。临床上有 3 种抗肿瘤坏死因子制剂，包括 3 种可溶性肿瘤坏死因子受体（依那西普）和 2 种抗肿瘤坏死因子抗体（鼠源性蛋白英夫利昔以及人源化蛋白阿达木单抗）。3 种制剂的试验结果显示疗效接近，但是目前依那西普是美国食品药品管理局（FDA）批准应用的唯一药物。50% 以上的患儿应用这 3 种制剂后疗效达到美国风湿病协会（ACR）制订的儿科 70（Pediatric 70 level）缓解。抗肿瘤坏死因子制剂在治疗肌腱附着点炎相关的关节炎（幼年脊柱关节病）方面也是很有效的，但在治疗全身型方面效果不明显。英夫利昔在治疗幼年特发性关节炎相关的葡萄膜炎方面较依那西普更有效。现在仍不清楚，是抗肿瘤坏死因子与 MTX 合用更有效，还是单独使用药物更有效，但先前的资料支持联合使用两种药物。抗肿瘤坏死因子制剂可能会减慢影像学关节破坏的进展，并且可能会增加骨密度。

依那西普的不良反应较轻，依那西普和阿达木单抗的主要不良反应是注射部位发炎，英夫利昔单抗的主要不良反应是与输液相关的过敏反应。为预防或减少英夫利昔过敏反应的发生，可在应用英夫利昔之前应用对乙酰氨基酚、苯海拉明，有时也应用氢化可的松。生物制剂其他较轻微的不良反应包括上呼吸道感染和头痛。然而，一些患儿会出现严重的不良反应包括神经系统病变（脱髓鞘疾病），精神症状，严重感染（特别是发生相关的水痘），皮肤脉管炎，全血细胞减少症和形成其他自身免疫性疾病。有报道在应用抗肿瘤坏死因子治疗幼年特发性关节炎的过程中并发肺结核和组织胞质菌病。儿童应用生物制剂尚无并发恶性肿瘤的报道。儿科采用成人结核筛查指南进行筛查，即在应用抗肿瘤坏死因子治疗前，行 PPD 检查。

（六）其他生物制剂

1. IL-1 受体拮抗剂

最初应用阿那白滞素（IL-1 受体拮抗剂）预期的效果是，治疗全身型和关节症状，包括对抗肿瘤坏死因子治疗无效患儿。IL-1 好像是全身型炎症反应一个主要的介质。阿那白滞素治疗多关节型患儿方面疗效不如抗肿瘤坏死因子。

2. IL-6 受体拮抗剂

IL-6 也是全身型发病中一个重要的细胞因子。一项公开研究显示,将 29 名全身型患儿分为 2 组,静脉应用抗 IL-6 受体抗体,在应用 2 个疗程后都很快明显改善了大部分患儿的病情。目前尚在研究阶段。

3. 静脉注射免疫球蛋白

两项对照研究并没有发现应用静脉注射免疫球蛋白(IVIg)可有效治疗全身型和多关节型的幼年特发性关节炎。应用静脉注射免疫球蛋白可较有效地治疗全身型的全身症状。

(七)自体干细胞移植

对长期治疗无效的全身型和多关节型幼年特发性关节炎患儿自体干细胞移植(ASCT)也是一种选择。然而,自体干细胞移植死亡率很高(15%),因此自体干细胞移植仍然只能作为幼年特发性关节炎的实验性治疗。

三、其他治疗方法

最重要的是 JIA 的药物治疗仅是治疗的一个方面。儿童风湿科医生、眼科医生、整形科医生、牙科医生、康复科医生、营养师、社会工作者、心理医生和教育顾问等均应参与到 JIA 的治疗中。

很多患儿尽管应用药物后疾病得到了控制,但仍有持续的疼痛,并且这种疼痛未得到充分的控制。患儿应当接受充分的抗疼痛治疗,如果有必要,可以使用包括麻醉剂在内的止痛治疗。同时,还应考虑到其他的疼痛治疗方法,包括物理治疗(如冷或热疗法),夹板固定,矫形器,针灸和按摩,以及各种减少动作和压力的方法等。

治疗方案的另一个重要组成部分是物理治疗。物理治疗的主要目的是保持受累关节的活动范围,提高肌肉力量,防止畸形,并纠正或最大限度地减少关节的破坏和功能丧失。使用的方法包括对活动范围、肌肉力量锻炼、夹板固定、矫形器和各种减轻疼痛的方法的指导和家庭锻炼计划。水上运动较陆地上的锻炼患儿更容易耐受,尤其是对有下肢关节炎的患儿。夹板固定用于膝关节屈曲挛缩的患儿。一部分存在持续性关节挛缩的患儿可从连续锻炼中获益。矫形器通常用于有踝关节和距关节炎或有足畸形的患儿,以帮助减少走路时的疼痛,改善步态,如用于扁平足的拱形支撑,可减少距骨的压力,防止假骨形成或足趾半脱位,两腿长短不一致的患儿可以在短的腿上使用增高鞋等。

职业治疗的作用是维持和改善正常生活功能,方法包括:手的练习,手腕、手和手指夹板,教授保护关节的方法,学习使用日常活动中的各种辅助工具。各种方法的采用取决于疾病的状态,包括辅助写字,穿衣(穿鞋),饮食工具,辅助洗浴工具,以及其他为关节炎患儿配备的家庭辅助设备等(如手杖,学步车,轮椅等帮助行动的辅助设备)。使用暖水袋或暖水瓶和洗热水澡有助于减轻晨僵。

治疗中还可能需要饮食咨询,因为一部分有明显关节炎的患儿有食欲减退和生长发育不充分,原因可能包括疾病活动,颞颌关节炎以及药物(如 NSAIDs 和 MTX)的影响等。对于使用糖皮质激素的患儿,膳食咨询也很重要,建议补充充足的钙和维生素 D,可帮助预防体重过度增加、高血压和骨质流失。

鼓励患儿活动,但应根据关节炎的程度和受累关节的情况量身定做每个患儿的活动方式。鼓励患儿设定符合自身情况的运动极限,但应避免会引起关节疼痛的活动。一般而言,活动应是低负重的,如游泳和骑自行车是首选。大多数没有身体接触的体育活动(但不包括足球、曲棍球、摔跤、拳击等)是可以耐受的。有颈部关节炎的患儿需限制如跳水或跳跃类型的活动,因为这类运动可能导致颈椎损伤。

如果有必要,应和患儿、患儿家庭以及校方讨论就学问题。通常情况下,JIA 患儿可以达到与健康学生相似的学习成绩。然而,JIA 患儿经常因疾病复发、感染、就医或其他治疗而缺课。有时患儿因为晨僵可能迟到。体育课、行走于不同教室、写作等可能会因行动迟缓而受到影响。由于视力的问题,葡萄膜炎的患儿可能需要学校做出一些调整,这些调整包括:允许使用电梯,在课间和写作方面给予患儿更多的时间，也可以提供电脑和两套书籍，以及调整体育课内容等对患儿起到帮助。在美国，有残疾人法案（504 计划）强制规定每一个孩子都有在最少的环境限制中接受教育的权利。对一些严重的病例，可以采用一个正式的个性化教育计划（IEP）。

对任何慢性疾病，尤其是需要长期使用药物治疗的患儿，往往需要心理支持。鼓励患儿和家属寻求在危险发生前的早期支持。这种支持包括考虑治疗药物带来的可能不良反应，如使用糖皮质激素后体形的变化，应用 MTX 引起的恶心，以帮助增加服药的依从性。社会工作者可以辅助由于疾病和药物花销给家庭带来的财务负担。

一个重要的问题是如何使患儿过渡到成年，包括转移患儿给成人风湿科医生，教育和职业规划。这些问题应该在患儿 18 岁以前开始讨论和做好计划。有数据显示如提前做出好的计划，在将患儿过渡到成人健康保健后，病情可控制得很好。过渡政策已为初级医疗保健组（美国儿科学会，美国家庭医师协会，儿科医师学会和美国医师协会）所接受，对成长为青年的 JIA 患者有专科的医疗支持。

患者保护团体，如幼年关节炎联盟，由关节炎基金会赞助，也可以给予 JIA 患儿相应的支持。

四、预后评估

已经建立的几个评估工具可用于 JIA 患儿的疾病评估，包括可用于临床试验和预后评估的评价方法（表 7-2）。这些评估工具涉及对 JIA 的各方面的评价，但仍缺乏有效的疾病整体活动性的评估工具。疾病活动性的评估通常包括关节活动的个数（关节肿胀或压痛的个数/因疼痛导致关节活动受限的个数），关节活动受限的个数和急性期反应物，如红细胞沉降率（ESR）和 C 反应蛋白（CRP）。但很重要的是，应注意到许多有关节活动的患儿急性期反应物是正常的。主观但有效的疾病整体活动性的评估包括医生和家长对疾病活动性的视觉模拟尺度评分。

表 7-2 JIA 治疗和预后的评估工具

评估内容	评估工具
疾病活动度	关节活动的个数，急性期反应物
总体评估	医生和患儿的视觉模拟尺度评分
功能评估	儿童健康评估问卷（CHAQ），幼年关节炎功能评估报告（JAFAR），幼年关节炎功能状态指数（JASI）
生活质量评估	儿童健康问卷（CHQ），儿童生活质量（QOL）—风湿病范畴，疼痛视觉模拟尺度评分
放射学损伤	Poznanski，Dijkstra 评分
疾病相关的不可逆的损伤	儿童关节炎损伤指数（JADI）
临床试验预后评估指标	儿科 ACR30，无疾病活动性或临床缓解的标准

已经开发的功能评估工具包括儿童健康评估问卷（CHAQ），幼年关节炎功能评估报告（JAFAR）和幼年关节炎功能状态指数（JASI）。这些工具经过验证均是可靠和敏感的，这些评估工具的内容适用于所有年龄的患儿，并且易于使用（除了 JASI，该方法适用于年龄 >8 岁的患儿，但内容较冗长）。大多数评估方法可由家长和（或）患儿自己完成。这些评估工具通过打分，可提供了一个整体的评价，并能确定特殊的功能障碍。CHAQ 已被翻译成超过 30 种语言，是最常用的功能评估工具。多项研究显示各评估工具间无显著性差异，无论在临床实践还是临床试验中均是有效的。但有几个功能评估工具有一定的局限性，尤其是在病情轻微的少关节炎患儿和有轻微功能障碍的患儿中可能会产生天花板效应。

大多数功能评估工具不能反映患儿的整体生活质量（QOL），尤其是与 JIA 相关的一般健康和心理社会方面。在 JIA 中常用的工具包括幼年关节炎生活质量问卷（JAQQ）和儿童健康问卷（CHQ）。CHQ 还可用于对不同疾病进行比较的研究中，它已被翻译成超过 30 种语言，是目前应用最广泛的功能评估工具。在美国，儿科通用的生活质量问卷和风湿病模块（PedsQL-RM）也被广泛使用。

直到最近，仅有的放射学评估工具是 Poznanski 评分，可以通过比较腕骨到第 2 掌骨长度的比值评估腕关节的损伤。荷兰专家组正在开发和验证更多的评估工具。Djkstra 综合评分是评估炎症（肿胀，骨质疏松），损伤（关节间隙变窄，囊肿，骨侵蚀）和 19 个关节或关节组的生长异常。

最近的临床试验中使用非常有效的儿科 ACR 30 评分作为 JIA 治疗有效的主要研究终点。该方法建立于 1997 年，将患儿分为治疗有效或无效两种情况。该工具被用于一些快速起效的生物制剂的撤药临床试验中，可有效定义疾病的复发，也就是在进入开发试验阶段，初始治疗有效的患儿被随机分组到继续用药组或安慰剂组。由于生物制剂的应用，风湿科医生不再仅仅关心病情的改善，而是希望达到诱导疾病缓解。在大样本的研究中，已经定义和验证了所有 JIA 亚型的临床缓解和撤药的初步标准。

疾病整体损伤评估工具——幼年关节炎损伤指数（JADI）是近期发展和经验证的一个预后评估方法。JADI 包括两个组成部分。JADI-A 用于评估最近 6 个月患儿 36 个关节或关节组出现的非关节活动性病变所致的关节挛缩、畸形和需要外科手术的关节持久性损伤。JADI-E 用于评估关节外的损伤，包括眼、皮肤、关节外的骨骼肌肉系统、内分泌系统和继发的淀粉样变。

五、总结

新的治疗方案显著提高了 JIA 的治疗疗效。事实上，有证据显示，与晚期治疗相比，对 JIA 患儿早期积极的使用 MTX 和（或）生物制剂可明显改善病情。但是，近期的研究也显示，对多数患儿无法做到长时间的停药。同时对一些 JIA 亚型也缺乏更多的循证医学的证据。需要开展治疗全身型关节炎的新药包括抗 IL-6 受体单克隆抗体，抗 IL-1，沙利度胺或其他联合治疗的对照研究。治疗类风湿关节炎的新型药物如阿巴西普和利妥昔单抗在 JIA 多关节亚型中的疗效需要进一步研究。

最首要进行的研究应是调查早期积极的治疗对 JIA 病程的影响，包括诱导缓解的治疗方法，各种联合用药的方法，如对多关节型或全身型 JIA 的糖皮质激素联合 MTX 和生物制剂的使用，以及后期减量长期维持治疗的用药方法。短期治疗的疗效需要经过长期的随访进行验证，并评价药物不良反应的影响。这些研究结果应基于循证医学的证据，并确保关节炎患儿得到最好的治疗。新的预后评估工具可以帮助我们观察长期使用改善病情风湿药 MTX 和生物制剂对病情的缓解率，放射学改善，功能改善和预防不可逆的关节和关节外损伤的影响。

第八章

系统性血管炎

血管炎是一组以血管的炎症与破坏为主要病理改变的异质性疾病。其临床表现因受累血管的类型、大小，部位及病理特点不同而不同。血管炎可以是一个单发的疾病，也可以是某一疾病的临床表现之一，如系统性红斑狼疮、类风湿关节炎、干燥综合征、肿瘤、感染。其本身可以是系统性的，引起多系统脏器的功能障碍，也可以是局限于某一器官的。鉴于血管炎的复杂性和多样性，可称之为血管炎综合征。血管炎的预后取决于受累血管的大小，数量和部位。

第一节　大动脉炎

大动脉炎是主要累及主动脉及其重要分支的慢性非特异性炎性疾病，肺动脉及冠状动脉也常受累，导致节段性动脉管腔狭窄以致闭塞，并可继发血栓形成。多发生于年轻女性，可引起病变部位血管的狭窄或闭塞，少数引起动脉扩张或动脉瘤。历史上有不同的病名描述本病，部分病名仍在某些国家或地区使用，如无脉病、主动脉弓综合征、非特异性主动脉炎、高安病等。

最早类似于本病的记录分别见于 Morgagni（1761）、Davy（1839）和 Savoury（1856）。1908 年在一次眼科学术会议中，一位名为 Takayasu 的日本眼科医师报告了一年轻女性患者视网膜中特殊的动静脉吻合，另两位眼科医师 Oonishi 和 Kagoshima 在此会议上也分别报告了视网膜血管病变和桡动脉缺失的关系。1951 年 Shimizu 和 Sano 首次详细描述此临床病症并命名为"无脉病"，1954 年 Cacamise 和 Okuda 将此类病症命名为高安病。我国学者黄宛、刘力生于 1962 年也曾提出缩窄性大动脉炎概念。目前统称为大动脉炎。

本病多发生于年轻女性，男女发病比例约为 1 ∶ 4，发病年龄为 5 ~ 45 岁（平均 22 岁），30 岁以内发病约占 90%。目前尚无准确的有关本病发病率和患病率的统计，世界各地由于地域不同发病率也有差异，瑞典报道每年为 0.12/10 万人，科威特为 0.22/10 万人，美国报道为 0.26/10 万人，而在日本等亚洲国家可能更高。大样本报道主要来自日本、中国、印度和墨西哥等国家，因此一般认为本病在日本、中国等亚洲国家和南美地区较为常见，但近年来也有来自美国、欧洲及非洲发病的报道。

一、病因与发病机制

本病病因未明。虽然有较多本病与各种感染如螺旋体、分枝杆菌、细菌和病毒等的报道，但目前尚无充分证据表明这些病原体感染与本病发病有直接的关系。本病偶尔与幼年慢性关节炎、成人 Still 病、系统性红斑狼疮、炎性肠病等相伴发，提示大动脉炎为一自身免疫性疾病；本病中发现的各种自身抗体如抗内皮细胞抗体也支持本病是一自身免疫性疾病，但这些自身抗体在发病机制中的确切作用机制并不明确。有报道认为，在亚洲人群中本病与 HLA-Bw$_{52}$、HLA-DR$_2$ 相关，但在其他人群并未证实。而近年来对大动脉炎发病机制的研究主要集中在细胞因子致病机制及免疫学异常两个方面。

首先，细胞分子生物学研究已经证实，白细胞及其分泌的炎性因子以及白细胞和血管内皮细胞的相互作用可能在炎症反应和组织破坏的过程中起到了重要作用。大动脉炎最早的病理变化就是细胞浸润，主要为 T 淋巴细胞（γδT 细胞、细胞毒 T 细胞、辅助 T 细胞为主），其他也包括树突状细胞、单核细胞及中性粒细胞等，这些炎症细胞首先侵入血管外膜，同时分泌大量的炎症细胞因子和黏附分子。Seko 等通过研究 4 例大动脉炎的主动脉组织发现所有患者都有 IL-6 的高表达及 IL-1 中至低等程度的表达。Noris 等近期进行了更大规模的研究发现，大动脉炎患者在疾病活动期血清 IL-6 水平明显高于正常人群。故目前认为，不论是在受累局部组织浸润的炎症细胞，还是循环中的炎症细胞，都能通过释放 IL-6 激活异常免疫反应。同时他们还更加强调了循环 IL-6 水平与疾病活动度密切相关。而同批患者血循环中均未能测到 IL-1，推测其在组织局部作用更加重要。IL-1 可激活血管内皮细胞产生多种细胞因子及黏附分子，从而促进炎细胞与内皮细胞的相互作用，最终导致组织损害。另外，研究还发现 RANTES 在大动脉炎的发病机制中也占有重要地位。最早认为它是由正常 T 淋巴细胞表达分泌的细胞活化调节因子，目前研究认为，其不仅由 T 细胞、巨噬细胞分泌，血管内皮细胞也有合成分泌该细胞因子的作用，与 IL-6 类似，也有研究证实其血清水平与大动脉炎疾病活动性是相关的。

其次，大动脉炎作为有免疫异常机制参与的血管炎性疾病，目前对其可能存在的免疫学异常也进行了更深入的研究。1964 年就有学者报道了抗主动脉抗体可能与本病相关，但以后的研究未能得到进一步证实。1996 年 Eich-horn 等通过 3 种不同的免疫学方法证实了在 19 例大动脉炎患者中 18 例存在特异性抗内皮细胞抗体（AECA），其在患者血清中的滴度高于正常人 20 倍。有学者认为它可能通过激活补体系统导致细胞毒作用而造成组织损害，但是该抗原是否具有致病性及其致病机制尚待进一步阐明。

总之，大动脉炎作为自身免疫性疾病，细胞毒 T 细胞可能发挥了重要的作用。尽管在该病中触发免疫反应的抗原目前还不清楚，局部浸润的 T 细胞可能通过识别经 HLA 处理及呈递的自身抗原而诱发了自身免疫反应。细胞化学因子及炎性因子在导致组织损害、扩大炎症反应及自身免疫反应中也发挥了重要作用。

二、病理

本病可累及主动脉各个阶段及其主要分支如颈动脉、锁骨下动脉、肾动脉、脾动脉、肠系膜上动脉、肠系膜下动脉、髂动脉、肝动脉、冠状动脉等。80% 以上患者病变累及 2 条或 2 条以上血管。主动脉受累时其病变常呈斑片状，病变间有正常血管；主动脉瓣常常受累，尸检发现近 1/3 的患者有主动脉瓣膜的变形和主动脉瓣环的增宽。主动脉分支入口处病变较重，管腔有不同程度的狭窄并常有血栓形成。约一半患者有肺动脉累及，但几乎均合并有主动脉及其分支受累。

病变血管早期表现为血管外膜和外层的肉芽肿性炎症，逐渐发展至血管全层。可见淋巴细胞、浆细胞、巨噬细胞、组织细胞等浸润，使内外弹力层等正常血管结构破坏，最终使内膜增厚、纤维组织增生，并常常导致血栓形成。由于动脉壁弹力纤维和肌纤维被破坏，在局部血流动力学的影响下病变处可形成动脉扩张或动脉瘤，常见于胸、腹主动脉和右侧头臂动脉。

三、临床表现

本病多发生于 10～30 岁的年轻女性，男女发病比例约为 1：4。临床表现主要包括系统症状和血管狭窄或闭塞后导致的组织或器官缺血两组症状。

（一）系统症状

部分患者在出现组织或器官缺血症状前数周至数月有较为明显的炎性症状或系统症状，如乏力、发热、食欲缺乏、体重下降、盗汗和月经不调等，绝大多数患者在出现缺血症状前并无明显的系统症状。在出现缺血症状后出现明显的系统炎性表现提示病情活动。部分患者有皮肤、关节症状，如皮肤结节红斑、血管神经性水肿、对称性关节肿痛等。

一半或一半以上的患者可发生高血压，是本病重要临床表现之一，尤其是舒张压升高明显。其机制可能是胸降主动脉严重狭窄，使心排出血液大部分流向上肢而引起阶段性高血压；肾动脉狭窄引起的肾血管性高血压；主动脉瓣关闭不全所致的收缩期高血压。在单纯肾血管性高血压中，其下肢收缩压较上肢高 20～40mmHg（2.7～5.3kPa），而单纯降主动脉狭窄则上肢血压高，下肢血压低或测不出；若上述病变同时存在时，则上、下肢血压水平相差更大。高血压可引起左心室肥厚或扩张，导致心力衰竭。血管杂音为另一常见体征，杂音部位有助于判断主动脉狭窄的范围及部位。约 1/4 患者于背部脊柱两侧或胸骨旁可闻及收缩期血管杂音，约 80% 患者于上腹部可闻及 2 级以上高调的收缩期血管杂音。合并主动脉瓣关闭不全者，可于主动脉瓣区闻及舒张期杂音。

（二）组织或器官缺血症状

大动脉炎根据累及血管的不同，组织或器官的缺血症状不同，临床上可分 5 种类型：头臂动脉型（主动脉弓综合征）、胸—腹主动脉型、主—肾动脉型、混合型和肺动脉型。

1. 头臂动脉型（主动脉弓综合征）

颈动脉和椎动脉的狭窄和闭塞，可引起脑缺血症状。表现为头昏、眩晕、头痛、记忆力减退、单侧或双侧视力减退、视野缺失甚至失明。严重脑缺血者可反复晕厥、抽搐、失语、偏瘫或昏迷。上肢缺血可出现单侧或双侧上肢无力、发凉、酸痛、麻木甚至肌肉萎缩。少数可有锁骨下动脉窃血综合征，由于一侧锁骨下动脉或无名动脉狭窄 50% 以上或堵塞同侧椎动脉的压力降低 1.33kPa（10mmHg）以上，使对侧椎动脉的血液反流到狭窄侧的椎动脉和锁骨下动脉，当患侧上肢活动时，其血流可增加 50% ~ 100%，于狭窄部位的远端引起虹吸现象，从而加重脑缺血，产生一过性头晕或晕厥。部分患者可因局部缺血产生鼻中隔穿孔、上腭和外耳溃疡、牙齿脱落和面肌萎缩等。查体为患侧颈动脉、桡动脉、肱动脉搏动减弱或消失，血压降低或测不出（无脉征）。约半数患者于颈部或锁骨上部可听到 Ⅱ 级以上的收缩期血管杂音，少数伴有震颤。

2. 胸—腹主动脉型

病变位于胸、腹主动脉及其分支，尤其是腹主动脉和两侧髂总动脉；可出现下肢发凉、麻木、无力和间歇性跛行等症状。查体可在腹部或背部闻及收缩期血管杂音，下肢脉搏减弱或消失，血压降低。上肢血压可升高。可有肠功能紊乱，甚至肠梗阻。

3. 主—肾动脉型

由于下肢缺血，出现无力、发凉、酸痛、易疲劳和间歇性跛行等症状。高血压常见，可由于主动脉受累或肾动脉受累后活化血管紧张素系统所致，伴有高血压者可有头痛、头晕、心悸。少数患者病变累及冠状动脉可发生心绞痛或心肌梗死。并发肺动脉狭窄者可有心慌、气短。

肾脏受累最常见的临床表现是由动脉缺血或激活肾素—血管紧张素所导致的，肾血管性高血压最为突出。个别病例也有发生原发性肾小球疾病的报道，如 IgA 肾病、膜增殖性肾小球肾炎、新月体肾炎等。也有报道由于继发淀粉样变而导致肾病综合征样大量蛋白尿的病例。

4. 混合型（广泛型）

具有上述 3 种类型中两种以上的临床表现，多数患者病情较严重。

5. 肺动脉型

约一半患者有肺动脉病变，本型常与主动脉炎合并受累，目前也有个案报道单纯肺动脉受累的病例。临床可有心悸、气短，但症状多较轻。累及一侧肺动脉者甚至可出现肺部空洞、斑片阴影等，不易与感染性疾病鉴别，往往通过肺动脉造影及活检才能确定诊断。晚期可出现肺动脉高压，肺动脉瓣区可闻及收缩期杂音和肺动脉第二音亢进。

四、辅助检查

1. 实验室检查

实验室检查常无特异性。患者可有轻度的白细胞升高和慢性病所致的贫血，大多数患者有红细胞沉降率增快，部分患者有血白蛋白降低和 γ 球蛋白升高；红细胞沉降率及 C 反应蛋白升高是本病活动的重要指标。血清抗内皮细胞抗体或抗主动脉抗体有一定临床意义。

2. 超声检查

超声检查作为一项无创伤性检查手段已经越来越受到重视。彩色 Doppler 超声可通过探测血流信号等判断血管狭窄程度，此外，它还能测量血管壁厚度及血管内膜可探查主动脉及其主要分支的狭窄或堵塞，如颈动脉、锁骨下动脉、肾动脉、髂动脉等，远端血管不能探及；同时能区别血管壁的增厚或管腔内血栓。大动脉炎所造成的动脉管壁呈向心性均匀增厚，不同于动脉粥样硬化所造成的斑块样改变，可通过超声检查鉴别。

超声检查目前主要应用于颈部及四肢血管，由于其对介质的要求必须是实质脏器，故胸主动脉甚至肥胖患者的腹腔动脉等位于机体较深部位的血管情况，则不易准确探查到。近年出现的经食管超声技术及经血管内超声技术部分解决了这一问题，目前这些技术正在进一步发展成熟中。

3. 胸部 X 线片

提示大动脉炎的改变有主动脉弓影增宽、降主动脉影不规则；肺动脉改变和心影增大等。

4. 磁共振（MRI）和计算机断层（CT）

CT 及 MRI 是近年越来越多的应用于本病的诊断手段之一，除可发现血管病变处的炎症性改变外，尚可发现主动脉管壁增厚、管腔扩张及管腔内血栓形成；螺旋 CT 对主动脉和肺动脉处病变的检查有一定意义。MRI 检查还可通过不同的空间方位如冠状面、矢状面等检查明确血管病变程度及范围，甚至可以作为长期随诊判断血管病变进展与否的手段之一。

5. 血管造影术

1990 年 ACR 的疾病分类标准就将血管造影异常作为该病诊断依据之一。造影可见阶段分布的、均匀的向心性狭窄或堵塞，主动脉分支或肺动脉血管病变常位于分支开口处。此外尚可见到囊状或梭状动脉瘤。

与临床分型类似，有学者提出根据血管造影异常所提示的受累血管部位不同可分为 4 型。Ⅰ型：病变主要位于主动脉弓及其分支；Ⅱ型：胸主动脉降段及腹主动脉及其分支受累；Ⅲ型：为前二者的混合型；Ⅳ型：有肺动脉受累者。其中Ⅲ型为最常见之类型，占所有病例的 70% 左右。

6. 眼底检查

约 10% 患者眼底出现本病的特异性改变，本病的眼底病变分为 3 期：第一期（血管扩张期）为视盘发红，动静脉扩张、瘀血，静脉管腔不均，毛细血管新生，小出血，小血管瘤，虹膜玻璃体正常；第二期（吻合期）为瞳孔散大，对光反射消失，虹膜萎缩，视网膜动静脉吻合形成，周边血管消失；第三期（并发症期）表现为白内障、视网膜出血和脱离等。

7. 大动脉活检

由于本病呈节段性改变，病变分布不均匀，活检阳性率约 1/3，故活检阴性不能否定诊断。同时活组织检查具有一定风险和痛苦，标本来源困难，实用价值不大。病理为肉芽肿性改变。

五、诊断

可依据美国风湿病学会（ACR）诊断（分类）标准。①发病年龄≤40 岁：40 岁前出现与大动脉炎相关的症状或体征。②肢体缺血：活动时 1 个或多个肢体尤其是上肢出现逐渐加重的无力或肌肉不适。③肱动脉脉搏减弱：一侧或双侧肱动脉脉搏减弱。④血压差 >10mmHg：上肢间收缩压相差 >10mmHg。⑤锁骨下动脉或主动脉区杂音：一侧或双侧锁骨下动脉或腹主动脉区可闻及血管杂音。⑥血管造影异常：主动脉及其分支或上下肢大血管局灶或节段性狭窄或闭塞，除外动脉硬化、动脉纤维肌肉发育不良等病因。符合其中 3 项或 3 项以上者可诊断为大动脉炎。其诊断的敏感度为 90.5%，特异度为 97.8%。

了解并注意高度怀疑本病的症状和体征是正确诊断本病的关键。通过病史和查体可发现大血管缺血的证据，如晕厥、卒中、视力障碍、心肌梗死、上肢无力、脉弱或无脉、缺血性肠绞痛、间歇性跛行以及上肢血压不对称、高血压、多部位血管杂音等。此外，应注意非特异性炎症的表现如发热、乏力、体重下降等。年轻患者，尤其是女性，在出现下述症状时应高度怀疑本病。①大血管缺血病变证据：如晕厥、卒中、视力障碍、心肌梗死、上肢无力、脉弱或无脉、缺血性肠绞痛、间歇性跛行、上肢血压不对称、多部位血管杂音等。②在本年龄组出现顽固性高血压的症状和体征。③非特异性炎症的表现如长期发热、乏力、体重下降等。

疾病活动程度判断目前虽无统一标准，但对于选择不同治疗方案及判断疗效非常重要。Kerrs 等研究提出以下疾病活动指标：①血管缺血或炎症的症状体征（例如血管性疼痛、间歇性跛行、无脉、血管杂音等）。②红细胞沉降率增快。③血管造影异常。④出现发热、肌肉关节疼痛等系统炎症反应，不能用其他原因解释。以上 4 项至少 2 项为新发或加重时考虑疾病活动。同时提出疾病的缓解指标为：临床症状完全缓解或稳定；血管病变长期无进展。近年研究发现某些细胞因子如前述的 IL-6、RANTES 等血清浓度可能与疾病活动度相关，但尚须进一步临床验证。

六、鉴别诊断

主要与其他可累及大血管的血管炎、结缔组织病，以及与一些血管病相鉴别。

（一）与可累及大血管的血管炎、结缔组织病等鉴别

1. 巨细胞动脉炎

临床症状和体征类似于大动脉炎的头臂动脉型，但巨细胞动脉炎常见于老年男性，经常合并有风湿多肌痛。颞动脉活检可以确诊。

2. 贝赫切特综合征

可有主动脉瓣及其瓣环的病变，以及其他大血管的病变；但贝赫切特综合征常有口腔溃疡、外阴溃疡、虹膜葡萄膜炎、下肢结节红斑、针刺反应等，且常有静脉病变如血栓等。

3. Cogan's 综合征

有主动脉炎者并不少见，但本病起病常表现为眼、耳病变，如间质层角膜炎、听力下降、前庭功能障碍等。

4. 强直性脊柱炎

年轻男性多见，可有主动脉瓣及其瓣环的病变；但强直性脊柱炎常有腰背痛、足跟痛等表现，HLA-B27（+），骶髂关节影像学检查有助鉴别。

5. 其他

系统性红斑狼疮、克罗恩病等均可累及大动脉，典型病例鉴别并无困难。

（二）与累及大血管的血管病相鉴别

1. 先天性主动脉缩窄

多见于儿童和青年男性，血管杂音位置较高，限于心前区及背部，无非特异性炎症表现，胸主动脉造影可见特定部位狭窄，病理无炎性改变。

2. 动脉纤维肌肉发育不良

病变分布与大动脉炎相似，累及主动脉及其各主要动脉分支，无非特异性炎症表现，很少出现血管完全闭塞，造影呈典型"串珠样"改变，病理检查血管壁中层发育不良。

3. 先天性主动脉发育不良

病变位于肾动脉起源以下的主动脉，主要位于主动脉分叉上方，累及髂、股动脉，下肢症状严重，少见高血压。

4. 动脉粥样病变

可引起肢体动脉狭窄或闭塞，但常见于中老年人，并有动脉硬化的其他临床表现，血管造影有助于鉴别。

5. 其他

梅毒、风湿热均可引起主动脉炎或主动脉病变，临床应加以鉴别。

七、治疗

大动脉炎的治疗原则是：在急性炎症期给予早期和有效的治疗以抑制炎症反应，避免组织和器官的明显损伤；随后，进入长期和较温和的维持期治疗以避免疾病的复发。同时，对于重要器官狭窄或闭塞给予手术等相关治疗。

大动脉炎目前治疗方法包括药物治疗［激素和（或）免疫抑制药］、外科手术以及介入治疗。选择何种治疗取决于血管狭窄所致患者缺血程度和疾病活动程度，处于疾病活动期的患者首先要进行免疫治疗，再决定是否手术。

（一）急性炎症期的治疗

1. 糖皮质激素和免疫抑制药

联合使用糖皮质激素和免疫抑制药是大动脉炎急性期的主要治疗方案。但有相当多的患者其全身的炎症反应并不明显，ESR 和 C 反应蛋白均正常。对这类患者的初始治疗也可给予一个疗程的类似于急性炎症期的治疗。

糖皮质激素是大动脉炎的首选用药，大多数患者对激素治疗反应良好。起始用量一般为泼尼松 50 ~ 60mg/d，至患者的全身炎症反应基本缓解后逐渐减量；对全身炎症反应不明显的患者，起始用量一般为泼尼松 40 ~ 50mg/d，维持 4 周左右后逐渐减量。激素减量方法一般为：患者每日泼尼松用量在 30mg 以上者可每周减量 5mg，患者每日泼尼松用量在 30mg 以下者可每周或每 2 周减量 2.5mg；减至泼尼松 5 ~ 10mg/d时维持 1 ~ 2 年以上。

应用免疫抑制药不仅有利于控制病情，而且可减低长期应用激素的不良反应，已经越来越受到人们的关注。目前用于本病治疗的免疫抑制药有环磷酰胺、硫唑嘌呤、氨甲蝶呤或环孢素等。环磷酰胺用法一般首选连续或隔日用药。方法为每日口服环磷酰胺 100mg，或隔日静脉用环磷酰胺 200mg。也有部分医疗中心采用环磷酰胺的每月冲击疗法，一般为每月静脉给予环磷酰胺 1 000mg。但是，不少文献报道环磷酰胺冲击疗法治疗血管炎的疗效不如连续或隔日给药的方法。环磷酰胺一般使用 3 ~ 4 个月以上时间或使用至激素减至维持量，此时进入维持期的治疗，换用较温和的免疫抑制药。对于一些炎症反应较轻或不明显，累及的血管部位相对不重要的患者除泼尼松的起始用量较小（30 ~ 40mg/d）外，也可用相对较温和的免疫抑制药代替环磷酰胺。可选用的免疫抑制药有硫唑嘌呤 100mg/d，氨甲蝶呤 10 ~ 20mg/周或环孢素 5mg/（kg·d）［1 ~ 2mg/（kg·d）维持］等。近来也有人提出霉酚酸酯对抑制大动脉炎时淋巴细胞所介导的血管损害具有独到的作用，可应用于病情活动或不能耐受其他免疫抑制药治疗的患者，常规用量为 1.5g/d，分 2 次服，病情稳定 3 ~ 6 个月后可酌情减量，总疗程 1 ~ 2 年。

2. 急性炎症期的其他代替疗法

大动脉炎由于动脉缺血且容易出现并发症，在控制炎症发展基础上，还可辅以抗血小板聚集药物及降低血液黏滞度的药物，如肠溶阿司匹林、右旋糖酐-40 等。最近一些学者认为血管扩张剂只能提高正常血管的血流量，对已狭窄的血管扩张作用微弱，甚至反而加重远端缺血，故目前不主张应用。

3. 辅助或强化治疗

辅助或强化治疗一般用于发病急并且全身炎症反应非常明显，或累及到供应重要器官的血管如中枢神经系统、眼、肺等，也有少数患者病情顽固，常规治疗疾病持续不缓解或药物减量后反复发作，这类患者在大动脉炎中并不常见。常用的辅助或强化治疗有以下几种方法。①甲泼尼龙冲击治疗：一般用甲泼尼龙 1 000mg/d 连续静脉给药 3d，然后换用口服泼尼松 50 ~ 60mg/d。②联合免疫抑制药治疗：联合应用两种免疫抑制药，如环磷酰胺加氨甲蝶呤，需要注意二者不良反应可能叠加，故应密切观察血常规、肝功能等变化。③大剂量静脉用免疫球蛋白和血浆置换：对于起病急并且炎症反应重的患者有一定的疗效，但其费用较为昂贵。

不同国家的学者在治疗方案的选择上也略有差异。日本学者主张单用激素长期维持治疗，而美国国立卫生院（NIH）在一组对 60 例患者的研究中，平均追随 5.3 年，结果显示 20% 患者病情趋于自限，从未接受激素和（或）免疫抑制药治疗而病情持续稳定无进展；其余患者均接受激素治疗［1mg/（kg·d）1 ~ 3 个月后逐渐减量］，其中 60% 患者获缓解，但近半数在激素减量及停药后很快复发，这些患者连同那些激素无效的患者又同时加用免疫抑制药治疗［CTX 1mg/（kg·d），或 MTX 每周 0.3mg/kg］，40% 病情获得控制。在接受治疗的所有患者中，有 23% 病情始终不缓解。

（二）维持期的治疗

一旦病情得到缓解，炎症指标得到控制即可进入维持期的治疗，通常疗程在 2 ~ 3 年或更长的时间。

缓解期的治疗主要是防止疾病的复发，其治疗方案、药物用量和治疗时间视个体差异而不同。常用于缓解期治疗的免疫抑制药有以下几种。

（1）硫唑嘌呤和氨甲蝶呤：硫唑嘌呤一般用 50 ~ 100mg/d，氨甲蝶呤一般每周用 10 ~ 15mg。

（2）环孢素：一般用小剂量即可，常用于维持期治疗的用量为 1 ~ 2mg/（kg·d）。

（3）霉酚酸酯：可用小剂量维持治疗，0.5 ~ 1.0g/d，分 2 次服。

（三）外科治疗

管腔狭窄甚至闭塞，产生严重脑、肾、上下肢等不同部位缺血而影响功能的患者，以及有严重顽固性高血压药物治疗无效者，应手术治疗。一般应在病变稳定后半年至 1 年、脏器功能尚未消失时手术。手术方式包括血管重建术、血管旁路移植术、经皮管腔内血管成形术（PTA）、支架置入术等。对单侧或双侧肾动脉狭窄所致的高血压可行血管重建术或安置血管支架，也可行肾脏自身移植术。对患侧肾脏明显萎缩，肾功能严重受损或肾动脉分支病变广泛者可行肾切除术。

（四）其他治疗

早期的轻度高血压或不宜手术治疗的高血压可用降压药物治疗，但本病对一般降压药物反应较差。对双侧肾动脉狭窄或单功能肾或治疗前有肾功能不全的患者应避免使用血管转换酶抑制药和大剂量利尿药，以免进一步损害肾功能。此外，大动脉炎患者应长期使用抗血小板聚集药物，如阿司匹林 50 ~ 100mg/d，以防止血栓形成。

八、预后

本病为慢性进行性血管病变，疾病具有一定间歇性进展和缓解的倾向。国外报道 5 年生存率83% ~ 94% 不等。早期的炎性指标和系统症状往往在发病几年后逐渐被血管缺血的症状所替代。个别患者可自行缓解，多数患者疾病处于长期慢性进展中，但是早期诊断、免疫抑制药的使用和积极的外科治疗可使预后明显改善。日本的一组 1 000 例患者长期随访的结果显示仅有 25% 的患者出现明显的并发症。心脏的并发症包括充血性心功能不全和缺血性心脏病，为主要的致死原因。

第二节　巨细胞动脉炎及风湿性多肌痛

巨细胞动脉炎（GCA）是一种以侵犯颅动脉为主的原因不明的系统性血管炎综合征。现已知主要累及从主动脉弓发出的动脉分支，也可累及其他中等大小的动脉。血管炎症部位可形成肉芽肿，含数量不等的巨细胞，故又称肉芽肿性动脉炎，病变常呈节段性分布，临床表现可因受累血管部位不同而表现复杂，典型者呈颞部头痛，头皮及颞动脉触痛，间歇性下颌运动障碍，因而 GCA 又称颞动脉炎（TA），因可累及颅内动脉又称颅动脉炎。部分 GCA 患者可伴发风湿性多肌痛（PMR），后者是一种以四肢及躯干近端肌肉疼痛为特点的临床综合征，对小剂量激素治疗反应敏感。常表现为颈、肩胛带及骨盆带肌中 2 个或 2 个以上部位的疼痛和发僵，持续 30min 或更长时间，不少于 1 个月时间，同时伴有红细胞沉降率增快。诊断须除外类风湿关节炎、慢性感染、肌炎以及恶性肿瘤等疾病。GCA 与 PMR 两者关系密切，发病年龄均多在 50 岁以上，女性多于男性。

GCA 和 PMR 主要影响老年人，发病高峰年龄为 60 ~ 80 岁，对于 <50 岁的患者做出 PMR 诊断时应慎重。GCA 和 PMR 的发病率随年龄的增长而成倍增加，在美国，50 ~ 59 岁年龄段的 GCA 发病率为 2.1/10 万人，70 岁以上为 49/10 万人，其他国家有类似报道。GCA 与 PMR 近年来发病呈上升趋势，除考虑与人口老龄化有关外，还与对这类疾病的认识不断提高有关。

一、病因与发病机制

GCA 以及 PMR 的具体病因尚不清楚，虽然两者的发病与年龄、地域分布以及人种相关，但年龄因素、环境因素和遗传因素在发病机制中的具体作用却不甚清楚。PMR 和 GCA 有家庭聚集现象。欧美白人发病率明显高于黑人，而且北欧与美国的白人之间存在相同的种族背景。HLA-DR$_4$ 在 GCA 的出现频率较正常对照人群高出 2 倍，因此 HLA-DR$_4$ 可能是主要的遗传因素。进一步试验发现 HLA-DR$_4$ 的等位基因 HLA-DRB$_1$ 与 GCA 的关系最为密切，其基因多态性主要位于第 2 高变区。有学者认为细小病毒 B$_{19}$ 和肺炎衣原体与 GCA 的发病有关，但确切结果尚须进一步研究证实。

体液免疫和细胞免疫都参与 GCA 的发病，其病理特点是影响大动脉为主，伴有各种细胞因子生成的慢性炎症过程。GCA 和 PMR 受累组织存在的特异细胞因子影响疾病的临床表现，二者的细胞因子构成特点有所不同。在 GCA 中，受累的颞动脉存在 T 淋巴细胞产生的 IFN-γ 和 IL-2，巨噬细胞产生的 IL-1β、IL-6 以及转移生长因子（TGF-β）。IL-6 水平在 GCA 和 PMR 中都有升高，且其水平与病情活动度相关，GCA 中 IFN-γ 则是病变关键的细胞因子，与巨细胞形成、内膜增厚、组织缺血以及新生血管形成有关。在 GCA 和 PMR 中 TNF-α 水平未见升高。在 PMR 中，颞动脉可检出 TGF-β、IL-1 以及 IL-2 的转录子，但无 IFN-γ 转录子。

颞动脉高表达 IFN-γ 的 GCA 患者常具有典型的多核巨细胞（MGCs）。与巨噬细胞不同，MGCs 除有吞噬功能外还具有重要的分泌功能。MGCs 分泌血小板 PDGF，后者能刺激血管内膜增生。MGCs 还分泌血管内皮生长因子（VEGF），是动脉血管壁形成新生血管的关键介质。向心性的同轴的血管内膜增生是 GCA 重要的潜在病理损伤机制。研究者认为血管内膜增生是血管壁对损伤做出反应的结果，同时也是一种修复机制，其中 PDGF 是一种重要的动脉内膜增生刺激因子。PDGF 来自巨细胞和巨噬细胞，它使 GCA 有别于其他血管病变。

在 GCA 中，几乎所有的损伤都和效应巨噬细胞有关，巨噬细胞通过对分泌 IFN-γ 的 T 淋巴细胞的调节，进行与以往不同的分化途径，并获得一系列潜在的损伤能力。在 GCA 中，巨噬细胞能分泌促炎症细胞因子加重炎症。此外，位于血管中膜的巨噬细胞通过脂质过氧化物酶的作用发挥氧化破坏作用，攻击血管的平滑肌细胞及其基质成分；这些巨噬细胞还提供活性氧中间体，与氮中间体共同引起内皮细胞蛋白的消化作用；中膜的巨噬细胞还产生氧自由基以及金属蛋白酶，导致中膜弹性层的裂解。动脉中层的巨噬细胞除释放组织破坏酶，还通过分泌细胞因子（如血小板生长因子 PDGF、血管内皮细胞生长因子 VEGF）介导组织修复，导致内膜增生，从而发生血管阻塞，血流受阻。炎症也是影响内皮细胞、引起新生血管形成的重要因素，这一炎症过程主要发生在内膜与中膜的交界处以及血管外膜层。因此动脉内膜及中膜是 GCA 主要的损伤部位。

细胞黏附分子也影响 GCA 的发病机制，而且内皮细胞也在其中起重要作用。GCA 患者血清中的可溶性内皮细胞白细胞黏附分子（ELAM-1）水平升高，在颞动脉的活检标本上还测到其他的黏附分子，提示黏附分子参与白细胞向血管受损处迁徙以及细胞间的相互作用过程，而这些过程参与肉芽肿的形成。黏附分子在新生血管的表达远大于血管的其他部位。最近，Cid 采用免疫组化分析显示，不同的黏附分子可能调节颞动脉不同层次间的白细胞以及内皮细胞间的相互作用。而 PMR 患者的血清 E-选择素水平增高。

在 GCA 和 PMR，部分受累的颞动脉血管内弹性膜的细胞内或连接处发现有免疫球蛋白和补体的沉积，这一发现提示血液中有针对动脉血管壁的抗体或免疫复合物存在。GCA 和 PMR 患者血清中的循环免疫复合物水平在疾病活动期升高，其浓度与 ESR 和 γ-球蛋白水平呈正相关，在病情缓解后下降。GCA 的肉芽肿形成的病理特征更多地提示细胞免疫在 GCA 发病机制中的作用。

二、病理

在 GCA，血管炎最常见于主动脉弓分支血管，但偶尔也可累及全身任何动脉以及一些静脉。受累血管常呈节段性分布或片状分布，也可累及较长血管。取自 GCA 活动期的血管标本显示，严重受累的血管多见于颞浅动脉、椎动脉以及眼动脉和睫后动脉，其次为颅内动脉、颅外动脉以及视网膜中央动脉。另有尸检资料显示，主动脉近端以及远端、颈内及颈外动脉、锁骨下动脉、肱动脉以及腹部动脉受累也较常见，但颅内动脉受累少见。在一些病例，即使症状已经缓解，动脉活检仍有持续的、弱的慢性炎症存在。在大体病理上，GCA 容易形成主动脉的动脉瘤、夹层和狭窄，主动脉的主要分支也容易形成狭窄。有关继发于 GCA 的冠状动脉和主动脉弓的各种病变的个案并不少见。与胸主动脉一样，腹主动脉也可受累，出现动脉瘤以及相关的症状，可出现肠梗死。GCA 还可以影响上肢和下肢的主要供血血管，出现间歇性跛行。在 GCA 累及大血管时，损害难以与大动脉炎相区别。

在疾病早期或受损较轻微的病例，可见淋巴细胞的聚集，局限于内外弹力层或外膜，通常可见内膜增厚并伴有明显细胞浸润。病变严重时血管全层皆可受累。坏死的动脉血管壁（包括弹力层）以及肉芽肿可见含有吞噬细胞碎片和异物的多核巨细胞、组织细胞、以辅助 T 细胞为主的淋巴细胞以及部分浆细胞和成纤维细胞。嗜酸性粒细胞也可出现，但中性粒细胞少见。炎症活动部位可有血栓形成，以后这些部位可以再通。炎症在中膜弹力层与内膜连接处最为明显，可见弹性纤维的破碎与裂解，这与局部聚集的巨细胞密切相关。坏死的血管处少见纤维素样坏死。巨细胞并非见于全段血管，因此在具备其他诊断条件时，即使未见巨细胞仍可作出 GCA 诊断。通过增加血管炎的病理检查范围，可以提高巨细胞的检出率。血管炎慢性期细胞浸润消失，内膜纤维增生，内膜增厚。

除上述血管炎的表现外，GCA 的系统表现与炎症过程以及细胞因子的作用有关，终末器官的受累与相应的血管闭塞有关。

然而 PMR 除了可能出现的血管炎，很少有病理学发现，偶有肉芽肿性心肌炎和肝炎的报道。PMR 肌活检多无异常发现或仅有非特异性的 II 型肌纤维萎缩。部分 PMR 患者可有膝关节、胸锁关节、肩关节以及骶髂关节存在淋巴细胞为主的滑膜炎。多数滑膜炎为亚临床型，X 线检查无异常，但磁共振可见关节滑膜炎，核素检查提示部分 PMR 患者的骨对锝盐的摄入量增加。

三、临床表现

GCA 是一种显著的异质性、系统性炎性疾病。临床表现多样，从不明原因的发热、间歇性跛行到失明。GCA 早期的描述强调眼动脉和颈外动脉分支受累导致的临床表现，但 GCA 本身几乎可累及全身动脉。因此可以根据受累动脉的供血范围来分析各种临床表现。GCA 和 PMR 可以是单一疾病谱的两个部分，可以 PMR 起病，发展严重时即成为 GCA。GCA 和 PMR 具有相同的基本症状，如乏力、体重下降、发热等。大约 50% 的 GCA 患者具有 PMR 的临床特点，如近端骨关节肌肉的晨僵、酸痛以及疼痛。

（一）全身症状

患者常诉不适、乏力、发热、食欲缺乏、体重下降。发热一般为低热，体温偶可达 40℃，部分患者可以有盗汗。GCA 的不明原因发热较 PMR 常见。对于高龄患者出现显著的食欲缺乏以及体重下降还应注意除外肿瘤。

（二）与颈外动脉分支的血管炎相关的症状

头痛以及头皮触痛是 GCA 最常见的症状，约半数以上患者以此为首发症状。GCA 的头痛具有特征性，位于一侧或双侧颞部，被描述为颅外的钝痛、针刺样痛或烧灼痛，多为持续性，也可为间歇性。枕部动脉受累的患者可有枕部疼痛，并且梳头困难，以及睡觉时枕部与枕头接触易感疼痛。另外还有头皮坏死的报道。耳后动脉受累时可出现耳道、耳郭以及腮腺的疼痛。

下颌间歇性运动障碍以及疼痛，尤其是咬肌咀嚼时更为明显，该症状对 GCA 具有很高的特异性，约发生于 50% 的 GCA 患者。上颌动脉以及舌动脉受累，可以在咀嚼和说话时出现下颌关节以及舌部疼痛，并有舌坏疽的报道。

颞动脉受累时呈突出的、串珠样改变，触痛，可触及搏动，但也可无脉。然而，颞动脉检查正常并不能除外 GCA。

（三）与眼动脉分支血管炎相关的症状

在 GCA 患者，视力受损是继发于眼动脉血管炎的最常见症状，也是较为严重的结果。GCA 眼部受累的患者可占眼科因视力受损就诊患者的 20%，其中更有 60% 的患者可发展为失明。近来由于对疾病认识的提高，治疗及时，失明率已大幅下降，为 6% ~ 10%。

多数患者主诉为"突然的"视力受损，详细询问病史可以发现，其中约 40% 的患者在此之前可有头痛、发热、不适以及 PMR 的症状体征。失明可为首发症状或在其他症状出现数周或数月后突然发生，呈无痛性，常见于头痛消失后，初期表现为视物模糊或视野缺损，可在数天之内进展为完全失明。失明可为双侧或单侧，如未经治疗，对侧眼可在 1～2 周内受累。眼部病变通常变化较大，与受累血管的发生部位以及供血范围相关。

睫后动脉供应视神经，是 GCA 最常受累的血管之一，因此经常发生视神经缺血，眼底镜检查常可看到视神经萎缩。同样来自眼动脉的肌支供应眼外肌，约 5% 的患者上述血管可以受累，出现复视以及上睑下垂，并可先于失明。视网膜中央动脉供血给视网膜，是眼动脉的终末分支，其受累较少。因此渗出、出血以及血管炎一类的视网膜病变并不常见，只有不到 10% 的眼部受累患者与视网膜中央动脉阻塞有关。约 10% 的 GCA 患者可以出现一过性黑蒙，约 80% 未经治疗的患者可以发展为永久失明。GCA 合并的视力受损一般是不可逆的，其中男性患者出现视力受损的机会较女性患者多。应注意，视力异常可以是很多缺血性疾病的综合结果，如视神经、眼外肌、视交叉以及大脑本身的缺血。

（四）与大动脉受累相关的症状

10%～15% 的患者可以出现主动脉弓、胸主动脉等大动脉受累，可在颈部、锁骨下、腋下或动脉分支处闻及血管杂音并可有血管触痛。大约 88% 的大血管受累发生在女性。典型病例发病年龄相对较小，无乏力等一般症状，常不易诊断，从发病到诊断时间较长，即使治疗有效，仍有部分患者可以在诊断 GCA 之后 15 年出现胸主动脉瘤，病理可见巨细胞浸润。这类患者颞动脉活检多阴性，较少发生头痛、下颌间歇性运动障碍以及视力改变，但在发病时常有上肢的间歇运动障碍。上述临床表现可以将大血管受累与颅动脉相区分。查体时颈部、腋窝以及肱动脉可闻及杂音。

大动脉受累的主要症状为上肢和下肢的间歇性运动障碍，偶尔可因锁骨下动脉窃血综合征、主动脉弓处血管狭窄出现间断或持续的脑缺血，极少数也可因大脑内动脉病变引起。腹主动脉亦可受累，GCA 可以出现腹主动脉瘤的症状以及肠坏死，但肾脏很少受累，具体原因不明。

（五）神经系统表现

约 30% 的患者可以出现神经系统病变，病变可能多种多样，但最常见的是神经病变、一过性脑缺血以及脑卒中，前者包括单神经病变、外周多神经病变并可影响上、下肢。推测上述病变皆由脑的滋养动脉受累引起，但具体原因仍有待明确。颈动脉以及椎—基底动脉狭窄、闭塞可致偏瘫和脑干病变。罕见癫痫、脑血管事件或者精神失常等中枢神经系统疾病。事实上，尽管大部分的 GCA 病变部位发生在弹力血管，但硬膜内血管并未发现病变。然而，主动脉弓受累，包括锁骨下动脉，可以导致锁骨下动脉窃血综合征以及脑缺血，颅内动脉很少受累。因为颅内动脉不易检查，而且老年患者经常罹患动脉粥样硬化性疾病，GCA 导致中枢神经系统显著缺血的频率并不清楚。外周神经系统受累也较少见。

（六）呼吸系统表现

虽然 GCA 很少侵犯肺血管，但仍有 10% 的患者出现显著的呼吸道受累，尤其是 GCA 伴有 PMR 症状时。呼吸道症状包括咳嗽，可有痰或无痰、咽痛或声嘶。影像学检查以及病原学检查多无异常，抗生素治疗无效。引起呼吸系统症状的原因不甚清楚，可能与局部组织缺血以及受累组织的高度易激惹性有关。

（七）近端骨关节肌肉疼痛以及晨僵

PMR 是以对称性的近端关节和肌肉的疼痛、酸痛以及晨僵为特征，以肩关节、颈以及骨盆带肌肉最为突出，常呈对称性分布，有时远端肌群以及关节也可受累。70% 以上的患者肩胛带疼痛最先发生，然后发展到四肢近端、颈、胸、臀等部位，直接影响患者的生活，上述症状可以突然起病，也可隐匿起病，持续数周到数月。疼痛以及晨僵在早晨以及活动时加重，上述症状可能较重并使患者日常活动受限，以至于不能翻身和深呼吸。肌肉可以出现触痛，影响活动并致失用性萎缩，并且可能出现肌肉挛缩。肌力通常正常，但常因疼痛而影响评定。在 PMR 中，虽然患者主诉很多，症状很重，但查体却很少有与此相关的阳性体征，呈现典型的症状不符。

PMR 可以和 GCA 共存。10%～15% 的单纯性 PMR 在颞动脉活检时提示与 GCA 相关。另一方面，

50%～70%的 GCA 患者和 PMR 相关。诊断为单纯的 PMR 患者，如出现头痛以及视力改变，应警惕除外发展为 GCA 的可能。

（八）关节症状

大多数患者关节肌肉局部压痛不明显，尤其是肩关节和髋关节，此与肌炎压痛明显的特点不同。GCA 本身并无滑膜炎病变，但在膝关节，偶尔肩关节、腕关节可以出现中等量的关节积液。西班牙学者报道原发的 PMR 远端外周关节炎发生率为 20%，PMR 合并 GCA 时关节炎的发生率为 56%，而单纯 GCA 关节炎的发生率为 11%。腕管综合征和肢端凹陷性水肿可以出现在 PMR 患者，有时使诊断困难，而 GCA 患者缺如。

四、辅助检查

1. 血液学检查

PMR 和 GCA 最显著的实验室改变是急性期反应物红细胞沉降率（ESR）和 C 反应蛋白（CRP）水平显著升高。红细胞沉降率通常 >50mm/h，甚至超过 100mm/h。CRP 在 PMR 发病几小时内升高，红细胞沉降率正常的患者 CRP 也会升高，有效治疗后 CRP 一般在 1 周内降至正常，而 ESR 下降缓慢，需 1～2 个月或更长时间。ESR 和 CRP 升高常预示病情反复。如果 PMR 和 GCA 的其他临床特点、病理特征较典型，即使 ESR 正常也不能除外诊断。

约 50% 的 PMR 患者可以出现正细胞、正色素贫血以及血小板减低，此与炎症的程度相关，而 GCA 的上述指标可以正常。在 PMR 和 GCA 中，类风湿因子、抗核抗体以及其他的自身抗体较正常同龄人滴度要高。补体水平正常，无冷球蛋白以及单克隆球蛋白升高。

约 1/3 的患者肝功能，尤其是碱性磷酸酶可以升高，在 GCA 中较单纯的 PMR 常见。肌酶（肌酸激酶、醛缩酶）在 PMR 和 GCA 中都正常。血清淀粉样蛋白 A 水平升高是反映 PMR 病情活动的指标，如其水平居高不下或是下降后又升高，则提示病情活动或反复。因此血清淀粉样蛋白 A 测定对指导临床糖皮质激素的用药有一定的价值。

2. 影像学检查

彩色二维超声逐渐用于 GCA 的诊断。彩色多普勒显示 22%～30% 的颞动脉管腔低回声晕轮征（Halo Sign），经活检证实为 GCA。低回声晕轮征代表血管壁水肿，在 GCA 中的诊断意义较大，敏感性可达 73%～86%，特异性为 78%～100%，经激素治疗后低回声可以消失。胸主动脉和腹主动脉的超声检查对诊断有帮助，且可以发现有无动脉瘤形成。

在 GCA 中，颞动脉的动脉造影对诊断意义不大，也不能确定颞动脉的活检部位。虽然 PMR 无特征的影像学改变，但 X 线检查、放射性核素扫描、MRI 以及超声检查对于确定 PMR 的关节受累仍有一定的价值。

3. 肌电图和肌活检

肌电图检查多无异常发现，对 PMR 无诊断意义。PMR 的肌肉活检标本组织学无特征性改变，肌肉失用时可见非特异的 II 型肌纤维萎缩。滑液以及滑膜检查可见滑液的白细胞计数位于（1～8）×10⁹/L，以单核细胞为主。滑膜活检可见轻度的滑膜细胞增生，伴有轻微的淋巴细胞浸润。上述检查意义不大，临床很少进行。

4. 颞动脉活检

如果 PMR 患者具有提示为 GCA 的症状和体征，或者对每日 15mg 的泼尼松无反应，则应考虑行颞动脉活检。此外，如果一个老年患者具有不明原因的发热，伴有 ESR 增高，感染和肿瘤检测都不能解释时也应行颞动脉活检。颞动脉活检阳性即可诊断，对 GCA 的特异性为 100%。临床研究显示，颞动脉搏动减弱或消失的 PMR 患者，即使缺乏其他的局部症状，其颞动脉活检的阳性率也较高。出现非特异性的头痛时行活检也有较高的阳性率。颞动脉活检的阳性率与 ESR 增高的程度、视觉症状的出现与否、性别、年龄、发病时间长短以及 PMR 患者是否并发有 GCA 无相关性。而且，10% 的具有局部颞动脉体征的 PMR 患者颞动脉活检可以阴性。为提高疑诊 GCA 患者颞动脉活检的阳性率，可选择有头痛症状侧的颞动脉进行活检，选取有触痛、串珠样改变部位的血管进行取材。动脉干以及远端分支阳性率无显著差异。因为 GCA 血管病变有时呈节段性分布，因此应切取 2～3cm 血管，并多段取材以提高阳性率。另外，双侧颞动脉取材较单侧阳性率高，可以提高诊断的敏感性 11%～60%。如果临床高度怀疑为 GCA，一侧颞动脉活检为阴性时，应行对侧颞动脉活检。

五、诊断

GCA 的临床表现多样，极易误诊或漏诊。老年人原因不明的发热及红细胞沉降率增快，应考虑到GCA。1990 年美国风湿病学会（ACR）的 GCA 的分类标准如下：①发病年龄≥50 岁（在 50 岁以上出现症状或阳性体征）。②新发头痛（新起发作的或与过去类型不同的局限性头痛）。③颞动脉异常（颞动脉触痛、搏动减弱，与颈动脉粥样硬化无关）。④红细胞沉降率加快（魏氏法≥50mm/h）。⑤动脉活检异常（动脉活检标本示动脉炎，以单核细胞浸润为主或为肉芽肿性炎，通常含有多核巨细胞）。符合上述 5 条中的 3 条或 3 条以上者可诊断为 GCA，此诊断（符合 3 条或 3 条以上）的敏感性和特异性分别为 93.5% 和 91.2%。另外，1994 年美国 Chapel Hill 召开的血管炎会议上制定了新的巨细胞动脉炎分类定义标准，即：累及主动脉及其分支的肉芽肿性动脉炎，好发于颈动脉的颅外分支。常有颞动脉受累。一般患者年龄都 >50 岁，且常伴发风湿性多肌痛。目前临床上主要根据这两个标准来诊断巨细胞动脉炎。

PMR 的诊断主要依靠临床表现，诊断标准有 6 条：①发病年龄 >50 岁。②颈、肩胛带及骨盆带部位至少 2 处肌肉疼痛和晨僵，时间≥1 周。③ESR 和（或）CRP 升高。④小剂量激素（泼尼松≤15mg/d）有效。⑤无肌力减退或肌萎缩及肌肉红肿热。⑥排除其他类似 PMR 表现的病变如 RA、肌炎、肿瘤和感染等。如符合以上 6 条可确诊为 PMR。

六、鉴别诊断

GCA 和 PMR 的易感人群、病史特点、临床表现以及病理特点易于和其他血管炎相鉴别。应除外以下疾病：动脉粥样硬化（尤其是颈动脉的粥样硬化）、肌炎、不明原因的发热、感染性心内膜炎、非霍奇金淋巴瘤、多发性骨髓瘤、类风湿关节炎、系统性红斑狼疮、大动脉炎、结核等，此外还有甲状腺肌病。

伴有外周关节炎的 PMR 和以 PMR 样症状为首发的 RA 容易误诊。Caporali 等随访了 116 例 PMR 和以 PMR 样症状发病的 RA 患者，入组时 94 例患者诊断为 PMR，22 例为 RA。随访 1 年后有 19 例初诊为 PMR 的患者发展为 RA，随访结束时只有 65 例患者确诊为 PMR。虽然外周关节的滑膜炎有助于两者的鉴别，但在疾病早期诊断仍有一定困难。

七、治疗

（一）糖皮质激素

泼尼松是治疗 GCA 和 PMR 的首选药物，能阻止眼和神经系统的缺血，抑制炎症信号的传递，抑制来自巨噬细胞的 IL-1β、IL-6 以及一氧化氮合酶（NOS_2）的产生，和来自 T 淋巴细胞的 IL-2，对 IFN-γ 的抑制则很弱。据观察，口服泼尼松 60mg，3h 后血清 IL-6 水平下降达 50%，当激素水平下降时，IL-6 水平又升高，提示激素诱导的 IL-6 水平下降是暂时的，而且只有激素用量大时对 IL-6 的产生才有抑制作用，大部分 PMR 血清 IL-6 的升高持续 3～6 个月，少数时间更长，所以过早停药、减量或隔日疗法易导致病情复发。使用糖皮质激素治疗 GCA 宜从大剂量开始，根据临床表现以及 ESR 水平判断病情活动，来指导激素减量。开始剂量为 GCA 1～1.5mg/（kg·d），PMR 为 10～15mg/d。如果患者出现急性视力受损，可给予甲泼尼龙 80～100mg/d 静脉滴注，7～10d 减量至泼尼松 60mg/d。

对于无 GCA 症状或组织学无动脉炎改变的 PMR 患者，不可以经验治疗的方式给予适用于 GCA 的大剂量泼尼松。小剂量的泼尼松治疗具有临床表现的 PMR 是安全的，但应该告知 PMR 患者在出现头痛、视力受损以及 GCA 的其他表现时及时就医。PMR 可在首次诊断后12～14 个月转化为 GCA，但这种情况并不常见。一般服用低剂量的泼尼松就可以防止眼疾的发生。另一方面对于疑诊 GCA 的患者如出现视觉受损的症状和体征，如一过性黑蒙、部分或完全视力丧失，则应积极给予激素治疗，以免延误治疗时机。激素治疗后 10d 以内，仍可进行活检，组织学上无明显变化，不延误疾病诊断。

一般的 GCA 症状如头痛、昏睡以及 PMR 的症状可在治疗 36～72h 后消失。增高的 ESR 以及缺血表现，如颞部头痛、下颌间歇性运动障碍、局部的颞动脉炎，可在用药后数天消失。但消失的颞动脉搏动难以恢复，失明也是永久性的。如果患者的临床症状如期改善，但 ESR 水平并无下降，或反而升高，注意除外有无并发感染等其他影响 ESR 的因素。

对于 PMR 患者给予低剂量泼尼松（＜15mg/d）治疗后病情戏剧般好转，CRP 可恢复正常，ESR 也开始下降，这是 PMR 的主要特征之一，以上改变多发生在用药后 48～72h。在用药 2～4 周后，患者的贫血以及血小板减少多能正常。此时激素可以开始减量，可每 3 周减 2.5mg，当泼尼松减至 10mg/d 时，按每月 1mg 速度递减，维持量 3～5mg/d，一般用药 1～2 年，也有长至 10 年的报道，过早停药或减量太快病情易反复。如果用药 1 周后，患者病情无缓解，则应重新考虑诊断或是合并其他疾病。

25%～60% 的 GCA 和 PMR 患者可能复发，此时需适当加大剂量。PMR 患者治疗期间的情况相差很大，有的患者用药仅需 1 年时间，有的需 5 年方可停药。PMR 一般是一种自限性疾病，持续 2 年左右，但部分患者需要低剂量的激素维持相当长的时间。对于 GCA 患者，大剂量的激素仅用于控制症状，症状缓解后应逐渐减量，根据临床症状以及 ESR（或 CRP）水平调节激素用量，并维持数月。有视力受损的患者通常需缓慢减量，平均使用皮质激素时间可达 2 年，部分患者需用药 5 年。随着发病时间的延长，新发视力受损的概率明显减少，因此对于使用激素治疗 18～24 个月后复发的患者，在重新使用激素前建议重复颞动脉活检。

Narvaez 等回顾性分析 PMR 患者和 GCA 患者长期治疗（长达 10 年）对患者的效果。单纯的 PMR 患者，49% 的患者平均停用激素时间为 23 个月，随诊 11 个月无复发。这些患者的复发率高于 GCA 相关的 PMR 患者。与 GCA 相关的 PMR 患者，29% 患者平均停用激素的时间是 31 个月，维持症状缓解的时间是 14 个月。该组患者的治疗中位时间是 56 个月，其中 50% 的患者需治疗 4 年以上。增加复发概率的危险因素包括诊断时高龄、女性、高 ESR 水平以及过快地激素减量。

考虑到使用激素带来骨质疏松的高危性，PMR 和 GCA 在治疗前应测定骨密度。根据情况采取相应的预防措施。如果骨密度测定提示有骨质疏松，可给予二磷酸盐、降钙素或激素替代治疗。保证治疗患者钙和维生素 D 的日摄入量在 1 500mg 和 800U 以上，可以减少骨质疏松的发生。

GCA 患者可在使用皮质激素且病情静止多年才发展为动脉瘤，因此患者需要随诊胸片并进行胸主动脉、腹主动脉的超声学检查。

（二）缓解病情药

对于难治性的、减量易复发的、激素依赖的 PMR 和 GCA 患者，可以考虑使用病情缓解药（DMARDs），如氨甲蝶呤（MTX）、环磷酰胺（CTX）或硫唑嘌呤。MTX 的用量为每周 7.5～25mg，口服、肌内注射或静脉注射皆可。CTX 用量为 50～100mg/d 口服或 0.5～0.8g/m^2 每月静脉滴注 1 次；使用 DMARDs 注意定期复查血常规以及肝功能。

（三）非甾体消炎药（NSAIDs）

10%～20% 的 PMR 患者用 NSAIDs 即可控制病情，如 NSAIDs 使用 1～2 周疗效不佳应及时用激素治疗。对小剂量激素控制不好的患者可合用 NSAIDs。

新近研究认为，阿司匹林具有抑制 GCA 产生细胞因子的作用。在 GCA 中，主要的损伤因子为 IFN-γ 和核因子 κB（NF-κB）依赖的单核因子。激素通过抑制 NK-κB 依赖的细胞因子（如 IL-1β、IL-6）的基因而控制病情的活动，但其对 IFN-γ 的抑制作用却很弱。实验证实 ASA 可以明显抑制 IFN-γ。因此可以联合 ASA 和激素治疗 GCA，既能增加疗效，还能减少激素用量。

（四）生物制剂

新的生物制剂如 TNF 的拮抗药正试用于 GCA 的治疗，但 GCA 以及 PMR 的 TNF-α 水平并无明显增高，其临床疗效有待于进一步观察。

（五）联合治疗

对于系统性血管炎的治疗，如韦格纳肉芽肿、川崎病，在激素治疗的基础上联合使用 DMARDs 常能减少复发和激素用量。但文献报道这种情况在 GCA 并非如此，2002 年国际系统性血管炎病研究网络（INSSYS）公布了一项为期 4 年、多中心（16 个中心）、随机双盲对照临床试验的研究结果，该研究共入组 98 例诊断明确、皆为首次治疗的 GCA 患者，入选患者分为 2 组，每组患者都给予泼尼松 1mg/（kg·d）（最大剂量 60mg/d），然后一组联合使用 MTX 每周 0.15mg/kg，最大剂量为每周 15mg；另一组则同时给予安慰剂。治疗 12 个月为 1 个周期进行观察分析。结果显示，联合使用并不能减少 GCA 的复发率，也不能减少激素的累计使用量，以及激素治疗相关和疾病相关的严重病症，如严重的骨质疏松、失明以及锁骨下动脉狭窄。2002 年，美国国立卫生院（NIH）的一项试验发现联合使用激素和阿司匹林 20～100mg/kg，可以更有效地控制炎症，减少激素用量以及减少疾病复发。

GCA 复发以及治疗失败的定义：

1. GCA 复发

是指 ESR 由正常升至 ≥40mm/h，加上以下 GCA 特点中的至少 1 项，具体表现由 GCA 引起而非其他疾病所致。具体表现为：①发热，体温 ≥38℃至少 1 周。②出现 PMR。③头痛，头皮痛或触痛。④失明。⑤下颌或口周疼痛。⑥肢端间歇运动障碍。⑦与血管炎一致的动脉造影异常。⑧脑缺血或脑梗死。⑨其他证实为 GCA 特点的表现。

2. GCA 治疗失败

出现 2 次不同的复发或使用泼尼松治疗期间出现复发，且较上一有效剂量加大 10mg 治疗仍不能改善。

八、预后

PMR 一般为两年期的自限性疾病，较少发展为 GCA。GCA 的视力受损通常是不可逆，平均需治疗 2 年，部分患者需治疗 5 年或更长时间。早期报道 GCA 合并 PMR 的老年患者病死率为 1%～12%，近年来由于早期诊断和治疗的改善，其病死率和同年龄组常人无差异。

第三节　结节性多动脉炎

结节性多动脉炎（PAN）是一种系统性血管炎，其特征是以中到小血管为主的节段性坏死性炎症，尤其好发于血管的分叉处，导致微动脉瘤形成、血栓形成、动脉瘤破裂出血以及器官梗死。因受累动脉出现炎性渗出及增殖形成节段性结节，故称为结节性多动脉炎。全身各组织器官均可受累，以皮肤、关节、外周神经最为常见。PAN 可以是原发的，也可以继发于某些疾病，如类风湿关节炎（RA）、干燥综合征（SS）等，现典型的节段性改变已很少见，故又称为多动脉炎。PAN 的免疫复合物沉积很少或缺如，ANCA 检查多为阴性。1866 年，Kussmaul 和 Maier 首先描述了这一疾病，他们观察到在血管炎的病程中，病情严重的患者血管炎症局部区域能够形成可触及的结节，故而得名。PAN 和其他的血管炎一样，是一种多系统疾病，临床表现各异，但最常见累及皮肤、关节、外周神经、胃肠道以及肾脏血管。

很长时间以来，PAN 一直是一个通用名词，用来描述各种类型的血管炎，随着对疾病理解的加深，其定义也越来越严格。如以前所称的并发类风湿关节炎的 PAN，现改称为类风湿关节炎血管炎，伴有肺部受累的 PAN 现已更名为 CSS。1948 年，Davson 等人描述了一种 MPO-ANCA 阳性、以弥漫性坏死性肾小球肾炎为特征的"显微镜下的结节性多动脉炎"，随后这种血管炎被命名为显微镜下多动脉炎或显微镜下多血管炎（MPA）。1993 年的 Chapel Hill 血管炎会议（CHCC）对 MPA 进行了定义，MPA 正式从 PAN 中分离出来。根据 CHCC 的定义，小动脉、毛细血管、小静脉的血管炎是诊断 MPA 的必备条件，尽管中到小血管也可累及。相反，经典的 PAN 不能累及微小血管，也不具有肾小球肾炎。因此 MPA 和 PAN 的主要区别在于是否出现微小血管病变，而非是否有中等血管的受累。从现在的定义看，

MPA 的发病率较 PAN 要高，后者是指不伴有肾小球肾炎和小动脉、毛细血管和小静脉血管炎的、累及中到小血管的坏死性炎症，而 MPA 除具有与 PAN 相似的临床症状外，还有特征性的小血管受累，导致急进性肾小球肾炎（RPGN）和肺的毛细血管炎。

一、病因与发病机制

PAN 确切病因尚不清楚。部分病毒感染和 PAN 的发病有关，尤其是表面抗原阳性的 HBV 感染，其所引起的血管炎几乎都是经典的 PAN。PAN 可见于 HBV 感染的任何阶段，血管炎的活动性和肝炎的严重程度不平行。国外报道估计不超过 1% 的 HBV 感染人群发展为 PAN，而我国目前尚无有关 PAN 的流行病学资料。随着乙型肝炎疫苗及抗肝炎病毒药物的应用，与乙型肝炎感染相关的结节性多动脉炎患者在逐渐减少。HBV 相关的 PAN 和非 HBV 相关的 PAN 临床表现大致相同，但 HBsAg 阳性者更常见睾丸炎，HBV 相关的 PAN 可见免疫复合物的沉积。其他和 PAN 相关的病毒还包括人类免疫缺陷病毒（HIV）、巨细胞病毒（CMV）、细小病毒 B_{19}、人类 T 细胞嗜淋巴病毒 I 型以及丙型肝炎病毒（HCV）。PAN 也见于毛细胞白血病，但这些患者常同时感染有 HBV。除病毒外，PAN 还可能和细菌感染、疫苗接种、浆液性中耳炎以及用药，尤其是安非他明有关。部分继发的 PAN 常与各种免疫性疾病有关，如类风湿关节炎、干燥综合征。

结节性多动脉炎的血管损伤机制目前并不十分清楚。部分与乙型肝炎病毒感染相关的结节性多动脉炎，乙型肝炎病毒抗原诱导的免疫复合物能激活补体，诱导和活化中性粒细胞引起局部的血管炎症损伤。细胞因子在结节性多动脉炎的发病机制中起重要作用。结节性多动脉炎患者外周血清中 IFN-α、IL-2、TNF-α、IL-1β 等的水平均明显升高。它们能诱导黏附分子（LFA-1、ICAM-1 和 ELAM）的表达，从而使中性粒细胞易与血管内皮细胞接触，以及诱导血管内皮细胞的损伤。另外，结节性多动脉炎患者中常可检测到抗血管内皮细胞抗体。抗内皮细胞抗体可直接作用于血管内皮细胞表面，通过抗体依赖的细胞毒作用介导血管内皮损伤。免疫组化研究发现结节性多动脉炎患者炎症部位有大量的巨噬细胞和 T 淋巴细胞（主要为 CD_4^+）浸润，这些 T 细胞表达大量的淋巴细胞活化标记，如 IL-2、HLA-DR 抗原等，提示 T 细胞介导的免疫机制在结节性多动脉炎的发病过程中起一定作用。但无论是细胞因子、抗内皮细胞抗体还是 T 细胞介导的免疫机制都不是结节性多动脉炎所特有的，也见于其他系统性血管炎如韦格纳肉芽肿、Churg-Strauss 综合征等。

二、病理

PAN 是一种不均一的病变，在未受影响的血管之间散在明显的坏死和炎症区域。主要病理表现为中、小肌层动脉中性粒细胞浸润，伴内膜增生、纤维素样坏死、血管堵塞及动脉瘤形成等，以致受累组织缺血和梗死。病变血管常见动脉瘤形成，尤其是肠系膜血管，如造影发现肠系膜动脉广泛的动脉瘤形成则具有诊断价值。其他病变部位包括肾脏、周围神经、关节肌肉、睾丸以及心脏，血管壁及其周围组织中白细胞的数量和局部的纤维素样坏死程度之间存在显著相关性。

因为病变范围的不均一性，取得阳性活检标本并非易事。临床常进行活检的组织包括皮肤、腓肠神经、睾丸以及骨骼肌。如果皮肤存在紫癜，活检常有诊断意义，但取材范围宜大。腹痛明显的患者建议行肠系膜动脉造影检查。对于有神经病变的患者最常取活检的部位是腓肠神经，尤其是神经传导检查提示腓肠神经传导异常的患者，高达 80% 的患者活检阳性。其他的活检部位还有疼痛或触及肿块的睾丸以及肾脏。对于高度怀疑 PAN 的患者，但无或很少阳性发现时，可以试验性地进行肌肉活检。

三、临床表现

PAN 经常急性起病，表现为多系统受累，常伴有前驱症状，如发热、腹痛、体重下降以及关节痛等，从数周至数月不等；也有少数患者呈暴发性起病，预后极差。在疾病初期，病情容易反复，但症状控制后，复发相对少见。

虽然 PAN 可累及全身小到中等血管，但主要累及四肢、胃肠道、肝、肾脏的中等动脉以及神经滋养血管。肺及肾小球多不受累。动脉炎的结局源于供血区的脏器缺血，表现为痛性皮肤溃疡、肢端坏疽、肠梗死、肝梗死和肝内出血、肾性高血压以及肾梗死和多发性单神经根炎。

1. 全身症状

起病时，大多数患者具有急性全身症状，包括乏力、厌食、发热、体重下降、关节炎和关节痛。

2. 神经系统表现

PAN 患者多有神经系统受累，包括周围神经系统和中枢神经系统，容易受累的周围神经包括腓总神经、正中神经、尺神经以及腓肠神经。周围神经病变以多发性单神经根炎最常见，可以突然出现，不少是 PAN 的首发症状，见于 50%～70% 的患者。部分患者可有脑神经麻痹。感觉神经和运动神经病变常为非对称性，感觉神经的受累经常是突发的，表现为外周神经支配区域的疼痛和放射性感觉异常，很少进展为袜套样改变，数小时或数天后可出现同一外周神经的运动功能异常。坐骨神经也经常受累。<10% 的患者中枢神经系统受累，可出现运动障碍、脑卒中、有时可见脑出血。神经系统的受累源于缺血及其后发生的梗死。另有 8% 的患者可以出现精神异常，主要为严重的抑郁。

3. 骨骼肌肉系统表现

骨骼肌肉表现常见，其中肌痛占 30%～73%，关节痛约占 50%，非对称性的关节炎在早期病例约占 20%，随病情发展这一比例可逐渐增高。PAN 的关节炎特点是非对称、非致畸性的间断发作，主要影响下肢大关节。患者经常出现与外周神经病变、肌肉关节受累、皮肤和胃肠道受累相关的疼痛。尽管有较严重的肌痛，但肌酸激酶通常正常。疾病早期常可有下肢的大关节受累，表现为非对称的非破坏性关节炎。受累关节的滑液检查无诊断意义，仅提示轻微的炎症。

4. 皮肤表现

25%～60% 患者可见皮肤受累，包括高出皮面的紫癜、梗死、溃疡、网状青斑、甲下线形出血以及肢端缺血和发绀。好发于手指、踝关节以及胫前区。皮下结节出现时间短且少见。部分局限的皮肤病变与肌痛、关节痛以及外周神经病变有关。部分丙型肝炎病毒（HCV）感染的患者可以出现局限的皮肤型 PAN。皮肤痛性溃疡、网状青斑、缺血和坏疽是 PAN 最常见的皮肤表现。

5. 胃肠道表现

PAN 的病情可从单器官受累到急进性的多脏器衰竭。胃肠道受累是 PAN 最严重的表现之一，约见于 34% 的患者，尸检发现这一比例可达 50%。腹痛常为 PAN 胃肠受累的首发表现，常为持续的钝痛，影响进食。胃肠道受累常因肠系膜血栓形成和缺血所致，表现顽固性的腹痛，影响进食并导致体重下降，缺血最常见部位为小肠，胃和结肠罕见。其他表现还有肠梗死、肠穿孔和出血、胰腺炎、阑尾炎以及胆囊炎。严重腹痛的患者注意有无腹膜炎体征以除外穿孔可能，明显的右上腹或左上腹压痛分别提示肝梗死和脾梗死的可能。吸收不良、胰腺炎以及手术或治疗后的复发常提示预后不佳。

6. 泌尿生殖系统表现

30%～66% 的患者有肾脏受累，常表现为肾素依赖性高血压以及轻到中度的氮质血症。PAN 引起的肾病与 MPA 的肾小球肾炎不同，前者常引起严重的高血压和少尿型肾衰竭而无肾小球肾炎，而 MPA 常见急进性肾小球肾炎（RPGN）。尿液检查显示为中等的蛋白尿以及轻度的血尿。PAN 的急性肾动脉坏死性血管炎可导致血栓形成和肾梗死，可引起严重的肋膈角疼痛和触痛，并可引起急性肾功能衰竭。肾血管周围的组织受损可致动脉瘤形成，可形成多发性微动脉瘤和狭窄。动脉瘤的破裂可以引起肾内、肾周、腹膜后和腹膜内大出血、血肿。继发于肾脏瘢痕挛缩的慢性肾功能衰竭可以在 PAN 治愈后的数月或数年发生。部分患者在进行肾移植后肾功能得以恢复。输尿管周围组织血管炎以及继发的纤维化可引起双侧或单侧的输尿管受累。

约 25% 的患者可有睾丸受累，部分患者无明显临床症状，多表现为睾丸疼痛。另有少数患者表现为前列腺肥大、前列腺炎。

7. 心血管系统表现

10%～30% 的患者可有心脏受累，尸检比例远高于此。引起冠状动脉炎、高血压（最常见）、与体温不对称的窦性心动过速、充血性心力衰竭、心脏扩大、收缩功能不全以及二尖瓣反流、心包炎和心律失常。冠状动脉受累可引起心绞痛以及心肌梗死，发生比例不高，冠脉造影通常正常。部分患者可见胸腔积液和充血性心力衰竭。

8. 眼部症状

PAN 的眼部表现包括视网膜血管炎、视网膜脱离以及絮状斑点。所有诊断为 PAN 的患者都应行眼科检查，以除外眼部疾患。

四、辅助检查

1. 实验室检查

PAN 缺乏特异的实验室检查，部分检查对 PAN 的诊断具有提示意义。如：ESR 升高，常 >60mm/h，并常与病情活动相关；CRP 水平升高，人血白蛋白水平下降，45% ~75% 的患者白细胞升高，34% ~79% 的患者呈正细胞正色素性贫血，部分患者血小板升高。

2. 免疫学检查

7% ~36% 的患者 HBsAg 阳性，HBV 相关的 PAN 患者可见冷球蛋白、循环免疫复合以及补体 C_3 和 C_4 下降，非 HBV 相关的 PAN 则无此改变。部分患者可以出现低滴度的抗核抗体（ANA）和类风湿因子（RF）阳性，约20% 的患者可以出现 p-ANCA 阳性。Ⅷ因子相关抗原水平可以增高。

3. 影像学检查

（1）X 线检查：在低氧血症以及呼吸窘迫的患者摄 X 线胸片可以发现肺间质浸润。

（2）血管造影：怀疑 PAN 而临床查体缺乏足够证据时可行血管造影检查。血管造影的阳性发现包括动脉瘤形成、梭形动脉瘤、动脉狭窄或动脉逐渐变细，以及血栓形成。很少发现动脉斑块、不规则以及溃疡形成。临床症状或体征、肝功能和肾功能实验室检查异常，提示腹腔内脏器受累的患者，血管造影阳性率较高。动脉瘤最常见于肾、肝以及肠系膜动脉，它们的出现提示病情较严重而广泛。发现动脉瘤的患者其动脉瘤数量常在 10 个以上，对疾病具有诊断价值。

五、诊断

PAN 作为一种少见病，具有复杂多变的临床表现，诊断不易。而且 PAN 容易和其他疾病混淆，如败血症、感染性心内膜炎、恶性肿瘤以及伴有大动脉动脉瘤的动脉粥样硬化。对于新发高血压的患者，同时伴有系统性症状，如发热、体重下降以及关节痛，则提示 PAN 诊断可能，必要时根据病情及病变情况行活检以资诊断。1990 年美国风湿病学会（ACR）的分类标准如下：①体重下降≥4kg：自发病起，体重下降≥4kg，除外饮食及其他因素。②网状青斑：四肢或躯干的网状青斑。③睾丸疼痛或触痛：睾丸疼痛或压痛，除外感染、创伤或其他原因。④肌痛、肌无力或下肢压痛：弥漫性肌痛（除外肩胛和骨盆带）或肌无力以及下肢肌肉压痛。⑤单神经病或多神经病：出现单神经病、多发性单神经根病或多神经病。⑥收缩压 >90mmHg（12.0kPa）：出现高血压。⑦尿素氮（BUN）或肌酐（Cr）水平升高：BUN >14.3mmol/L（40mg/dL）或 Cr >132.6μmol/L（1.5mg/dL），除外脱水或少尿如梗阻等肾外因素。⑧乙型病毒性肝炎：血清 HBsAg 或 HBsAb 阳性。⑨动脉造影异常：动脉造影显示内脏动脉动脉瘤形成或动脉血管阻塞，除外动脉粥样硬化或纤维肌性发育不良或其他非炎性因素。⑩小到中等动脉活检见多形核细胞：血管壁组织学检查见粒细胞或粒细胞和单核细胞。符合上述 3 条或 3 条以上可诊断为 PAN，敏感性和特异性为 82.2% 和 86.6%。

六、鉴别诊断

1. 显微镜下多血管炎（MPA）

MPA 和变应性肉芽肿性血管炎（CSS）既往曾归属于 PAN，后者曾称为伴有肺部受累的 PAN，因此 MPA、CSS 应注意与 PAN 鉴别。

2. Churg-Strauss 综合征（CSS）

CSS 的临床表现和血管组织活检与 PAN 具有颇多相似之处，CSS 以下述特点与 PAN 相鉴别：①常有肺血管受累。②血管炎累及各种口径的肌性动脉，既可累及中、小口径的肌性动脉，又可累及小动脉、小静脉和静脉。③血管内外有肉芽肿形成。④嗜酸性粒细胞浸润，外周血嗜酸性粒细胞增多。⑤常有哮喘和呼吸道疾病史。⑥肾受累以坏死性肾小球肾炎为特点。⑦少见微血管瘤。⑧ANCA常阳性。

七、治疗

药物治疗的目的是控制病情，防止并发症的发生。偶有患者病情局限，轻微治疗即能保持稳定。经激素和环磷酰胺的治疗，PAN的病情在12个月内多能控制良好，因此用药时间以12个月为宜，最好勿超过18个月，此时不能增加疗效而致不良反应增加。

1. 糖皮质激素

PAN初始药物治疗为大剂量的糖皮质激素，通常采用甲泼尼龙15~30mg/（kg·d），或1g/d，>1h输注完毕，连续使用不超过3d。随后改为1mg/（kg·d）的泼尼松口服。泼尼松一般为晨起顿服，遇有发热等情况也可分次服用，病情稳定后改为一次顿服。患者的临床症状缓解以及ESR降至正常常需1个月，此时泼尼松可以逐渐减量，至9~12个月停用。如果联合使用环磷酰胺（CTX），则泼尼松的减量可加快（每2~4周减量5~10mg），并可减少激素的不良反应。大部分患者需采用环磷酰胺冲击联合使用激素的疗法。

2. 免疫抑制药

环磷酰胺常和激素联合使用，以减少激素用量以及激素的不良反应。3~5mg/kg，静脉滴注，每2~4周1次；或2.5~3mg/（kg·d）口服，60岁以上患者一天总量勿超过150mg。如果病情需使用环磷酰胺治疗，静脉使用效果较口服效果好。在患者条件允许的情况下，应尽可能静脉给药，静脉使用起效快，能更快地达到累积量，缩短患者的用药时间。环磷酰胺最严重的不良反应是膀胱出血和膀胱癌，与使用剂量有关，国外报道多见，而国内报道极少，提示国人对环磷酰胺较为耐受。其他主要的不良反应包括骨髓抑制以及卵巢衰竭。环磷酰胺冲击治疗的剂量应个体化，从0.5~2.5g、每周1次到每月1次不等，根据患者的血液学检查以及肾功能决定。大剂量使用环磷酰胺应水化，必要时可考虑使用美斯那。法国合作组的治疗方案为环磷酰胺$0.6g/m^2$，1个月1次，连用1年。

其他可选用的免疫抑制药包括硫唑嘌呤2~4mg/（kg·d）；氨甲蝶呤每周15~25mg；苯丁酸氮芥，0.1mg/（kg·d）；但仍以环磷酰胺的治疗效果最好。其他使用的药物还有静脉用丙种球蛋白（IVIg），已证实对细小病毒B_{19}引起的PAN有效。细胞因子单抗和免疫吸附治疗仍在观察中。

3. 血浆置换

PAN患者使用血浆置换并不能增加环磷酰胺或激素治疗的疗效。但对于难治性的PAN、透析替代治疗的患者以及HBV相关的PAN患者，可考虑使用血浆置换。

4. HBV相关PAN的治疗

HBV阳性的PAN是一种特殊情况。系统性PAN的治疗包括激素和环磷酰胺，可以改善预后、控制动脉炎，但也可能导致HBV持续感染，阻止HBsAg（+）向HBsAb（+）转换。已知激素可以加速病毒的复制，而环磷酰胺则抑制针对病毒的任何免疫反应。1995年，Guillevin治疗41例HBsAg（+）的PAN患者，治疗方案为激素、抗病毒药以及血浆置换。该组患者的7年生存率为81%，其中51%的患者HBsAg阴转，56%的患者病毒滴度检测稳定，24%的患者病毒完全清除。该方案在初治的第1周给予1mg/（kg·d）的泼尼松，以尽快控制PAN的严重症状，从第2周起激素开始快速减量，并开始加用抗病毒药阿糖腺苷和IFN-α-2B。同时联合使用血浆置换治疗，以控制症状并减少使用激素和环磷酰胺的可能。另有个案报道，对于HBsAg不能阴转以及病毒清除不良的患者联合使用泛昔洛韦以及巨噬细胞集落刺激因子（GM-CSF）抗病毒治疗有效。

5. 手术治疗

部分患者因血管炎导致器官缺血、脏器梗死时需手术治疗，如肢端坏疽、肠梗死以及动脉瘤破裂和脏器内出血以及胆囊炎和阑尾炎。

八、预后

未经治疗的 PAN 预后很差，5 年存活率不超过 13%。大宗的临床观察发现，大剂量的泼尼松能显著提高 5 年存活率至 55%。回顾性的研究显示糖皮质激素联合使用环磷酰胺能将 5 年存活率提高至 82%，但前瞻性的研究并未发现环磷酰胺在改善生存率方面的作用。1992 年一项针对 78 例 PAN 患者的前瞻性研究显示，糖皮质激素治疗的 7 年存活率为 81%，但单用激素治疗疾病易复发。另一项前瞻性研究显示，环磷酰胺和激素联用能降低复发率，且能提高伴有严重脏器受损患者的生存率，但对总的治疗人群而言，联合治疗并不能提高生存率。

第四节　变应性肉芽肿性血管炎

变应性肉芽肿性血管炎或称 Churg-Strauss 综合征（CSS），是一种主要累及中、小动脉和静脉的系统性坏死性血管炎，病理特征为受累组织有大量嗜酸性粒细胞浸润和血管外肉芽肿形成以及坏死性血管炎。1939 年 Rackemann Greene 首先注意到一组被确诊为结节性多动脉炎（PAN）的患者主要表现为哮喘、嗜酸性粒细胞增高和发现肺内浸润灶，当时认为这可能是结节性动脉炎的一种特殊类型。1943 年，Harkavy 强调上呼吸道受累的症状对这组疾病具有重要的诊断意义，并首次提出这组疾病在病理上具有血管外肉芽肿的特点。其后 Churg 和 Strauss 于 1951 年报道了 13 例具有哮喘、嗜酸性粒细胞增高、肉芽肿性炎、坏死性系统性血管炎和坏死性肾小球肾炎病例，并提出这是有别于典型的结节性多动脉炎的另一类型的血管炎，故称之为 Churg-Strauss 综合征。1994 年 Chapel Hill 会议将 Churg-Strauss 综合征定义为伴有哮喘和嗜酸性细胞增多症、累及呼吸道、有大量嗜酸性粒细胞浸润和血管外肉芽肿形成的、影响小到中等大小血管的坏死性血管炎，并将其和韦格纳肉芽肿（WG）、显微镜下多血管炎（MPA）归为影响小到中等程度血管的血管炎综合征，这 3 种血管炎同时和 ANCA 密切相关。

CSS 的发病率相对较低，大约为 2.5/10 万人每年。男性发病略多于女性，比例约为 2∶1。发病年龄 15～70 岁，平均年龄为 38 岁。

一、病因与发病机制

CSS 的确切病因目前尚不清楚，推测其发病机制可能和其他系统性血管炎一样，与免疫异常有关，与过敏的关系尤为密切。70% 的患者有变应性鼻炎并常伴有鼻息肉，绝大部分有哮喘，外周血嗜酸性粒细胞增多以及血 IgE 水平升高。CSS 具有浓厚的免疫色彩，表现为高丙种球蛋白血症、高血清 IgE 水平、RF 以及 ANCA 阳性，但其具体的免疫机制尚不清楚，目前未明确免疫复合物以及细胞介导的免疫机制在疾病的发生发展中是如何起作用的。考虑可能与患者对环境、药物过敏有关，但至今未能找到一种特异性抗原。也有人认为该病的发生与病毒及寄生虫等的感染有一定关系。

二、病理

CSS 主要累及小动脉和小静脉，但冠状动脉等中等血管也可受侵犯，大血管受累者少见。病变多分布于肺、皮肤、外周神经、胃肠道、心脏以及肾脏。典型的病理改变为：①组织及血管壁大量的嗜酸性粒细胞浸润，通常在疾病早期嗜酸性粒细胞浸润明显，而在愈合阶段浸润明显减少。②血管周围的肉芽肿形成，典型的肉芽肿直径约 1cm 或更大，常位于小动脉或静脉的附近。③节段性纤维素样坏死性血管炎。坏死性血管炎、肉芽肿和嗜酸性粒细胞浸润在同一活检标本中很少同时见到。典型的血管周围肉芽肿相对具有特异性，对 CSS 有较大的诊断意义；而嗜酸性粒细胞浸润以及坏死性血管炎缺乏特异性，也可见于其他疾病，如 WG 和 PAN。

三、临床表现

CSS 可分为 3 个阶段，第 1 阶段为过敏性鼻炎和哮喘；第 2 阶段主要为嗜酸性粒细胞浸润性疾病，如嗜酸性粒细胞性肺炎和嗜酸性粒细胞性胃肠炎；第3阶段为小到中等血管的系统性血管炎，伴有肉芽肿性炎症。从哮喘的发作到系统性血管炎一般需3~7年时间，也有少数可经历数十年。但并非所有的患者都将经历上述3个阶段。CSS最突出的症状和体征是肺、心、皮肤、肾以及外周神经系统中1个或多个脏器受累。多发性单神经根炎是主要的临床表现。

（一）呼吸系统表现

1. 过敏性或变应性鼻炎

变应性鼻炎常是CSS的初始症状，约70%的患者可以出现此类表现，伴有反复发作的鼻窦炎和鼻息肉。患者主要症状为鼻塞，排出脓性或血性分泌物。鼻息肉病变严重时可阻塞呼吸道，引起呼吸困难，需手术切除，偶有鼻中隔穿孔。鼻黏膜活检常见血管外肉芽肿形成伴组织的嗜酸性粒细胞浸润。

2. 哮喘

是CSS的主要表现之一，80%~100%的患者在病程中都将出现哮喘。病变早期症状较轻微，发作次数少，间隔时间较长，不易引起注意。以后病情常呈进行性加剧，无诱因而频繁发作，听诊可闻及哮鸣音和干啰音，一般药物不易控制。哮喘发作的严重程度与全身系统损害的严重程度不一定相符。变应性鼻炎和哮喘可在诊断血管炎之前3~7年出现，在出现血管炎时有些变应性鼻炎和哮喘反而可突然减轻、但也有患者哮喘随血管炎的出现而加重，最终发展为难治性哮喘。

3. 肺内浸润性病变

是CSS呼吸系统的主要表现之一，出现频率各家报道不一，最高可达93%。嗜酸性粒细胞性肺炎是CSS肺内病变的主要表现，可出现在CSS的初始或血管炎期，多数患者呈现肺内浸润性病变，胸片无特征性，可呈结节影或斑片状阴影，边缘不整齐，弥漫性分布，无特定的好发部位，很少形成空洞，易变性是其特点，阴影可迅速消失，严重者可出现慢性嗜酸性粒细胞性肺炎。

4. 其他呼吸系统表现

约27%的患者可以出现胸腔积液和胸膜摩擦音，严重者还可有肺泡出血，并出现咯血、呼吸困难、低氧血症以及血红蛋白下降，X线检查可见双侧肺部大面积团块状阴影，其中部分患者可并发肾脏受累。

（二）神经系统表现

大多数（62%）CSS患者可以出现神经系统的损害，是系统性血管炎的早期表现之一。CSS系统表现主要为外周神经受累，常见多发性单神经炎、对称性多神经病变或不对称性多神经病。少数可累及颅神经，出现缺血性视神经炎，偶有第Ⅱ、第Ⅲ、第Ⅶ和第Ⅷ对颅神经受损的报道。

中枢神经系统受累较少，常在病程晚期，脑出血或脑梗死不常见，但后果严重，是本病常见的致死原因。引起脑出血或脑梗死的原因可能是高血压和颅内血管炎。

（三）皮肤表现

约50%以上的CSS出现各种皮肤病变，常见3种皮疹，分别是红色斑丘疹性皮疹、出血性皮疹、皮肤或皮下结节。其中皮肤和皮下结节对CSS有高度特异性。

1. 红色斑丘疹性皮疹

类似于多形性红斑，大小不等，压之退色。

2. 出血性皮疹

瘀点、紫癜或皮肤梗死，以及皮肤坏死均可见到。大多数皮疹略高于皮面，常出现类似于过敏性紫癜样的荨麻疹。

3. 皮肤或皮下结节

是CSS最常见的皮肤损害，对CSS具有高度的特异性。此处活检往往能显示CSS典型的组织病理学改变。

以上3种类型的皮肤损害常同时出现，也可单独出现。皮肤改变常见于四肢的伸肌和屈肌表面，以肘部伸肌处最常见，其次是指（趾）处，皮损直径为2~20mm。颜色为鲜红色或紫红色，部分皮疹可形成小的溃疡或坏死。皮肤的质地大多较硬，尤其是伴肿胀和溃疡形成者疼痛更加明显。病变皮损之间极少融合，偶尔可成群分布。多数患者的皮疹消失较快，不留瘢痕。此外。偶尔有 CSS 患者表现为下肢网状青斑和面部眶周的紫红色斑片样皮损，这可能是早期血管炎的表现之一。

（四）心血管系统表现

心脏是 CSS 的主要靶器官之一，是由嗜酸性粒细胞浸润心肌及冠状动脉血管引起，主要病变为急性缩窄性心包炎、心力衰竭和心肌梗死，有时可见二尖瓣脱垂。早期检查可闻及心包摩擦音或房性奔马律，同时伴有心电图异常。心外膜上肉芽肿小结节可导致心室功能障碍，严重者可致充血性心力衰竭。心血管系统病变如不及时治疗，常发生不可逆的改变，形成心肌梗死、难治性心力衰竭，心脏受累常是 CSS 的主要死亡原因。

（五）消化系统表现

大量嗜酸性粒细胞浸润胃肠道时，表现为嗜酸性粒细胞性胃肠炎，以腹痛、腹泻及消化道出血常见，缺血严重时可导致胃肠道黏膜受损引起穿孔。如形成严重的肉芽肿，可出现结节性肿块，压迫胃肠道，引起胃肠梗阻。

嗜酸性粒细胞还可侵犯浆膜引起腹膜炎，出现腹腔积液，表现为腹胀、移动性浊音。腹腔积液检查可见大量嗜酸性粒细胞，颇具特异性。

结肠受累较少见，受累后表现为回盲部和降结肠的多发性溃疡，而出现脓便、血便或稀便等。累及肝脏和大网膜时常形成腹部包块。部分患者还可出现阑尾炎以及胰腺炎。少数可以累及胆道、胆囊，而出现肝区不适、疼痛、黄疸等表现。

（六）泌尿系统表现

CSS 肾脏受累没有 WG 及 PAN 常见。近来研究发现，有 84% 的患者可以出现各种肾脏病变，主要表现为镜下血尿、蛋白尿，可自行缓解。部分患者可以出现肾性高血压，极少进展为肾功能衰竭，但因肾脏受累死亡者少见。CSS 另一特点是较常影响下尿道及前列腺，引起疾病的相应症状，只有极少数的患者可出现尿潴留的表现。在活动期的患者，可检出非常高水平的前列腺特异抗原，治疗有效后抗原浓度下降。

（七）眼部表现

CSS 患者较少出现眼部受累，偶有嗜酸性粒细胞浸润引起结膜、巩膜、葡萄膜相应部位的炎症，可表现为角膜边缘溃疡形成以及巩膜结节。缺血性视神经炎可发展为散在性视网膜梗死，极少数患者可以出现视网膜动脉炎，形成血栓而致失明。

（八）关节和肌肉表现

1. 关节炎

关节炎并非 CSS 的常见临床表现，主要见于 CSS 血管炎期。全身各个关节均可累及，表现为游走性关节痛，可有关节肿胀。检查可见关节滑膜的肿胀和（或）渗出，表现为关节腔积液。未见关节软骨和骨的破坏性改变。

2. 肌痛

CSS 血管炎的早期常出现小腿肌肉痉挛，尤其是腓肠肌痉挛性疼痛最具特征性。腓肠肌痉挛性疼痛往往是 CSS 出现系统性血管炎的早期征兆。

四、辅助检查

（一）常规检查

1. 血常规

外周血嗜酸性粒细胞增多，绝对计数一般在 $1.5 \times 10^9/L$ 以上，占外周血的 10% ~ 50%，此为 CSS 的特征性指标之一。在病程任何阶段均可出现，偶尔也可有外周血嗜酸性粒细胞计数不高，但嗜酸性粒细胞浸润组织一定存在。嗜酸性粒细胞增高程度并非同嗜酸性粒细胞浸润组织相一致，病情缓解或经治疗后，嗜酸性粒细胞计数下降，可恢复正常。部分患者可有轻到中度正细胞正色素性贫血。

2. 尿常规

尿沉渣检查异常，有蛋白尿、显微镜下血尿以及红细胞管型。

（二）免疫学检查

1. 血清中 IgE 水平

血清中 IgE 升高是 CSS 另一特点，随病情缓解而下降，血管炎反复发作者 IgE 可持续增高，也有人认为 IgE 浓度与疾病活动无关。

2. 抗中性粒细胞胞质抗体（ANCA）

70% CSS 患者可有 ANCA 阳性，主要是抗髓过氧化物酶抗体（MPO）。ANCA 阴性者不能排除 CSS。

3. 其他血清学检查

病情活动时，ESR、CRP、γ 球蛋白升高，补体下降以及 RF 阳性，但滴度不高。血清尿素氮和肌酐可升高。嗜酸性粒细胞阳离子蛋白（ECP）、可溶性 IL-2 受体（sIL-2R）以及反应内皮细胞受损的可溶性血栓调节素（sTM）水平升高。

（三）超声及影像学检查

1. 超声心动图检查（UCG）

CSS 累及心脏者 UCG 检查多无异常，累及心肌以及心脏血管者可见二尖瓣脱垂。

2. X 线检查

胸片无特征性，多变性肺部阴影是其特点。多数患者呈现肺内浸润性病变，可呈结节状或斑片状阴影，边缘不整齐，弥漫性分布，很少形成空洞，阴影可迅速消失。27% 也可出现胸腔积液，胸腔积液常规检查可有嗜酸性粒细胞升高；偶有肺门淋巴结增大。肺出血者胸片显示大片或斑片状阴影。

3. 肺部 CT 检查

肺野外周可见类似于慢性嗜酸性粒细胞肺炎的毛玻璃样肺实变影。可见支气管扩张以及支气管壁增厚。偶有实质性结节，大小为 5～35mm，部分可见空洞及支气管影征。高分辨率 CT 可见肺的外周动脉扩大，呈星状或不规则状的血管炎模型。

（四）病理检查

1. 支气管肺泡灌洗液（BAL）

33% 的病例 BAL 中嗜酸性粒细胞升高。

2. 活检

有局部脏器受累时可行组织活检，有助于诊断，如肺的开胸肺活检或支气管镜检查，皮肤、肾、神经以及肌肉的活检。如果无局部的阳性体征，可行神经或肌肉活检，最常取腓肠神经活检。肾脏受累者，肾活检可见局灶性或新月体性肾小球肾炎，但此发现对 CSS 无诊断价值。肺活检可见特征性的病理改变，包括小的坏死性肉芽肿，以及包括小静脉和小动脉的坏死性血管炎。肉芽肿中间为嗜酸性粒细胞组成的核心，放射状地围以巨噬细胞和上皮样巨细胞。肾小球肾炎不如在韦格纳肉芽肿中常见，病变呈局灶性、节段性改变，可表现为坏死性、新月体性的微量免疫复合物沉积的肾小球肾炎，无疾病特异性。

五、诊断

根据临床特点以及体检发现大多能作出 CSS 诊断。除哮喘和嗜酸性粒细胞升高外，皮肤病变、肾脏病变以及多发性单神经根炎也是本病的特征，其中肺部病变是最显著的特征。对于成人出现变应性鼻炎和哮喘并有嗜酸性粒细胞增多及脏器受累者应考虑 CSS 的诊断，并注意寻找其他部位的系统性血管炎。

概括起来，CSS 具有以下临床特点：①有数年的相应的哮喘病史或变应性鼻窦炎的病史，反复发作，可以逐渐加重。②多系统的损害，如非空洞性肺浸润、皮肤结节样病变、充血性心力衰竭等。③外周血嗜酸性粒细胞增多、血清 IgE 浓度升高，部分患者出现血中 p-ANCA 阳性。④X 线表现为一过性的片状肺泡型浸润，偶尔有弥漫性肺间质浸润、肺门淋巴结肿大等。⑤肺、皮肤、肾等组织的病理活检可见血管炎以及血管外坏死性肉芽肿，伴有嗜酸性粒细胞浸润。对于 CSS 的诊断，不能单纯强调病理结果的诊断意义，而应注意病史的采集，对于出现上述临床特点的患者，应考虑 CSS 的可能，并进一步作相应的血液学、X 线以及组织病理学检查以明确诊断。

1984 年，Lanham 曾建议根据临床和病理发现进行诊断，须符合 3 个要求：哮喘，嗜酸性粒细胞计数 $>1.5 \times 10^9/L$，以及累及 2 个或 2 个以上器官的系统性血管炎。1990 年美国风湿病学会对 CSS 的分类标准如下：①哮喘，哮喘史或呼气时肺部有弥漫高调啰音。②嗜酸性粒细胞增多，白细胞计数中嗜酸性粒细胞 $>10\%$。③单发或多发神经病变，由于系统性血管炎所致单神经病。

1994 的 Chapel Hill 会议没有对此分类标准进行修订。符合上述 4 条或 4 条以上者可诊断为 CSS，其敏感性和特异性分别为 85% 和 99.7%。

在以上诊断标准的基础上，美国风湿病学会又进一步提出了简化的诊断分类标准：①外周血嗜酸性粒细胞增多，超过白细胞分类的 10%。②哮喘。③既往有过敏性疾病的病史但不包括哮喘及药物过敏史。

凡具备第 1 条并加上后 2 条中的任何 1 条者，可考虑诊断为 CSS，这一分类标准的敏感性和特异性分别为 95% 和 99.2%。另外，如腓肠神经、肌肉、肺、肠、肝、肾等组织活检确定有血管炎，血清学 p-ANCA 滴度明显升高均有助于 CSS 的诊断。

六、鉴别诊断

CSS 主要应与其他系统性、坏死性血管炎，伴有外周血嗜酸性粒细胞增多的某些疾病以及支气管哮喘或喘息型支气管炎相鉴别。

1. 结节性多动脉炎（PAN）

PAN 很少侵犯肺和皮肤，一般无哮喘及变态反应性疾病，外周血嗜酸性粒细胞不增多，嗜酸性粒细胞浸润组织少见。PAN 和 CSS 所累及的靶器官也有所不同，前者主要累及肾脏，并可导致肾功能衰竭，而 CSS 常影响外周神经和心脏，虽然肾小球肾炎也较常见，但病情较轻，很少如 PAN 一样出现肾功能衰竭。PAN 经常与乙型肝炎病毒感染伴随，而 CSS 与乙型肝炎病毒感染无明显关系。

2. 韦格纳肉芽肿（WG）

尽管 WG 和 CSS 所累及靶器官相似，但两者的临床表现与病理特征均有明显差异。WG 较易侵犯呼吸系统，但无哮喘和变应性疾病的病史，而易形成破坏性损害，如鼻黏膜溃疡、伴空洞形成的肺内结节。WG 的 X 线可见肺叶或肺段的浸润，其特点为持续性，常伴空洞形成；肺门淋巴结肿大较多见，易形成肺门或气管旁的假性肿物。此外，WG 常为 c-ANCA 阳性。

3. 高嗜酸性粒细胞综合征

高嗜酸性粒细胞综合征与 CSS 都有外周血嗜酸性粒细胞增高以及出现大量嗜酸性粒细胞的组织浸润，表现为吕弗勒综合征（Loffler's Syndrome）等继发改变。但高嗜酸性粒细胞综合征常有弥漫性中枢神经系统损害、肝脾及全身淋巴结肿大、血栓性栓塞以及血小板减少症，也常累及心脏，表现为心内膜炎以及心肌受损。另外，高嗜酸性粒细胞综合征外周血嗜酸性粒细胞计数要比 CSS 高，可达 $100 \times 10^9/L$，严重者可表现为嗜酸性粒细胞性白血病，病理上主要表现为嗜酸性粒细胞团块状浸润，极少形成血管炎和肉芽肿，对糖皮质激素反应差。

4. 慢性嗜酸性粒细胞性肺炎

慢性嗜酸性粒细胞肺炎（CEP）好发于女性，表现为外周血嗜酸性粒细胞增多，伴有肺内的持续性浸润灶，与 CSS 的肺部一过性浸润灶不同，且不出现哮喘。但如本病反复发作，在组织病理表现为广泛的嗜酸性粒细胞浸润以及小血管炎，甚至活检可发现血管外肉芽肿形成，则应考虑 CSS 的诊断。

七、治疗

对于 CSS 的治疗，糖皮质激素是首选，但约有 20% 的患者需要加用免疫抑制药，出现危及生命的脏器受累时须用激素静脉冲击治疗。其他治疗还包括静脉用丙种球蛋白（IVIg）、IFN-α 以及血浆置换，后者对病变过程无改善。

（一）糖皮质激素

大剂量糖皮质激素的应用使本病的预后明显改善，是目前 CSS 的首选药物。对于病情相对局限的患者，一般用泼尼松 1~2mg/（kg·d），治疗后外周血嗜酸性粒细胞计数很快下降至正常，哮喘、皮疹、变应性鼻炎以及肺内浸润等通常于 1 周内缓解。对病情进展快、伴有重要器官受累者，可用大剂量激素冲击，一般是甲泼尼龙 1.0g/d，连续用 3d 后改为泼尼松口服。6~12 周后，当外周血嗜酸性粒细胞计数、ESR 及 CRP 恢复正常，症状缓解，激素开始减量，一般糖皮质激素疗程不宜超过 1 年。

（二）免疫抑制药

多数 CSS 患者对糖皮质激素反应良好，但仍有约 20% 病情较重或合并主要器官功能受损的患者需要加用免疫抑制药。可联合使用糖皮质激素和免疫抑制药，以减少或预防不可逆的器官损伤。免疫抑制药的应用与 WG 和 PAN 相同，多选用环磷酰胺，其次是硫唑嘌呤以及霉酚酸酯等。

八、预后

CSS 最常见的死因是继发于冠状动脉血管炎的心肌炎和心肌梗死。经治疗的 CSS 1 年存活率为 90%，5 年存活率为 62%，未接受治疗的 5 年生存率为 25%。早期而有效的治疗预后较好，死亡率较 PAN 低，5 年存活率为 78.9%，主要死亡原因是心肌受累导致难治性的心力衰竭。影响 CSS 预后的危险因素有：①氮质血症［肌酐 >132.6μmol/L（1.5mg/dL）］。②蛋白尿（>1g/d）。③胃肠道受累。④心肌病。⑤中枢神经系统受累。危险因素越多，预后越差。

第五节　韦格纳肉芽肿

韦格纳肉芽肿（WG）是一种坏死性肉芽肿性血管炎，属自身免疫性疾病。病变累及小动脉、静脉及毛细血管，偶尔累及大动脉，其病理以血管壁的炎症为特征，主要侵犯上、下呼吸道和肾脏，韦格纳肉芽肿通常以鼻黏膜和肺组织的局灶性肉芽肿性炎症为开始，继而进展为血管的弥漫性坏死性肉芽肿性炎症。临床常表现为鼻炎和鼻窦炎、肺病变和进行性肾功能衰竭。还可累及关节、眼、耳和皮肤，也可侵及心脏及神经系统等。

20 世纪 50 年代以前人们对韦格纳肉芽肿所知甚少，1931 年柏林大学的医学生 Heinz Klinger 首次报道 2 例因血管壁的炎症累及全身导致败血症而死亡的患者。1936 年和 1939 年 Friederich Wegener 医师分别描述了 3 例以累及上下呼吸道的坏死性肉芽肿为突出症状综合征的患者。1954 年 Godman 和 Churg 医师又报道了 7 例类似患者并详细报道了这种疾病的临床及病理，从而使得人们对这一综合征有了初步的认识，此病也因 Friederich Wegener 医师而得名。1973 年，美国国立卫生院（NIH）的 Fauci 和 Wolff 报道了 18 例韦格纳肉芽肿患者用激素加环磷酰胺治疗后得到缓解，标志着人们对韦格纳肉芽肿的治疗进入新时期。1990 年美国风湿病学会（ACR）制定了韦格纳肉芽肿的诊断标准。典型的韦格纳肉芽肿三联征是指累及上呼吸道、肺及肾的病变，无肾脏受累者被称为局限性韦格纳肉芽肿。

该病男性略多于女性，可见于从儿童到老年人的任何年龄段，但通常以中年人多发，85% 的患者 >15 岁，40~50 岁是本病的发病高峰，患者的平均年龄是 41 岁。最近报道的发病年龄在 5~91 岁。各种人种均可发生韦格纳肉芽肿，根据美国 GaryS、Hoffman 的研究，WG 的发病率为每 30 000~50 000 人中有 1 人发病，其中 97% 的患者是白种人，2% 为黑人，1% 为其他种族。韦格纳肉芽肿在我国的发病情况目前尚无统计资料。

一、病因与发病机制

（一）病因

韦格纳肉芽肿的病因至今未明，尽管该病类似炎性过程，但无独立的致病因素。目前认为，WG 的病因包括遗传易感性和环境因素。有文献报道，WG 可能和 $HLA-B_{50}$、$HLA-B_{55}$、$HLA-DR_1$ 以及 $HLA-DQw_7$ 有关，具体关系仍有待进一步研究。有研究认为 WG 可能和病毒感染以及细菌感染有关，如 EB 病毒、巨细胞病毒（CMV）以及金黄色葡萄球菌，但多数病例的支气管肺泡灌洗液、开胸肺活检标本并未发现细菌、真菌、支原体以及呼吸道病毒。

1. 家族聚集

WG 的发生具有一定的家族聚集倾向，但对家族聚集个体的 HLA 分析，并无比较统一的发现。因此尚不能明确家族聚集是由遗传因素引起，抑或是共同的生活环境因素所致。

2. MHC 基因

有研究发现一些 MHC 基因与 WG 存在一定关系，目前主要的研究结果有如下发现：$HLA-B_{50}$ 和 $HLA-B_{55}$。以及 DR_1、DR_2、DR_4、DR_8、DR_9 和 DQw_7 在 WG 中表达增加；相反，部分 MHC 基因的表达可以减少，包括 $HLA-DR_3$、$HLA-DR_6$、$HLA-DR_{13}$ 以及 $HLA-DRB_1*13$ 等。

3. 非 MHC 基因

除 MHC 基因外，研究还发现部分非 MHC 基因的表达与 WG 的发病有一定联系，主要包括抗胰蛋白酶（α_1-AT）基因的表达、$Fc\gamma R$ 基因的多型性、TAP 基因表达异常、相关细胞因子基因的多型性。最近 Moins-Teisserenc 等报道了一组抗中性粒细胞胞质抗体（ANCA）阴性、免疫抑制药疗效差的 WG 病例，发现这些患者的 TAP 基因表达减少或缺失，导致 HLA-I 分子表达明显减少，并将这一类特殊的血管炎命名为 TAP 缺乏综合征。

以上研究显示，众多遗传因素和 WG 的发病有关，但大样本的统计分析却未能发现 WG 与任何遗传因素有肯定关系。多基因（MHC，非 MHC）的相互作用，可能是 WG 发病的基础，具体病因仍有待于进一步研究证实。

4. 病毒感染

常见的病毒感染为慢性 EBV、细小病毒 B_{19}、疱疹病毒，如 CMV 感染。血管炎患者的血清中能检测出针对 B_{19} 的 IgG 和 IgM 型抗体；同时还发现病变处的血管内皮细胞用 RT-PCR 法能检测出 B_{19} 的 RNA；更有意义的是 B_{19} 感染的内皮细胞能检测出 TNF-α 的 mRNA，而 TNF-α 参与血管炎的发病，给予抗 TNF-α 治疗能明显改善病情。

5. 细菌感染

主要为金黄色葡萄球菌感染，研究发现 $60\% \sim 70\%$ 的 WG 患者鼻腔慢性携带金黄色葡萄球菌；金黄色葡萄球菌阳性的 WG 患者的复发率是阴性患者的 8 倍，抗金黄色葡萄球菌治疗可明显减少 WG 的复发，这些都提示金黄色葡萄球菌在 WG 的发病机制中起作用。金黄色葡萄球菌可能的致病机制包括分子模拟、金黄色葡萄球菌或其降解产物参与免疫复合物（IC）的形成，IC 介导血管损伤、细菌 DNA 中的 CpG 序列的免疫刺激作用以及超抗原（SAg）作用。

6. 接触化学物质

长期接触硅的人群包括硅采矿和采石工作（金属和非金属性矿物）、建筑业（隧道、公路和楼房）、其他相关的制造业，如研磨剂、黏合剂、混凝土、制陶业、化妆品、肥皂和洗涤剂、牙科模具、电子电器、玻璃、绝缘材料、珠宝、橡皮以及纺织品（棉、绒毛）。WG 的不同表现类型（例如是否出现肺部病变）与是否接触硅物质无明显相关性，ANCA 的类型（c-ANCA 与 p-ANCA）与是否吸入含硅物质无相关性。吸入的剂量，以及不同硅物质的种类差异与疾病发生的关系尚不清楚。硅接触导致 WG 发生的可能机制为：硅颗粒是 T、B 淋巴细胞的激活剂，引发自身免疫反应和自身抗体的产生如 ANA、ANCA 以及 RF。硅颗粒可激活单核细胞和巨噬细胞，释放 IL-1、IL-12、TNF-α、氧自由基以及溶酶体酶，如 PR3、MPO 等，从而引起血管内皮细胞的损伤。

（二）发病机制

WG 发病机制包括 ANCA 的作用、T 细胞的作用、内皮细胞（EC）及抗内皮细胞抗体（AECA）的作用，提示体液免疫和细胞免疫都参与 WG 的发病。

1. 抗中性粒细胞胞质抗体（ANCA）

目前认为抗中性粒细胞胞质抗体（ANCA），尤其是抗蛋白酶 3（PR3）抗体可能参与了韦格纳肉芽肿的发生，提示 WG 的发生与体液免疫有关。ANCA 按其荧光类型可分为 c-ANCA 和 p-ANCA。p-ANCA 为核周型，其主要靶抗原为髓过氧化物酶（MPO）。c-ANCA 为胞质型，靶抗原为 PR3，对活动性韦格纳肉芽肿的诊断有较高敏感性及特异性，其滴度与疾病的活动性相关。c-ANCA（PR3-ANCA）对 WG 具有很高的特异性。

有关 ANCA 的致病机制目前较为普遍认可的是"ANCA-FcγR 理论"，即在前炎性细胞因子如肿瘤坏死因子（TNF-α）、IL-8 和 IL-1 的作用下，血管内皮细胞表达大量的黏附分子 ICAM-1 和 ELAM-1，多形核白细胞（PMN）表达相应的配体，如淋巴细胞功能相关抗原-1（LFA-1）等，使 PMN 黏附于血管内皮。同时 PMN 内的 PR-3 从胞质内的嗜苯胺蓝颗粒转移到细胞表面并与 ANCA 结合，ANCA 的 Fc 段与 PMN 表面的 FcγRⅡa 结合而发生交联，通过受体介导的信号传导系统进一步激活 PMN，引起血管内皮的损伤。

中性粒细胞与 TNF-α 接触后，蛋白酶 3 与髓过氧化物表现于细胞表面，与 ANCA 作用后中性粒细胞脱粒破裂。中性粒细胞吸附于内皮细胞时，导致内皮细胞受损诱发血管炎。另外，TNF-α 等细胞因子能激活内皮细胞（EC），活化的 EC 也可表达 PR-3，ANCA 可以通过 PR-3 直接结合到 EC 上，经抗体依赖的细胞毒作用（ADCC）途径溶解内皮细胞。但目前这一理论尚不能完全解释为何 WG 的损伤有器官的特异性，如呼吸道和肾脏最易受累；另外，并非所有 WG 患者 ANCA 均阳性。

2. 抗内皮细胞抗体（AECA）

抗内皮细胞抗体（AECA）在 WG 的发病机制中也起一定的作用，AECA 滴度的消长与疾病的活动性相关，并可借此将疾病本身的活动（AECA 滴度升高）与并发的感染、肾功能不全或药物的不良反应（AECA 滴度不升高）等情况相区别。AECA 的病理机制可能主要是通过免疫介导机制导致血管炎症，而不是直接针对内皮细胞的毒性作用；AECA 还可以上调黏附分子 E-选择素、细胞间细胞黏附分子-1（ICAM-1）、血管细胞黏附分子-1（VCAM-1）的表达，诱导细胞因子和趋化因子的表达，使白细胞聚集和黏附于血管内皮，引发局部的血管炎症。

3. T 细胞和细胞因子

除体液免疫外，T 细胞也参与 WG 发病，分析发现 WG 患者的 T 细胞处于活化状态，呈多克隆特性，表达 CD_{28} 的 T 细胞数量增加。

（1）T 细胞表型及生物学功能的特异性：与正常对照组比较，WG 外周 T 细胞的增生明显，主要为带有独特 TCRVα 和 β 基因的淋巴 T 细胞扩增，这可能与细菌、病毒等微生物蛋白作为超抗原的刺激有关。在病变部位有 CD_4^+ T 细胞的浸润，与正常的 CD_4 细胞不同，表达 CD_{25}、CD_{28}、$CD_{45}RO$ 和 HLA-DR 分子明显增加，提示这是一类被活化的记忆 T 细胞。但它们的共同刺激分子 CD_{28} 表达明显减少而 CD_{86} 分子的表达增加。体外研究发现 WG 的 CD_4^+/CD_{28}^- T 细胞，还具有抗原递呈细胞（APC）样作用，有递呈抗原的功能，同时他们对 PR3 等自身抗原的刺激呈明显的增生反应。

（2）Th_1/Th_2 型细胞因子的转换：从 WG 组织及呼吸道肺泡灌洗液中克隆的 T 细胞主要表达和分泌 Th_1 型细胞因子（IFN-γ，IL-2）。但比较分析发现，对于局限性 WG，无论从病变部位克隆的 T 细胞还是从外周血克隆的 T 细胞 IFN-γ 的表达，均明显多于有多系统受累的广泛型 WG，而广泛型 WG 表达 IL-4 相对更多。据此，有人提出 WG 的病理过程可能是一个 Th_1/Th_2 的二相转换过程：开始为 Th_1 型反应为主的肉芽肿的形成阶段，随后 Th_1 型细胞因子诱导和刺激中性粒细胞和单核细胞的活化及表达抗中性粒细胞胞质抗体（ANCA）抗原，使得 ANCA 发挥作用，T 细胞的极化过程转变为以 Th_2 型为主的体液免疫反应，造成广泛的血管炎症病变。

（3）Th$_3$ 和 Tr1 细胞的免疫调节异常：最近的研究表明除 Th$_1$ 和 Th$_2$ 以外，Th$_3$ 和 Tr1 细胞在免疫调节及自身免疫病理过程中也起十分重要的作用。Th$_3$ 为 CD$_4^+$ 的 Th 细胞，主要表达和分泌 TGF-β，可下调抗原递呈细胞（APC）和 Th$_1$ 细胞的活性，发挥免疫保护和修复功能。Tr1 也是 CD$_4^+$ T 细胞调节细胞，能分泌高浓度的 IL-10，以及 TGF-β 和 IFN-γ，极低浓度或无 IL-2 和 IL-4，因此 Tr1 具有很强的免疫抑制和抗炎作用，主要通过分泌 IL-10 抑制 T 细胞的增生。目前有关 Th$_3$ 和 TGF-β 在 WG 中的作用尚不清楚。但已有研究表明 Tr1 细胞的减少可能是 WG 发生的重要因素。

（4）细胞因子：此外，一些细胞因子在韦格纳肉芽肿中也有异常。血清中 IL-2、sIL-2R、IL-6、TNF-α、IFN-α、sICAM-1、seselectin 等细胞因子水平升高，肾组织可表达 TNF-α、IL-1、IL-2R。

二、病理

典型的韦格纳肉芽肿病理改变包括坏死、肉芽肿形成以及血管炎。镜下可见小动脉、小静脉血管炎，动脉壁或动脉周围或血管（动脉或微动脉）外区有中性粒细胞浸润，在炎性血管的周围伴有细胞浸润形成的肉芽肿，最常侵犯的部位是鼻旁窦、鼻咽腔、气管黏膜、肺间质和肾小球。WG 肺部病变的特点是坏死性肉芽肿性肺部炎症，偶尔可以是肺泡毛细血管炎。前者导致高密度的结节影，后者则引起弥漫性肺出血。肾脏病变的特点是局灶性坏死和不伴免疫球蛋白以及补体沉积的新月体形成，也称为微量免疫复合物的肾小球肾炎，有时与显微镜下多血管炎的肾脏病变不易鉴别。有助于诊断的肾血管炎并不常见。

三、临床表现

（一）一般症状

韦格纳肉芽肿可以起病缓慢，持续一段时间，也可表现为快速进展性发病。起初的症状包括发热、疲劳、抑郁、食欲缺乏、体重下降、关节痛、盗汗、尿色改变和虚弱。发热常见，有时是由鼻旁窦的细菌感染引起。大约 90% 韦格纳肉芽肿的患者以感冒、鼻窦炎或过敏样症状开始，且对通常的治疗措施无效。此外开始表现还可为关节症状，皮疹或眼、耳、喉部感染。此外也有部分患者起病时可以没有症状。

（二）上呼吸道症状

大部分患者首先出现上呼吸道的症状。该病的通常表现是持续地流鼻涕或其他感冒样的症状但对基本的治疗无效，而且不断加重。流鼻涕可来源于鼻旁窦的分泌，并导致上呼吸道的阻塞和疼痛。主诉包括流鼻涕、鼻窦炎、鼻黏膜溃疡和结痂，因耳朵感染影响听力，咳嗽、鼻出血、咯血（咳痰时出血或涎液中带血丝）和胸膜炎（肺表面上皮组织的感染）。韦格纳肉芽肿患者的鼻窦炎可以是缓和的，部分患者可诉面神经痛，严重者鼻中隔穿孔，鼻骨破坏，出现鞍鼻。咽鼓管的阻塞能引发中耳炎，导致听力丧失。而后者常是患者的第一主诉。部分患者可因声门下狭窄出现声音嘶哑以及呼吸喘鸣。

（三）下呼吸道症状

肺部受累是 WG 基本特征之一，约 50% 的患者在起病时即有肺部表现，总计 80% 以上的患者将在整个病程中出现肺部病变。咳嗽、咯血以及胸膜炎是最常见的症状，其他还有胸闷、气短以及肺内阴影。大量肺泡性出血较少见，但一旦出现，则可发生呼吸困难和呼吸衰竭。有约 7% 的患者可出现慢性支气管狭窄，常为病情缓解后的慢性病变。有约 1/3 的患者肺部影像学检查有病变，而缺乏临床症状。查体时可有叩诊时浊音，听诊呼吸音减低以及湿啰音等体征；其他还有肺实变以及胸膜炎的体征。因为支气管内膜受累以及瘢痕形成，55% 以上的患者在肺功能检测时可出现阻塞性通气功能障碍，另有 30%~40% 的患者可出现限制性通气功能障碍以及弥散功能障碍。出现肺部表现的患者应及时除外肺部感染性疾病，以免采用免疫抑制治疗后出现肺部感染扩散以致患者死亡。除常规的病原学检测外，必要时可行支气管镜活检。WG 患者中有 40% 的严重感染源自肺部感染，并成为 WG 主要的死亡原因。

（四）肾脏损害

WG 患者根据是否出现肾脏病变进行分类，无肾脏受累者称为局限型。警惕部分患者在起病时可无肾脏病变，但可逐渐发展至肾小球肾炎。20% 的患者在起病时具有肾脏的病变，在整个病程中则有约 80% 的患者肾脏受累。肾脏病变一旦出现常进展迅速，患者可出现蛋白尿，红、白细胞及管型尿，病情严重时伴有高血压和肾病综合征，最终可导致终末期肾功能衰竭。肾功能衰竭是韦格纳肉芽肿的主要死亡原因之一，未经治疗的肾脏病变患者的平均生存时间为 5 个月。即使经过适当的治疗，仍有近一半的患者病情反复并发展至慢性肾功能不全，此时需透析治疗或肾移植。

（五）眼受累

眼受累的比例最高可至 50% 以上，其中约 15% 的患者为首发症状之一。WG 可累及眼的任何区域，可表现为眼球突出、视神经及眼肌损伤、结膜炎、角膜溃疡、巩膜表层炎、虹膜炎、视网膜血管炎、视力障碍等。眼部病变多缺乏特异性，但因眶内肿物引起的眼球突出有助于诊断。眼球突出常提示视力受损及预后不佳，其中约半数患者可因视神经缺血而致失明，但在治疗时应注意除外激素治疗引起的眼病。

（六）皮肤黏膜损害

多数患者有皮肤黏膜损伤，表现为下肢高出皮面的紫癜、多形红斑、斑疹、瘀点（斑）、丘疹、皮下结节、坏死性溃疡形成以及浅表皮肤糜烂等。其中皮肤紫癜最为常见，病理类型为白细胞破碎性血管炎，常与肾脏受累同时出现。

（七）神经系统症状

很少有 WG 患者以神经系统病变为首发症状，但仍有约 1/3 的患者在病程中出现神经系统病变。患者以外周神经病变最常见，多发性单神经炎是主要的病变类型，临床表现为对称性的末梢神经病变。肌电图以及神经传导检查有助于诊断。此外，部分患者还可出现第 Ⅱ、第 Ⅵ、第 Ⅶ 对颅神经受累。约 10% 的患者因脑血管炎出现中枢神经系统受累，诊断时较为困难。极少数甚至可导致垂体受累，出现垂体功能减退。

（八）关节病变

关节病变在 WG 中较为常见，发病时约 30% 的患者有关节病变，总计可有约 70% 的患者关节受累。多数患者表现为关节疼痛以及肌痛，另有 30% 的患者可出现关节炎，可为单关节或多关节的肿胀和疼痛，可为对称性、非对称性以及游走性。表现有关节炎的 WG 患者中约有半数类风湿因子检测阳性，其中表现为对称性多发性小关节炎者须与类风湿关节炎相鉴别，前者无关节破坏以及关节畸形。

（九）其他

韦格纳肉芽肿也可累及心脏而出现心包炎、心肌炎；胃肠道受累时可出现腹痛、腹泻以及出血。文献报道尸检时可发现脾脏受损，包括坏死、血管炎以及肉芽肿形成。泌尿生殖系统（此处不包括肾脏）受累较少见，如膀胱炎、睾丸炎、附睾炎等，诊断泌尿系统病变时须除外来自肾脏病变的干扰。

（十）并发症

韦格纳肉芽肿常见的并发症包括大量咯血、急性呼吸衰竭、急性和（或）慢性肾功能衰竭、耳聋、失明以及神经系统病变。

四、辅助检查

（一）常规检查

常规实验室检查对韦格纳肉芽肿的诊断并不特异，只是提示患者有炎性疾病。ESR 和 CRP 水平增高，中性粒细胞计数以及血小板计数增多，正细胞正色素贫血，RF 阳性，血清免疫球蛋白增高，但以上检查均无特异性。尿液分析常用于监测是否有肾脏受累，评价患者的肾功能。韦格纳肉芽肿尿沉渣可出现镜下血尿（红细胞 > 5/HP）或出现红细胞管型，后者对肾小球肾炎有诊断意义。

（二）抗体检查

1. 抗中性粒细胞胞质抗体（ANCA）

90% 以上病情活动的韦格纳肉芽肿患者血清中出现胞质型抗中性粒细胞胞质抗体（c-ANCA），其针对的抗原是蛋白酶 3（PR3），病情静止时约 40% 的患者阳性，因此 c-ANCA 对韦格纳肉芽肿有诊断意义。现在认为 c-ANCA（PR3-ANCA）是对韦格纳肉芽肿较有特异性的抗体，且与 WG 的活动性有关。

2. 抗内皮细胞抗体（AECA）

AECA 在 WG 的阳性率为 55%~80%，AECA 滴度的消长与疾病的活动性相关，并可借此将疾病本身的活动与并发的感染、肾功能不全或药物的不良反应等情况相区别。WG 在疾病活动或是并发感染等情况时，临床症状皆可加重，有疾病活动造成者 AECA 滴度升高，而其他因素导致病情加重者则 AECA 滴度并不升高。

（三）影像学检查

1. X 线检查

胸部 X 线对韦格纳肉芽肿的诊断非常重要，但应注意约 20% 的 WG 患者胸片可以无病变。胸片显示双肺多发性病变，以双下肺多见，病灶以结节影最为常见，可见于 40%~70% 的病例。结节影可以是孤立的、也可以是多发的，其中约 50% 可以伴有空洞形成，薄壁空洞和厚壁空洞都可见到，其大小为 1.5~10.0cm，常呈戏剧性改变、迁移性，也可自行消失，这是本病的特点，与肿瘤或其他感染性疾病不同。出现弥漫的毛玻璃样透亮度下降，提示肺泡出血可能。其他类型的病变包括粟粒样、局灶性浸润，肺不张，肺间质病变，还可见气管狭窄。纵隔病变以及胸膜病变少见，如出现应注意除外其他疾病。上呼吸道 X 线可显示鼻旁窦黏膜增厚，甚至鼻或鼻旁窦骨质破坏。

2. CT 检查

是 X 线检查的有益补充，可以进一步明确 X 线所见病变的性质以及 X 线未能发现的病变。CT 所见病变同 X 线，主要为伴或不伴空洞的结节影和气道的实变影，后者常见于双侧或弥漫性肺出血。CT 还可见肺间质病变，包括小间隔增粗、支气管壁增厚。此外，CT 对于发现气管狭窄明显优于 X 线检查。

3. 其他

磁共振（MRI）、核素检查以及血管造影对 WG 的诊断无特殊意义。

（四）病理活检

上呼吸道、支气管内膜及肾脏活检是诊断韦格纳肉芽肿的重要依据，病理显示肺及皮肤小血管的类纤维蛋白变性；血管壁有中性粒细胞浸润，局灶性坏死性血管炎；上、下呼吸道有坏死性肉芽肿形成；肾病理表现为局灶性、节段性、新月体性坏死性肾小球肾炎；免疫荧光检测无或很少免疫球蛋白以及补体沉积。诊断有一定困难时，可行胸腔镜或开胸活检以提供诊断依据。在临床表现典型、c-ANCA 阳性时，可作出临床诊断而不必等待活检结果，以免延误治疗。

五、诊断

韦格纳肉芽肿的诊断平均需要 5~15 个月。其中 40% 的诊断是在不到 3 个月的时间里得出的，10% 可长达 5~15 年才被诊断。为了达到最有效的治疗，韦格纳肉芽肿早期诊断至关重要。无症状患者可通过血清学检查 ANCA 以及鼻旁窦和肺脏的 CT 扫描得到诊断。

1990 年美国风湿病学会（ACR）对韦格纳肉芽肿的诊断分类标准：①鼻或口腔炎症，痛性或无痛性口腔溃疡，脓性或血性鼻腔分泌物。②X 线胸片异常，X 线胸片示结节、固定浸润病灶或空洞。③尿沉渣中有红细胞管型。④病理为肉芽肿性炎，在动脉壁内或在血管周围，或在血管（动脉或小动脉）外有肉芽肿炎性改变。符合 2 条或 2 条以上时即可诊断 WG，诊断的敏感性和特异性分别为 88.2% 和 92.0%。

WG 在临床上常被误诊，为了能早期诊断，对有以下情况者应反复进行活组织检查：①不明原因的发热伴有呼吸道症状。②慢性鼻炎及鼻窦炎，经检查有黏膜糜烂或肉芽组织增生。③眼、口腔黏膜有溃疡、坏死或肉芽肿。④肺内有可变性结节状阴影或空洞。⑤皮肤有紫癜、结节、坏死和溃疡等。

六、鉴别诊断

韦格纳肉芽肿有时诊断不易，须除外其他疾病，尤其是显微镜下多血管炎（MPA）、Churg-Strauss Syndrome 综合征（CSS），这 3 种主要影响小血管的血管炎具有一定的相似性，而且都与 ANCA 相关，被称为 ANCA 相关血管炎。

1. 显微镜下多血管炎

1993 年以前将显微镜下多血管炎作为韦格纳肉芽肿的一个亚型，目前认为显微镜下多血管炎为一独立的系统性血管炎。MPA 常见坏死性肾小球肾炎以及肺的毛细血管炎，很少累及上呼吸道。检验多为 p-ANCA 阳性，一般无肉芽肿形成。

2. Churg-Strauss 综合征

CSS 常有过敏史和重度哮喘；肺和肺外脏器有中小动脉、静脉炎及坏死性肉芽肿；周围血嗜酸性粒细胞增高。WG 与 CSS 均可累及上呼吸道，但前者常有上呼吸道溃疡，X 线胸片示肺内有破坏性病变如结节、空洞形成，而在 CSS 则不多见。WG 的肾脏病变较重，对环磷酰胺的治疗反应好于糖皮质激素。病灶中很少有嗜酸性粒细胞浸润，周围血嗜酸性粒细胞增高不明显，也无哮喘发作。

3. 淋巴瘤样肉芽肿病

是多形细胞浸润性血管炎和血管中心性坏死性肉芽肿病，浸润细胞为小淋巴细胞、浆细胞、组织细胞及非典型淋巴细胞，病变主要累及肺、皮肤、神经系统及肾间质，但不侵犯上呼吸道。

4. 肺出血—肾炎综合征

是以肺出血和急进性肾小球肾炎为特征的综合征，肾及肺活检可发现抗肾小球基底膜抗体，由此引致的弥漫性肺泡出血及肾小球肾炎综合征，以发热、咳嗽、咯血及肾炎为突出表现，但一般无其他血管炎征象。本病多缺乏上呼吸道病变，肾病理可见基底膜有免疫复合物沉积。

5. 复发性多软骨炎

上呼吸道为主要表现的 WG 鉴别诊断须考虑复发性多软骨炎（RP），后者病变部位在软骨，可累及鼻软骨、气管软骨引起鞍鼻、气管狭窄等表现。鞍鼻在临床上主要见于 WG、复发性多软骨炎、梅毒、麻风等。因耳郭为全身最大的软骨，一般讲不伴有耳郭塌陷，RP 可除外。RP 无鼻旁窦受累，实验室检查 ANCA 阴性及活检对诊断很有必要。

七、治疗

韦格纳肉芽肿的治疗原则为早期诊断、早期治疗。其治疗又可分为 3 期，即诱导缓解、维持缓解以及控制复发。循证医学（EBM）显示糖皮质激素加环磷酰胺联合治疗有显著疗效，特别是肾脏受累以及具有严重呼吸系统疾病的患者，应作为首选治疗方案。目前认为未经治疗的韦格纳肉芽肿患者的预后很差，90% 以上的患者在 2 年内死亡，死因通常是呼吸衰竭和（或）肾功能衰竭。然而，大多数患者通过使用细胞毒药物可获得长期缓解，尤其是环磷酰胺联合糖皮质激素。85%～90% 的患者对环磷酰胺治疗有反应，75% 的患者获得完全缓解。获得缓解的中位时间是 12 个月，偶尔有患者需 2 年以上治疗才能解除所有症状。但在治疗有效的患者中 30%～50% 至少复发 1 次，需要再次治疗。目前认为单独使用泼尼松的作用是很小的。与环磷酰胺联合泼尼松治疗相比，单独使用泼尼松的缓解率更低，复发率和病死率更高。在使用免疫抑制药和激素治疗时，应注意预防卡氏肺囊虫感染所致的肺炎，国外报道约 6% 的 WG 患者在免疫抑制治疗的过程出现卡氏肺囊虫肺炎，并可成为 WG 的死亡原因。这也是建议使用复方磺胺甲噁唑（复方新诺明）治疗 WG 的原因之一。

（一）糖皮质激素

活动期用泼尼松 1.0～1.5mg/（kg·d）。对严重病例如中枢神经系统血管炎、呼吸道病变伴低氧血症如肺泡出血、进行性肾功能衰竭，可采用冲击疗法，甲泼尼龙 1.0g/d 连续用 3d，一般糖皮质激素用 4~6 周，病情缓解后减量并以小剂量维持。

（二）免疫抑制药

1. 环磷酰胺

通常给予每天口服环磷酰胺 1.5~2mg/kg，也可用环磷酰胺 200mg，隔日 1 次。对病情平稳的患者可用 1mg/kg 维持。对严重病例给予环磷酰胺 1.0g 冲击治疗，每 3~4 周 1 次，同时给予每天口服环磷酰胺 100mg，注意观察不良反应，如继发感染，骨髓抑制，外周血白细胞降低等。环磷酰胺是治疗本病的基本药物、可使用 1 年或数年，撤药后患者能长期缓解。循证医学显示，环磷酰胺能显著改善 WG 患者的生存期，但不能完全控制肾脏等器官损害的进展。

2. 硫唑嘌呤

硫唑嘌呤（商品名依木兰）是一种嘌呤的类似物，有抗炎和免疫抑制双重作用，有时可替代环磷酰胺。一般用量为 1~4mg/（kg·d），总量不超过 200mg/d。如环磷酰胺不能控制，可合并使用硫唑嘌呤或改用硫唑嘌呤。该药的不良反应较环磷酰胺轻，主要为骨髓抑制和肝脏损害等。

3. 氨甲蝶呤（MTX）

MTX 一般用量为 10~15mg，每周 1 次，口服、肌内注射或静脉注射疗效相同，如环磷酰胺不能控制可合并使用。

4. 环孢素（CsA）

作用机制为抑制 IL-2 合成，抑制 T 淋巴细胞。优点为无骨髓抑制作用，但免疫抑制作用也较弱。常用剂量为 3~5mg/（kg·d）。主要不良反应为恶心、厌食、皮疹、多毛、血压升高或血肌酐升高等。

5. 霉酚酸酯（骁悉）

是一新型、选择性、非竞争性的次黄嘌呤单核苷酸脱氢酶抑制药，可导致细胞内 GMP 和 GTP 的缺乏，抑制 DNA 的合成。能高度选择性地阻断 T 和 B 淋巴细胞鸟嘌呤核苷酸的经典合成，从而抑制 T 和 B 淋巴细胞的增殖。初始用量 1.5g/d，分 3 次口服，维持 3 个月，维持剂量 1.0g/d，分 2~3 次口服，维持 6~9 个月。优点是肝、肾毒性和骨髓抑制等不良反应较其他免疫抑制药轻。

6. 静脉用丙种球蛋白（IVIg）

丙种球蛋白通过 Fc 介导的免疫调节作用，通过 Fab 干扰抗原反应或参与抗独特型抗体交叉作用而抑制抗体形成，抑制 T 淋巴细胞增殖及减少自然杀伤细胞的活性。大剂量丙种球蛋白还具有广谱抗病毒、抗细菌及抗其他病原体作用。一般与激素及其他免疫抑制药合用，剂量为 300~400mg/（kg·d），连用 5~7d。大剂量丙种球蛋白在体内半衰期为 21~25d。

（三）其他治疗

1. 复方磺胺甲噁唑片

对于病变局限于上呼吸道以及已用泼尼松和环磷酰胺控制病情者，可选用复方磺胺甲噁唑片进行抗感染治疗（每日 2~6 片），认为有良好疗效，能预防复发，延长生存时间。

2. 生物制剂

新近临床研究发现 TNF-α 受体阻滞药与泼尼松和环磷酰胺联合治疗能增加疗效，减少后者的不良反应；对泼尼松和环磷酰胺治疗无效的患者也可试用 TNF-α 受体阻滞药，能收到理想的疗效，但最终疗效还需要更多的临床资料。

3. 血浆置换

对活动期或危重病例，如透析患者、严重的肺出血患者以及患有抗肾小球基底膜抗体疾病的患者可用血浆置换治疗作为临时治疗。一般与激素及其他免疫抑制药合用。

4. 血液透析

急性期患者如出现肾衰竭则需要透析，55%~90% 的患者经透析治疗可获缓解，肾脏恢复足够的功能，40%~70% 的患者能脱离透析 3 年或更长时间。

5. 手术治疗

对于出现声门下狭窄、支气管狭窄等患者可以考虑介入治疗或外科治疗。

八、预后

韦格纳肉芽肿通过用药尤其是糖皮质激素加环磷酰胺联合治疗和严密随诊，能诱导和维持长期的缓解。早期诊断能预期获得有效的治疗。最近几年，在疾病早期即可获得韦格纳肉芽肿的诊断，使患者的治疗效果更好并得到理解。过去，未经治疗的韦格纳肉芽肿平均生存期是 5 个月，82% 的患者 1 年内死亡，约 90% 的患者 2 年内死亡。目前经激素和免疫抑制药治疗后，WG 的预后明显改善，大部分患者在正确治疗下能维持长期缓解。1992 年，Hoffman 统计的 8 年死亡率为 13%，1996 年，Matteson 公布的 5 年和 10 年死亡率分别为 28% 和 36%。影响预后的主要因素是难以控制的感染和不可逆的肾脏损害，年龄 >57 岁及血肌酐升高是预后不良因素。此外，ANCA 的类型对治疗的反应和预后似乎无关，但有抗 PR3 抗体的患者若不治疗有可能病情更活动，进展更迅速。故早期诊断、早期治疗，力争在肾功能损害之前给予积极治疗，可明显改善预后。韦格纳肉芽肿是否缓解取决于其炎症是否活动，而不是一些功能检查的异常，患者的临床表现异常可能并非疾病活动。

第九章

重叠综合征

在疾病分型中，依据症状和体征归类起着重要的先导作用。随着对疾病认识的深入，人们可以按照独特的病理学表现、特异的实验室检查及遗传相关性来更为精确地定义疾病分组。在目前的分类中，自身免疫性结缔组织病（AICTD）包含以下 6 种：①系统性红斑狼疮（SLE）。②硬皮病（Scl）。③多发性肌炎（PM）。④皮肌炎（DM）。⑤类风湿关节炎（RA）。⑥干燥综合征（SS）。

这 6 种典型的 AICTD 都是描述性综合征，没有诊断的金标准。诊断一种分化良好的 AICTD 通常很容易，无需进行广泛的检查。但在早期，它们常有许多共同的表现，如雷诺现象、关节痛、肌痛、食管功能失调和抗核抗体（ANA）阳性，此时往往不易诊断，此时通常称为未分化结缔组织病（UCTD）。重叠综合征指的是患有两种或两种以上结缔组织病的重叠，也称为重叠结缔组织病。

第一节　病因与发病机制

一、病因

AICTD 的发病率报道不一，与研究方法、自然偏差及种族差异有关。通常认为干燥综合征最高（0.5% ~3.6%），而 SLE 的发病率较低［（15 ~50）/10 万人］。硬皮病、多肌炎、皮肌炎属于较为少见的 AICTD，其发病率低于 10/10 万人。越来越多的证据证实，硬皮病和肌炎重叠综合征较单纯的硬皮病和肌炎更为常见。唯一的关于重叠综合征的流行病学调查来自日本，报道的混合性结缔组织病（MCTD）的发病率为 2.7/10 万人。MCTD 通常散发，但也有一些家族聚集性发病的报道。与 SLE 不同，日光照射不会加重 MCTD 患者的病情。同样，尽管在普鲁卡因胺治疗初期会短暂出现抗 RNP 抗体，尚未发现药物暴露与 MCTD 的发病有关。迄今为止，仅有氯乙烯和二氧化硅被认为是 MCTD 的环境致病因素。

二、发病机制

AICTD 患者中大约有 35% 具有临床上的重叠症状，大多数则分化为与某一传统 AICTD 相一致的临床表型。某些情况下，一种 AICTD 可随时间推移演变为另一种 AICTD。向典型的 AICTD 演变或维持重叠状态，常与特定的血清学指标和主要组织相容性抗原（MHC）有关。尽管大部分风湿病学家偏爱用典型的 AICTD 范例来思考病例，但应用血清学检查和人白细胞抗原（HLA）分型将有助于更好地理解疾病的临床表现和预后。在这方面已有一项研究对重叠综合征与血清学的相关性做了详细的分析，为理解 AICTD 的临床异质性提供了新的认识。自身抗体的临床相关性已有很多报道（表9-1）。

表9-1　自身抗体与临床表现之间的关系

自身抗原	临床相关性
类风湿因子	RA，侵蚀性关节炎，冷球蛋白血症
环瓜氨酸肽	RA
核小体	SLE，Scl，MCTD

自身抗原	临床相关性
蛋白酶体	SLE，PM/DM，干燥综合征，多发性硬化
Sm snRNP	SLE
组蛋白 H1、H2A、H2B、H3、H4	SLE，UCTD，RA，PBC，泛发性硬皮病
核糖体 P	SLE 精神症状
dsDNA	SLE，肾小球肾炎，血管炎
ACL/β_2-糖蛋白	SLE，血栓形成，血小板减少，流产
非 β_2-糖蛋白依赖性 ACL	MTCD（与 APL 综合征无关）
U1-RNP 的 68kD 肽段	MCTD，雷诺现象，肺动脉高压
U1 snRNP	MCTD，SLE，PM
hnRNP-A2（也称为 RA-33）	MCTD，RA，SLE 和 Scl 中侵蚀性关节炎
Ro/La	干燥，SLE，先天性心脏传导阻滞，光敏感，PBC
胞衬蛋白	干燥，青光眼，烟雾病
血小板衍生生长因子	弥漫性和局限性 Scl
拓扑异构酶 I（Scl-70）	弥漫性 Scl 伴明显的器官受累
着丝点	局限性 Scl，CREST，雷诺现象，肺动脉高压，PBC
Th/To	局限性 Scl
U3-snRNP	局限性 Scl
hnRNP-1	Scl（弥漫性早期及局限性）
RNA 聚合酶 I 和 III	Scl（弥漫性伴肾血管性高血压）
核仁纤维蛋白	严重的全身性 Scl
Ku	肌炎重叠，原发性肺动脉高压，Graves 病
U5-snRNP	肌炎重叠
PM/Scl	肌炎与关节炎、皮肤损害、技工手重叠
信号识别颗粒	肌炎重叠（严重的心脏病病程）
抗合成酶（Jo-1、PL-7、PL-12）	肌炎与关节炎和间质性肺病重叠
Mi-2	皮肌炎
蛋白酶 3	肉芽肿性血管炎（既往称 Wegener 肉芽肿），肺毛细血管炎
髓过氧化物酶	Churg-Straus，寡免疫沉积型肾小球肾炎
内皮细胞	肺动脉高压，严重指端坏疽
α-烯醇化酶	白塞病，RA，MCTD，Scl，大动脉炎
血管紧张素转化酶 2	AICTD 伴血管病变

注：ACL：抗心磷脂；AICTD：自身免疫性结缔组织病；APL：抗磷脂综合征；CREST：钙质沉着、雷诺现象、食管功能障碍、指端硬化和毛细血管扩张综合征；DM：皮肌炎；hn：核不均一；MCTD：混合性结缔组织病；PBC：原发胆汁性肝硬化；PM：多肌炎；RA：类风湿关节炎；RNP：核糖核蛋白颗粒；SLE：系统性红斑狼疮；sn：小核；UCTD：未分化结缔组织病。

三、自身免疫与重叠综合征

令人信服的证据表明，自身免疫常常由亚细胞颗粒成分来源的抗原诱导产生，特别是剪接体、核小体和蛋白酶体。

（一）剪接体成分的自身免疫性

剪接体的某些成分是 AICTD 中自身免疫的常见靶点。此外，与在凋亡中一样，这些分子的翻译后修饰似乎常与增强的免疫原性相关。剪接体是由大约 300 个不同的蛋白质和 5 种 RNA 组成的复杂的核颗粒，参与了前体信使 RNA（pre-mRNA）转变为成熟的"剪接 RNA"的过程。作为自身免疫抗原靶点的剪接体亚单位主要有两种：①小核核糖核蛋白颗粒（snRNP）。②核不均一 RNP 颗粒（hnRNP）。

snRNP 是与蛋白质结合的包含 80～350 个核苷酸序列的小 RNA 片段。此类 RNA 含有大量的尿嘧啶核苷酸，因此称为 U-RNA；根据免疫沉淀法，U-RNA 可分为 5 种不同类型（U1、U2、U4、U5 和 U6 RNA）。这些复合物的自身抗体主要针对其蛋白质成分。抗 Sm 抗体可沉淀出 5 种蛋白质，分子量分别为 28 000（BvB）、16 000（D）、13 000（E）、12 000（F）和 11 000（G）；这 5 种多肽是 U1、U2、U4、U5 和 U6 RNA 所共有的。抗 RNP 自身抗体沉淀出 3 种蛋白质，分子量分别为 68 000（70K）、33 000（A'）和 22 000（C）；这些多肽与 U1-RNA 有独特的相关性。70kD 的抗 RNP 抗体被认为与 MCTD 有较为特异的临床相关性，其免疫优势表位包含 125 位氨基酸残基，两侧连接着 119-126 位的重要构象残基。另外，抗 Sm 抗体则与 SLE 相关。

hnRNP 是真核细胞核中最为丰富的一类蛋白质，包含 pre-mRNA 及 30 个与之结构相关、分子量为 33～43kD 的小蛋白质。9 种 hnRNP 核心蛋白被命名为 A1、A2、Bla、Blb、Blc、B2、C1、C2 和 C3。一种以 33kD hnRNP-A2 为靶抗原的被称作抗 RA33 抗体的抗体特别令人感兴趣，因为它可见于大约 1/3 的 RA、SLE 和 MCTD 患者血清中。它也与 SLE、硬皮病和 MCTD 患者的侵蚀性关节炎相关，能预示早期多关节炎患者最终将发展为 RA，但此种相关性并不见于硬皮病（无侵蚀）、PM 或 PM/Scl、PM/DM 重叠。hnRNP-A2 的抗原表位含有两个 RNA 结合区：N 末端和富含甘氨酸的 C 末端。不同的疾病可针对不同的 RNA 结合区域。例如，RA 和 SLE 血清优先与第二 RNA 结合区域反应，而 MCTD 血清则作用于跨越两个 RNA 结合区域的表位。

（二）核小体成分的自身免疫性

核小体是染色质的基本组成单位，是含有组蛋白 H2A、H2B、H3 和 H4 各两个拷贝的八聚体，周围环绕着约含 146 个碱基对的 DNA。在凋亡过程中，核酸内切酶裂解染色质，释放核小体颗粒至细胞质，随后迁移至死亡细胞表面而能接近 B 细胞受体。自身免疫的发生与对凋亡释放物质的吞噬缺陷有关。抗核小体抗体针对的是完整的核小体上的抗原决定簇，而非其组成成分——DNA 和组蛋白。在一项对患有 13 种不同 AUCTD 的 496 名患者和 100 名丙肝患者的研究发现，抗核小体抗体见于 SLE（71.7%）、Scl（45.9%）和 MCTD（45%）患者的血清中。

（三）蛋白酶体成分的自身免疫性

26S 蛋白酶体是一种亚细胞大颗粒，参与泛素化蛋白的降解，产生由 MHC I 类分子递呈的肽段。有很多的证据表明，它可能是 AICTD 自身免疫反应的靶点。已有报道，在自身免疫性肌炎、SLE 和原发性干燥综合征中可出现抗蛋白酶体亚单位抗体。此外，循环中 20S 蛋白酶体（c20S）亚单位似乎与 MCTD 和 SLE 疾病活动相关。

（四）自身免疫的产生

对某种细胞内结构成分如剪接体的抗体应答会导致整个颗粒被抗原递呈细胞摄取，这样所有组成颗粒的蛋白质都能被作为抗原加工，并连接在 HLA II 类分子的亲和位点，以抗原肽形式表达。由于 HLA 分子的多态性，可产生也针对一些其他抗原的多样化的抗体反应，这一过程称为表位扩展，在抗体应答的发展中起重要作用，见于多种结缔组织病。例如，已证实，对 U-RNP 复合物中某一组分的免疫反应可以诱导产生针对其他组分的多种自身抗体。通过这种方式，免疫应答能随着时间推移发生改变，而这一变化常与临床表现的变化相关。

T 细胞受体与 HLA 分子递呈的抗原肽之间的相互作用对自身免疫的产生至关重要。70kD 及抗 UIRNP 抗体应答与 HLA-DR4 和 HLA-DR2 表型相关。在一种 MCTD 转基因小鼠模型中，大多数 T 细胞针对的都是 70kD 抗原 RNA 结合区内数量有限的表位。HLA-DB 基因的 DNA 序列分析显示，DR2 和 DR4 阳性患者在 β 链第 26、第 28、第 30、第 31、第 32、第 70 和第 73 位上具有一组共同的氨基酸，并由此形成抗原结合袋。据推测，这两种 HLA 亚型代表着一种重要的遗传特异性，使抗原肽递呈至相应 T 细胞受体。与抗 U1RNP 应答相关的 HLA-DR4/DR2 上的共同表位与 RA 中 HLA-DR4/DR1 的共同表位不同。70kD 多肽具有数个不同表位，其中最具一致性的序列是 KDK DRDRKR RSS RSR。这一区域可优先与 MCTD 血清结合，而 SLE 血清对其无作用。在不同疾病中，针对剪接体的自身免疫应答具有不同程度的表位扩展特征。SLE 中针对 snRNP 和 hnRNP 的抗体谱最为广泛；针对 snRNP 和 hnRNP 的限制性抗剪接体抗体谱见于 MCTD；而在 RA 中抗剪接体抗体谱仅局限于抗 hnRNP 抗体。总的来说，自身免疫性疾病的特征是产生多种能识别进化中保守分子的自身抗体。这些"隐藏"的细胞内分子能成为自身抗原的机制还需要进一步研究，目前最主要的两个理论是凋亡修饰和分子模拟。

凋亡时被修饰的蛋白质能绕过机体对自身蛋白质的耐受，被递呈给免疫系统。虽然风湿性疾病的自身抗原没有共同的结构或功能，但是它们具有聚集成簇和集中于凋亡细胞表面囊泡的共同表现。小囊泡中含有内质网碎片和核糖体以及核糖核蛋白 Ro。大囊泡（凋亡小体）中含有核小体 DNA、Ro、La 和 sriRNP。在凋亡过程中，一些酶系统上调，发挥裂解蛋白质的翻译后修饰作用，包括瓜氨酸化、磷酸化、去磷酸化、谷氨酰胺化、结合泛素，使分子更具有抗原性。例如，U1-70K 蛋白被半胱氨酸蛋白酶 3 裂解后，转变成去除 C 末端的片段，其中含有一个主要 B 细胞表位，能够优先被自身免疫血清识别。

引起首次抗体应答的最初刺激物可能是一种具有类似于自身抗原表位肽段区域的非自身蛋白，即所谓的分子模拟。感染、毒素、药物及紫外线等环境因素可以诱导及加速凋亡。分子模拟的主要限制在于抗原序列必须经过 TCR 识别。辅助 T 细胞（CD_4^+）通常识别 HLA Ⅱ 类分子结合的含 12 ~ 16 个氨基酸的肽段。然而，在一些情况下可以识别更小的肽段，有时它们比亲体配体更具免疫刺激性。这样 T 细胞识别的抗原高度退化，使分子模拟的潜力得以扩展。例如，这些分子包含有五肽，其折叠倍数远大于含 12 位氨基酸残基的多肽。针对免疫分子复合物某一组分的免疫应答一旦发生，复合物上的其他蛋白/表位可通过同样的表位扩展过程也产生抗原性。

第二节　临床表现与诊断

一、硬皮病重叠综合征

某些纤维化病变可能与硬皮病相似。硬皮病本身在疾病表现上有广泛的异质性，从预后较差的弥漫性皮肤病变到预后良好的局限性皮肤受累。此外，一些 Scl 患者常重叠有其他结缔组织病。多数情况下，这些重叠发生在没有明显皮肤受累（无皮肤硬化的硬皮病）或伴有疾病——CREST 的局限型的患者。大约 90% 的 Scl 患者 ANA 阳性。硬皮病相关抗体包括拓扑异构酶 Ⅰ（Scl-70）、抗着丝点（ACA）抗体、hnRNP-I、RA33、p23、p25、RNA 聚合酶-Ⅰ（RNAP-1）、RNA 聚合酶-Ⅲ（RNAP-Ⅲ）、U1-RNP、PM-Scl、核仁纤维蛋白、组蛋白、Ku、内皮细胞和 Th/To。

一项德国的注册研究报道，在 1 483 例 SSc 患者中存在两种脏器受累模式。局限性远端皮肤受累（从肢体远端到膝部和肘部）占 46%（dcSSc 组），另 33% 为进展性全身型硬皮病（迅速累及躯干、面部和四肢，dcSSc 组）。重叠综合征见于 11%，还有 8% 属于未分化。脏器受累程度各亚型间不同。例如，肌肉骨骼累及分别见于 68% 的重叠型和 57% 的 dcSSc 型。肺纤维化（56%）和肺动脉高压（19%）在 dcSSc 型中最为多见，但肺动脉高压也见于 15% 的 dcSSc 患者。

特异性抗体类型往往与疾病的病死率和致残率相关。具有抗着丝点抗体、抗 U3 snRNP 抗体和抗 Th/To 抗体的患者易患局限型 Scl；而抗 Scl-70 抗体、ACA 及抗 RNAP 抗体与弥漫性皮肤受累及系统损害有关。抗 PM/Scl 抗体阳性患者可能存在肌炎/硬皮病重叠，且易发生肺间质病变。约 60% 的硬皮病患者有明显的滑膜炎，35% 的患者 RF 阳性。Scl 中侵蚀性关节炎与抗 RA-33 抗体有关，在这类重叠综合征患者中，Scl 常表现为不完全性 CREST。已有记载，局限性硬皮病常与原发性胆汁性肝硬化（PBC）重叠，与之相关的特异性抗体是抗线粒体抗体。相反，10% ~ 29% 的 PBC 患者抗着丝点抗体阳性，其中约一半患者有 CREST 综合征的一些表现。因此，这两种疾病在血清学上的重叠比在临床表现上的重叠更常见。硬皮病中轻度肌肉受累并不少见，占 50% ~ 80%。欧洲的一项对 114 名硬皮病重叠综合征患者的回顾性研究报道，95% 的患者 PM/Scl 抗体阳性，其中 80% 有炎性肌病。这种"硬化性肌炎"与 MCTD 不同，它可以同时存在皮肌炎的表现（肌痛、肌炎、Gottron 征、向阳性皮疹、钙质沉着），但是无典型 MCTD 中特征性的 SLE 样表现。这些患者大部分有双手致畸性关节炎。通常病程缓慢而呈良性，大多数对激素敏感。硬皮病狼疮重叠较为少见。但是，Scl 患者常存在 ACA 和 Scl-70 之外的其他抗核抗体。

非硬皮病的纤维化病变在起始阶段可能被误诊为硬皮病重叠，但尽管这些疾病会有一些系统受累，它们很少会出现与其他 AICTD 重叠的表现。

肾源性系统性纤维化（NSF）是一些患者在应用含钆造影剂后产生的一种纤维化疾病，多数患者原有肾病史。组织学上可见成纤维细胞增殖、胶原束增厚和黏蛋白沉积，与硬化性黏液水肿相似。其临床表现由最初的局部皮肤硬结迅速扩展。面部一般不受累，但肘部和膝部可出现关节挛缩，难治性病例还可发生肺部和神经等系统受累。NSF 通常对皮质类固醇及免疫抑制剂治疗无效。

嗜酸性筋膜炎表现为四肢局限性硬皮病样皮肤病变。发现外周嗜酸性粒细胞增多和高球蛋白血症有助于该病的正确诊断。最终诊断取决于皮肤全层活检见到筋膜的弥漫性炎症。初始治疗可给予皮质激素（泼尼松 0.5~1mg/kg），剂量根据临床疗效递减；部分患者需要给予中等剂量的皮质激素维持长达 2 年。难治性病例也可以用氨甲蝶呤和霉酚酸酯。

硬化性黏液水肿以皮肤黏蛋白增多为特征，常伴丙种球蛋白病，多为 IgM 和轻链型。黏液性皮损表现为面、颈和四肢的蜡样丘疹。当丘疹融合时可被误认为硬皮病。可出现吞咽困难，近端肌无力，肺部、心脏和肾病变等系统受累。本病治疗较为困难，初治时常尝试应用皮质激素，有报道静脉丙种球蛋白和沙利度胺对难治性病例有一定疗效。

硬肿症是一种皮肤黏蛋白增多症，起病时常伴有发热症状，可自发缓解。慢性病程者与多发性骨髓瘤和糖尿病引起的副蛋白血症有关。患者真皮层增厚，伴胶原蛋白糖基化增加，与糖尿病皮肤僵硬综合征类似。面部和颈部经常受累，而影响到手足者较少。罕见脏器受累，但有时可见单克隆丙种球蛋白病。此类病例需排除淋巴瘤的可能。局部放疗对难治性病例有一定作用。

二、肌炎重叠综合征

多肌炎（PM）、皮肌炎（DM）以及包涵体肌炎（IBM）均属于典型的特发性炎性肌病（IIM）。然而，在 SLE、Scl、MCTD 及干燥综合征患者中也可能存在着与 IIM 相似的临床表现和检查结果。这样的重叠，尤其是与硬皮病，在较典型的多肌炎更为多见。临床上出现重叠症状时，最常与一些特定的自身抗体相关，如抗 PM/Scl 抗体、抗-Ku 抗体、U1-RNP、Jo-1、SRP 和 ARS。与多肌炎相关的关节病以关节半脱位畸形（尤其是远端指间关节和拇指关节）为特征，而关节的侵蚀程度较轻微。肌炎重叠综合征可见于抗氨酰 trRNA 合成酶（ARS）抗体阳性的患者。ARS 是一组催化特定氨基酸与其转运 RNA 相结合的酶，其中最为相关的是抗 Jo-1 抗体（组氨酸 trRNA 合成酶）。与不同抗合成酶抗体关联的临床综合征症状相似，呈反复发作，以炎性肌炎、发热、雷诺现象及皮损（技工手）为特征。ARS 的关节炎初始时可类似 RA，出现炎性关节炎和结节，但不发生侵蚀。抗 ARS 抗体阳性的患者往往先有间质性肺病，而后出现肌病。抗 U1-RNP 抗体阳性患者相关的肌炎往往见于 MCTD。抗抗信号识别颗粒（SRP）抗体在 Scl/PM 重叠综合征的患者中阳性率为 4%，这些患者往往表现为严重、迅速进展的肌炎，病理上可见明显的肌纤维坏死，但炎症细胞浸润较少。

2006 年，一项对 100 例法国和加拿大 IIM 患者的长期临床随访研究表明，应当放弃使用 Bohan 和 Peter 对炎性肌病的分类标准，因为 60% 的 IIM 患者存在着重叠综合征。在这项研究中，重叠综合征是指符合 Bohan 和 Peter 分类标准中的任何一种炎性肌病，同时至少合并有一项重叠特征的临床表现或具有以下一种自身抗体：合成酶、着丝点、拓扑异构酶Ⅰ、RNA 聚合酶Ⅰ或Ⅲ、Th、U1-RNP、U2-RNP、U3-RNP、U5-RNP、PM/Scl、Ku、SRP 和核孔蛋白。据报道，将典型的 PM/DM 与重叠综合征区分开对于治疗及判断预后具有重要意义，因为 PM 往往为慢性病程，50% 的患者对皮质激素初始治疗不敏感。纯粹的皮肌炎并不总是呈现慢性病程，但多数对皮质激素初始治疗敏感。另外，肌炎重叠综合征（往往伴有硬皮病表现）几乎都对皮质激素治疗有效（约 90% 的反应率）。如果依据抗体来区分重叠综合征，那么抗合成酶、SRP、核孔蛋白抗体是激素抵抗型肌炎的标志物，而抗 U1-RNP、PM/Scl 或 Ku 抗体则为激素敏感的标志物。自身免疫性肌炎患者，尤其是皮肌炎患者，发生肿瘤的风险增高，但在多大程度上、间隔多长时间来进行肿瘤筛查仍是个问题。现在已清楚，针对 155kD 和 140kD 蛋白质的特异性抗体（抗 155/140 抗体）标志着并发肿瘤的风险显著增高，如果出现，有必要进行彻底的肿瘤筛查。

三、混合性结缔组织病

MCTD 由 Sharp 及其同事提出，1971 年他们在一篇文章中报道了一种 SLE、Scl 和 PM 的重叠综合征。这是第一个根据特异性抗体命名的重叠综合征，即针对核糖核酸酶敏感的可提取核抗原（ENA）的抗体。在过去的 38 年间，有很多研究都对此抗体系统（现在称作 U1-RNP）与临床的相关性进行了探索。

（一）临床表现

1. 早期症状

大多数最终进展为 MCTD 的患者在早期难以和其他典型的 AICTD 区分。诊断 MCTD 需要同时出现 SLE、Scl 和 PM 样表现的假设是错误的。在 MCTD 早期，这种重叠很少出现，但随着病程的发展，重叠表现常会序贯发生。在疾病早期，大多数患者易有疲劳，可出现意义不明的肌痛、关节痛和雷诺现象。此时诊断 RA、SLE 或未分化结缔组织病（UCTD）似乎更为合适。若患者出现手或手指肿胀及高滴度斑点型 ANA 时，应密切随访有无重叠征象的发展。UCTD 患者出现高滴度抗 RNP 抗体是以后进展为 MCTD 的强有力指征。少数 MCTD 呈急性起病，对后续病程影响不明，其表现包括多肌炎、急性关节炎、无菌性脑膜炎、指（趾）坏疽、高热、急性腹痛和三叉神经病。

2. 发热

发热可成为 MCTD 的最突出临床表现，常无明显诱因。不明原因发热可作为 MCTD 的首发症状；在仔细检查后，多能发现 MCTD 的发热并发有肌炎、无菌性脑膜炎、浆膜炎、淋巴结病或并发感染。

3. 关节受累表现

关节痛和僵硬是几乎所有 MCTD 患者的一个早期症状。近 20 年来已日益明确，MCTD 的关节受累比典型的 SLE 更常见、更严重。约 60% 的患者最终可发展为明显的关节炎，常伴有 RA 常见的畸形，如尺侧偏斜、天鹅颈和纽扣花畸形。影像学通常呈现无严重侵蚀性改变的特征，多类似 Jaccoud 关节病。但也可发生破坏性关节炎，包括残毁性关节炎。发生在关节边缘的小的侵蚀，边界通常很清晰，是严重关节病变患者最具特征性的放射线表现。一些患者发生屈肌腱鞘炎、骨水肿及关节周围炎，类似血清阴性脊柱关节病。50%～70% 的患者 RF 呈阳性，实际上，这些患者可能被诊断为 RA，且符合 ACR 的 RA 分类标准。

4. 皮肤和黏膜受累表现

多数 MCTD 患者在病程中出现皮肤黏膜改变。雷诺现象最常见，也是 MCTD 最早期的表现之一。常伴有手指肿胀甚至全手水肿。在一些患者中，可出现典型 SLE 患者的皮肤改变，特别是蝶形红斑和盘状红斑。其他表现包括口腔溃疡、干燥症状、口及生殖器溃疡、血管炎性青斑、皮下结节和鼻中隔穿孔。

5. 肌肉受累表现

肌痛是 MCTD 患者的常见症状。多数患者无明显的肌无力、肌电图异常或肌酶改变。其原因常不清楚，可能是由轻度的肌炎、身体功能下降或相关的纤维肌痛综合征引起的。MCTD 与 IIM 的炎性肌病组织学上相似，既有 DM 中血管受累的表现，也有 PM 中细胞介导的改变。在多数患者中，肌炎往往在疾病活动时急性发作。这些患者常对短期大剂量皮质激素治疗反应良好。另一种表现形式是轻度的炎性肌病，起病常隐匿，对皮质激素治疗反应较差。与 MCTD 相关的 PM 患者有一些出现明显的发热；另一些可有发热和肌痛病史，曾被诊断为"流感"。

6. 心脏受累表现

MCTD 患者心脏全层均可受累。大约 20% 的患者有心电图（ECG）异常。最常见的 ECG 改变是右心室肥大、右心房增大和室内传导阻滞。心脏受累最常见的临床表现为心包炎，报道见于 10%～30% 的患者，而心脏压塞罕见。心肌受累越来越受到重视，一些患者心肌受累继发于肺动脉高压，约见于

20%的患者且在早期常无症状。早期发现肺动脉高压（PAH）非常重要，因为现在已有更为有效的治疗方法。但PAH在早期容易漏诊，一项社区风湿病调查显示，有13%的既往未诊断出PAH的患者存在右心室收缩压升高（符合PAH诊断）。患者出现进行性劳力性呼吸困难时，应考虑PAH的可能。二维超声多普勒血流检查是最有效的筛查试验，而确定诊断要求心导管检查静息肺动脉平均压大于25mmHg。PAH的发生与Scl样的甲襞毛细血管改变、抗内皮细胞抗体、抗心磷脂抗体和抗U1-RNP抗体相关。左、右心功能不全都很常见，当然并不都与PAH相关；推荐对所有MCTD患者定期行超声心动图检查，尤其是对合并PAH者。抗U1-RNP抗体、抗内皮细胞抗体、血清血栓调节蛋白和血管性血友病因子水平增高对预示PAH的发生有一定价值。

7. 肺受累表现

高达75%的MCTD患者出现肺受累。出现早期症状如干咳、呼吸困难和胸膜炎性胸痛时应进一步检查。50%的患者可出现间质性肺病（ILD）。高分辨率CT（HRCT）是确定ILD的最敏感方法。肺受累HRCT的最常见表现是间隔增厚和毛玻璃样改变。如果不治疗，ILD通常进行性发展，25%的患者在随访4年后发展为严重的肺纤维化。肺动脉高压（PAH）是MCTD患者最严重的肺病变形式。硬皮病患者的PAH通常继发于肺间质纤维化，与硬皮病不同，MCTD患者的PAH通常由缓慢的肺动脉内膜增生及中膜肥厚引起。

8. 肾受累表现

最初认为，MCTD患者肾受累罕见。但经过近40年的观察，目前认为，约25%的患者出现肾受累。高滴度的抗U1-RNP抗体被认为是不发生弥漫性增殖性肾小球肾炎的相对保护因素，不论是在典型的SLE中还是在MCTD中。当ICTD患者出现肾病变时，其类型通常为膜性肾小球肾炎，多无症状，但有时也可能引起明显的肾病综合征。弥漫性增殖性肾小球肾炎或肾实质、间质病变在MCTD罕见。目前已逐渐认识到，MCTD患者有发生类似于硬皮病中的肾性高血压危象的风险。

9. 消化道受累表现

消化道受累是与硬皮病重叠的主要表现，见于60%～80%的患者。MCTD最常见的腹部表现为上消化道运动功能障碍。另外也有腹腔出血、胆道出血、十二指肠出血、巨结肠、胰腺炎、腹水、蛋白质丢失性肠病、原发性胆汁性肝硬化、门静脉高压、肠壁积气和自身免疫性肝炎的个案报道。MCTD出现腹痛的可能原因包括肠蠕动减退、腹膜炎、肠系膜血管炎、结肠穿孔和胰腺炎。吸收不良综合征可继发于小肠扩张与细菌过度生长。以慢性活动性肝炎和布—加综合征（Budd-Chiari综合征）为表现形式的肝受累也有报道。与在硬皮病中一样，在结肠的系膜游离缘也可见假性憩室。

10. 神经系统受累表现

与Sharp原先描述的一致，中枢神经系统（CNS）受累不是MCTD的突出临床表现。最常见的是三叉神经病变。一项对81例在神经科门诊就诊的三叉神经病患者的回顾性研究发现，与之最为相关的结缔组织病分别是UCTD（47%）、MCTD（26%）和硬皮病（19%）。感音性耳聋据报道见于近50%的MCTD患者。与SLE中CNS受累不同，MCTD患者极少出现明显的精神病和抽搐表现。头痛较为常见，多为血管源性，与典型的偏头痛类似。这些患者中部分有脑膜刺激征，脑脊液检查显示无菌性脑膜炎改变。MCTD中无菌性脑膜炎也与对非甾体消炎药的超敏反应有关，特别是舒林酸和布洛芬。此外，还有一些横断性脊髓炎、马尾综合征、脑出血、视网膜血管炎、眼神经病变、进行性多灶性脑白质病、寒冷性脑缺血、重症肌无力、多神经根病变、脱髓鞘疾病和周围神经病变的散发报道。有报道，脑脊液中抗U1-RNP抗体水平增高，尤其是以抗70kD抗体为主，与SLE和MCTD患者出现弥漫的中枢神经精神受累有关。有不少AICTD患者MRI可见改变，被称为非特异性亮点（UBO）。多数情况下出现UBO时并无神经症状。但是UBO的密度和分布常有一些规律，在MCTD中倾向于聚集在皮髓质交界处和脑室周围。

11. 血管受累表现

雷诺现象是几乎所有最终发展为MCTD的患者的早期表现。中小血管的内膜增生和中膜肥厚是MCTD的典型血管病变，也是肺动脉高压和肾危象的特征性病理改变。甲襞毛细血管镜和彩色多普勒均有助于鉴别雷诺现象是良性原发性的还是由MCTD及其他AICTD继发的。大多数MCTD患者甲襞毛细血管镜检异常，呈现为毛细血管扩张和缺失，与报道的 Scl 相似。一项血管造影研究报道显示，患者中等大小的血管的闭塞发生率较高。内皮细胞和抗心磷脂抗体被认为与 MCTD 中内皮功能障碍及动脉粥样硬化发生有关。

12. 血液受累表现

血液学异常在 MCTD 中较为普遍。75% 的患者出现贫血，大多数符合慢性炎症性贫血。Coombs 试验阳性见于约 60% 的患者，但明显的溶血性贫血不常见。与 SLE 相同，约 75% 的患者出现白细胞减少，主要累及淋巴细胞，且与疾病活动性有关。血小板减少、血栓性血小板减少性紫癜和纯红再障相对少见。一些研究报道，患者存在低补体血症，但不如在 SLE 中常见，且不与任何临床表现相关。50% 的患者 RF 阳性，通常与程度较重的关节炎相关，特别是同时合并抗 A2/RA33 抗体时。也有抗心磷脂抗体或狼疮抗凝物呈阳性的报道。但与 SLE 不同，它们不依赖于 β_2-糖蛋白，且倾向于与血小板减少相关，而与血栓事件无关。

13. 对妊娠的影响

报道的 MCTD 产妇和胎儿的发病率差异很大。一项 MCTD 和 SLE 的比较研究发现，两种疾病对患者的生育率无改变，但两者的产次和胎儿流产率都有增加。有研究显示，MCTD 患者的病情在妊娠期间可加剧或在产后可复发，但在其他研究中未获证实。抗内皮细胞抗体与 MCTD 中自发性流产相关。有 1 例新生儿"狼疮"报道，提示抗 U1-RNP 抗体能通过胎盘致病。

14. 幼年混合性结缔组织病

MCTD 可首发于儿童期。根据一项报道，其平均发病年龄是 10.7 岁。多关节炎和雷诺现象最为常见。脏器受累是进展性的，脏器受累率 5 年时为 20%，10 年时为 48%。明显的心肌炎、肾小球肾炎、血小板减少、癫痫发作、溶血尿毒症综合征、急性冠状动脉综合征和无菌性脑膜炎都有散在报道。

（二）诊断

MCTD 是一种包含 SLE、Scl 和 PM/DM 特征的重叠综合征。这些重叠表现很少同时发生，往往经过数年才会出现足够的重叠特征，而确诊为 MCTD。疾病早期与 U1-RNP 抗体相关的最常见的临床表现为手肿胀、关节炎、雷诺现象、炎性肌病和指端硬化。关于 MCTD，目前还没有 ACR 诊断标准，但一项对比研究表明，Alarcon-Segovia 和 Kahn 这两种诊断标准具有最好的敏感性和特异性（分别为 62.5% 和 86.2%）（表 9-2）。若将"肌痛"改为"肌炎"，则敏感性可提高至 81.3%。随着疾病的进展，一些最初诊断为 MCTD 的患者的临床表现可能更符合 SLE 或 RA。在一项长期随访中，一半以上的患者仍符合 MCTD 的诊断标准。SLE、RA、Scl 和 PM/DM 与 MCTD 的临床和血清学特征比较见表 9-3。

表 9-2　混合型结缔组织病诊断标准

	Alarcón-Segovia 标准	Kahn 标准
血清学标准	抗 RNP 抗体血凝法滴度≥1∶1 600	高滴度抗 RNP 抗体，相应斑点型 ANA 滴度≥1∶1 200
临床标准	1. 手肿胀	1. 手指肿胀
	2. 滑膜炎	2. 滑膜炎
	3. 肌炎（生物学证实）	3. 肌炎
	4. 雷诺现象	4. 雷诺现象
	5. 肢端硬化	
确诊 MCTD	血清学标准加上至少 3 条临床标准，需包含滑膜炎或肌炎	血清学标准加上雷诺现象及剩下临床标准中至少 2 条

注：ANA：抗核抗体；MCTD：混合性结缔组织病；RNP：核糖核蛋白颗粒。

表 9-3　典型自身免疫性结缔组织病的临床鉴别

临床表现	SLE	RA	Scl	PM	MCTD
胸膜炎/心包炎	+ + + +	+	+	−	+ + +
侵蚀性关节病	±	+ + + +	+	±	+
雷诺现象	+ +	−	+ + + +	+	+ + + +
炎性肌炎	+	+	+	+ + + +	+ + +
指端硬化	±	−	+ + + +	−	+ +
非肢端皮肤增厚	−	−	+ + +	−	−
间质性肺纤维化	+	+	+ + +	+ +	+
肺动脉高压	+ +	±	+	+	+ + +
蝶形红斑	+ + + +	−	−	−	+ +
口腔溃疡	+ +	−	−	−	+ +
癫痫/精神病	+ +	−	−	−	−
三叉神经病	+	−	+ +	−	+ +
外周神经病	+ +	+	±	−	+ +
横贯性脊髓病	+ +	+	−	−	+ +
无菌性脑膜炎	+ + +	+	−	−	+ + +
弥漫增殖性肾小球肾炎	+ + + +	−	−	−	+
膜性肾小球肾炎	+ + +	−	−	−	+ +
肾血管性高血压	+	−	+ + + +	−	+ + +
炎症性血管炎	+ +	+	+	+	+
非炎症性血管病变	−	−	+ + + +	−	+ + +
食管运动功能障碍	+	±	+ + + +	+	+ + +

第三节　治疗

　　由于缺乏对照研究，如何合理治疗重叠的 CTD 尚不明确。对其治疗的推荐仍是基于 SLE、PM/DM、RA 和 SSc 的传统治疗方法。治疗重叠综合征特定表现的指南见表 9-4。几乎所有 CTD 患者都出现雷诺现象。除了建议防止寒冷刺激外，多数患者可试用钙通道阻滞剂（如硝苯地平）。重度难治性病例可考虑给予外用硝酸盐制剂、内皮素拮抗剂（如波生坦）、磷酸二酯酶 5 抑制剂（如他达拉非）或前列腺素类似物（如伊洛前列素）。肺动脉高压（PAH）是 MCTD 的主要死亡原因，患者需要常规进行定期评估以尽早发现病情，因为早期干预是有效治疗的关键。近期 PAH 治疗方面的进展使病死率和致残率下降。总体上有效的措施包括抗凝和扩血管治疗，如钙通道阻滞剂或前列腺环素类似物。长期静脉应用依前列醇或前列腺环素可改善大多数患者的运动能力、血流动力学和存活率，吸入性伊洛前列素也有相同的治疗效果。静脉输注环磷酰胺和皮质激素对部分患者有效。波生坦是一种口服的内皮素-1 拮抗剂，在 MCTD 中对改善呼吸困难、缓解 PAH 进展有效。

　　由于缺乏对照研究，重叠综合征的治疗主要是基于对其临床表现的分析并在此基础上给予相应的常规治疗，如针对炎性关节炎、雷诺现象、炎性肌病、浆膜炎、间质性肺病、PAH 和硬皮病样消化道表现等。根据定义，重叠综合征的临床表现是多种多样的，且常随时间变化。这样，每次患者随访时都要对其治疗措施进行重新评估。

表 9-4 重叠综合征治疗指南

症状	治疗
乏力、关节痛、肌痛	NSAID、抗疟药、小剂量泼尼松（＜10mg/d）；试用莫达非尼
关节炎	NSAID、抗疟药、氨甲蝶呤；考虑 TNF 抑制剂[a]
雷诺现象	保暖、避免指外伤、避免 β－阻滞剂、禁烟；应用二氢吡啶类钙通道阻滞剂（如硝苯地平），α－交感神经阻断剂（如哌唑嗪）；顽固病例考虑内皮素受体拮抗剂（如波生坦）
急性起病的指端坏疽	局部交感神经化学切除（利多卡因受累手指基底部浸润），抗凝剂，外用硝酸酯类；考虑住院应用动脉内前列腺环素；开始内皮素受体拮抗剂治疗
胸膜炎	NSAID 或短期泼尼松（≈20mg/d）
心包炎	NSAID 或短期泼尼松（≈20mg/d）；心包压塞需要经皮或外科引流
无菌性脑膜炎	停用 NSAID[b]，给予短程大剂量泼尼松约 60mg/d
肌炎	急性起病、重症：泼尼松 60～100mg/d
	慢性、程度较轻：泼尼松 10～30mg/d[c]
	难治性病例考虑氨甲蝶呤和（或）IVIG
膜性肾小球肾病	轻度：无须治疗
	进展性蛋白尿：试用 ACE 抑制剂；试用小剂量阿司匹林加双嘧达莫
	重度：试用泼尼松 15～60mg/d，加环磷酰胺每月 1 次，或每日应用苯丁酸氮芥
肾病综合征	单用激素有效率低。小剂量阿司匹林联合双嘧达莫预防血栓并发症；ACE 抑制剂减少蛋白质丢失；
	试用泼尼松 15～60mg/d，加环磷酰胺每月 1 次，或每日应用苯丁酸氮芥；可能需要透析或移植
硬皮病样肾危象	ACE 抑制剂
心肌炎	试用激素和环磷酰胺[d]；避免用地高辛[e]
不完全心脏传导阻滞	避免用氯喹[f]
无症状性肺动脉高压	试用激素和环磷酰胺，小剂量阿司匹林和 ACE 抑制剂；考虑内皮素受体拮抗剂（口服波生坦）
有症状的肺动脉高压	静脉应用前列腺环素，ACE 抑制剂，抗凝剂，内皮素受体拮抗剂（口服波生坦）；试用西地那非；心肺移植
血管性头痛	试用普萘洛尔和（或）阿司匹林隔日 1 次，350mg
	对症使用曲坦类药物（如舒马曲坦、依来曲坦）
自身免疫性贫血/血小板减少	大剂量激素（≈泼尼松 80mg/d）随临床进程递减。难治性病例考虑达那唑、IVIG 和免疫抑制剂
血栓性血小板减少性紫癜	新鲜冰冻血浆即时输注；可能需行血浆置换并输注去除血小板的 RBC；难治性病例考虑切脾
吞咽困难	轻度：无须治疗
	伴反流：质子泵抑制剂；考虑尼森胃底折叠术
	重度：钙通道抑制剂单用或联合抗胆碱能药物
肠动力障碍	促动力剂如胃复胺和红霉素
	小肠细菌过度生长：四环素、红霉素
骨质疏松	补充钙/维生素 D，雌激素替代或雷洛昔芬；二膦酸盐[g]；鼻吸降钙素；羧基端截断的 PTH 类似物，如 hPTH-（1-34）
胃灼热感/消化不良	床头抬高，禁烟，减轻体重、避免摄入咖啡因；H_2-拮抗剂，H^+质子泵阻滞剂；试用甲氧氯普胺（胃复安）；难治性病例要考虑幽门螺杆菌感染
三叉神经病	对于麻木无有效治疗措施；疼痛试用抗癫痫药（如加巴喷丁）或三环类抗抑郁药（如去甲替林）

注：a. 与 MCTD 和 SLE 病情活动相关；b. 舒林酸和布洛芬与过敏性无菌性脑膜炎相关；c. 警惕激素性肌病、无菌性骨坏死和进行性骨质疏松；d. 大剂量有心脏毒性；e. 诱发室性心律失常；f. 诱发完全性心脏传导阻滞；g. 食管受累较严重时不能使用。

ACE：血管紧张素转化酶；IVIG：静脉丙种球蛋白；NSAID：非甾体消炎药；PTH：甲状旁腺激素；RBC：红细胞；TNF：肿瘤坏死因子。

　　重叠综合征的不少症状是间歇性的，且对激素治疗有效（如无菌性脑膜炎、肌炎、胸膜炎、心包炎和心肌炎）。另外，肾病综合征、雷诺现象、畸形性关节病、指端硬化和周围神经病通常对激素耐药。多数硬皮病样症状可参考硬皮病的处理常规进行治疗，如肾危象使用血管紧张素转化酶抑制剂，雷诺现象使用钙通道抑制剂，胃肠反流性疾病使用质子泵抑制剂。肺纤维化病变对激素和免疫抑制剂不敏感，有迹象显示一类新的药物，即酪氨酸激酶抑制剂（如伊马替尼），可能对部分患者有效。

对激素治疗无效的血小板减少、难治性肌炎或溶血性贫血患者，可以考虑给予静脉丙种球蛋白或达那唑。

已有 1 例 MCTD 患者合并难治性肌炎采用自体外周血干细胞移植成功的报道。随着治疗时间的延长，对皮质激素总使用量和治疗引起医源性类固醇性肌病、院内感染、无菌性骨坏死或进行性骨质疏松的担忧与日俱增。应常规进行骨密度检查以发现早期的无症状性骨质疏松，并开始给予抗骨吸收药物治疗。除非有禁忌证，所有患者都必须补充钙剂和维生素 D。对于需要长期服用皮质激素的患者，应考虑加用抗疟药或氨甲蝶呤，以减少激素的累积用量。抗疟药在伴有分支或束支传导阻滞的重叠患者中使用须慎重，因有导致完全性心脏传导阻滞的可能，伴特异质性肝炎者也须慎用。因为有诱发室性心律失常的风险，洋地黄制剂对伴心肌炎的患者为相对禁忌。据报道，与 SLE 中一样，肿瘤坏死因子抑制剂依那西普可加重 MCTD。利妥昔单抗则对于一些重症难治性抗合成酶抗体综合征患者可能有效。对有严重手部畸形的患者可行软组织松解术和选择性关节融合术。

重叠综合征患者妊娠期的治疗存在一些特殊问题。Doria 及其同事提出下述建议：

（1）必须正确告知患者妊娠所存在的风险。

（2）患者应在病情缓解期计划妊娠，这样可以增加孕妇和胎儿的安全性。

（3）患者在妊娠期及产后应由包括风湿病科医生、产科医生和新生儿医生在内的多学科小组进行定期监测。

（4）对于复发的患者，应该给予适当或在必要时给予积极的治疗，因为疾病活动比药物对胎儿更有害。

在治疗上往往有一种错误倾向，认为所有的重叠综合征患者都需长期服用皮质激素，并假定这些患者的所有临床问题都与他们所患的重叠综合征有关。例如，重叠综合征明显的不适和疼痛可能由肌筋膜痛综合征或纤维肌痛引起，这样就对皮质激素治疗无效。同样，不适和易疲劳的感觉可能与反应性抑郁或患者对环境不适应有关。目前已认识到，早发的动脉粥样硬化是 AICTD 致死致残一个重要原因，所有重叠综合征患者均需持续进行风险评估，并恰当地治疗高血压和高脂血症。治疗重叠综合征时，需要对不断变化的临床情况进行反复评估，并始终保持对医源性疾病的警觉。与对所有病因未明的疾病一样，有效治疗重叠综合征患者是一个持久而不断演化的挑战。

第十章

儿童风湿免疫疾病

第一节　儿童系统性红斑狼疮

系统性红斑狼疮（SLE）是自身免疫介导的，以免疫炎症为突出表现的弥漫性结缔组织病。SLE 的两个主要特征为血清中出现以抗核抗体，特别是以 dsDNA 抗体为代表的多种自身抗体和全身多系统受累。病因和发病机制不完全清楚，一般认为与遗传素质、环境因素、性激素和免疫异常有关，病理基础为广泛的中小血管炎。儿童 SLE 与成年人有许多不同之处，多数表现为中重度多脏器损伤，很少单一器官损害，临床表现具有多变性，其自然病程不可预测，严重威胁患儿的生命。

SLE 是儿童主要风湿免疫病之一，在加拿大儿童中平均的发病率为 0.36/10 万人，在芬兰儿童平均年发病率为（0.37 ~ 0.9）/10 万人，美国年发病率约为 0.60/10 万人。亚洲人、波利尼西亚人、土著美洲人、非裔加勒比海人发病率较高。20 世纪五六十年代，SLE 患者中儿童期起病者估计为 15% ~ 17%，目前这一比例可能更高。儿童 SLE 4 岁以前起病者少见，青少年期为发病高峰年龄段；女男孩比为（4.3 ~ 5）∶1，年幼儿童组中男孩比例增加。英国儿童 SLE 占儿科风湿病门诊患者比例不到 1%，加拿大为 1.5% ~ 3%，美国为 4.5%。我国尚缺乏相关数据。

一、病因与发病机制

（一）病因

SLE 病因不完全确定，研究显示，SLE 是遗传、环境、免疫紊乱多因素相互作用的结果。遗传易患性有关的等位基因与环境因素相互作用共同决定 SLE 的发生。SLE 一级亲属同患病率达 10%，单卵双胎为 24%，二卵双胎为 2%，SLE 患者家族成员近 1/10 患另一种结缔组织疾病。白色人种中 HLA-DR2 和 HLA-DR3 相对独立地增加 2 ~ 3 倍患 SLE 的风险。非洲裔美国人 SLE 患者罕见 HLA-DR3，而 HLA-DR2 和 DR7 明显增多。SIJE 可以并发 C1q，C4，C2 缺陷或选择性 IgA 缺乏，研究显示，C1q 纯合子不足患者 90% 以上患 SLE，其中 80% 患者是在儿童期起病。C4A 无效等位基因和 SLE 密切相关，10% ~ 15% 的白种人狼疮患者 C4A 纯合子缺陷，50% ~ 80% 系统性红斑狼疮患者中 C4A 部分缺失。

（二）发病机制

SLE 特征是患者产生了大量自身抗体，其中许多是针对细胞核成分的，如双链 DNA 及核小体、Sm，La，Ro 等。这些自身抗体与自身抗原结合形成免疫复合物，使补体和吞噬细胞过度激活，结果引起严重的炎症反应，造成广泛组织器官受损。同时抗原刺激下，机体内环境免疫失调导致针对自身细胞核及细胞胞质产生异常反应；有缺陷的抗原表达和 Fas 介导的细胞凋亡等也参与 SLE 发病。并且环境因素如紫外线照射，慢性病毒感染，药物反应可以作为发病的诱因。同时人类 SLE 和 NZB/NZW 杂交鼠狼疮动物模型中性别（女性）、激素（雌激素、泌乳素）等与 SLE 发病有关。

二、病理

SLE 基本病理是一种免疫复合物介导的血管炎，伴纤维素性坏死，炎症细胞浸润及结缔组织硬化。

SLE 特征性的组织病理学损伤包括苏木精小体和所谓洋葱皮样损害。毛细血管、小静脉和小动脉内皮增厚是 SLE 的特征；少见大血管内皮增厚。继发性改变包括血管梗阻和血栓形成，多见中枢神经系统和肠系膜血管。

循环免疫复合物广泛沉积在组织器官、皮肤黏膜下血管。肾损伤时，免疫复合物首先沉积在肾小球系膜区域，进一步扩展到毛细血管基底膜内皮细胞，表现弥漫增殖性肾小球肾炎患者的病理改变较局灶增殖性肾小球肾炎重。肾小球的组织病理改变与肾疾病临床表现之间的相关联，肾小球系膜性狼疮肾炎的患儿可能有极微蛋白尿和镜下血尿，但很少有肾病的临床证据。局灶节段增殖性肾小球肾炎可能有蛋白尿和血尿，但是肾功能不全不存在或者极微，肾病综合征不常见。弥漫增殖性肾小球肾炎患儿大多数病例有蛋白尿和血尿，并且有 60% 的患儿出现肾病综合征或肾功能不全。膜性狼疮肾小球肾炎患儿有持续的肾病综合征且 1/3 患儿有高血压。严重肾小球硬化代表了终末期损害，且在终末期损害中，常见肾病综合征、肾衰竭和高血压。儿童 SLE 肾炎连续活检已经证明，SLE 肾炎的病理类型可以转变，肾小球系膜性或局灶节段增殖性肾小球肾炎数月到数年进展为弥漫增殖性肾小球肾炎。有时，弥漫增殖性肾小球肾炎进展为膜性疾病，局灶增殖性到膜性疾病都已有报道。

三、临床表现

儿童 SLE 临床表现多种多样，严重程度相差悬殊。起病方式有多种。有些患儿起病隐匿，早期临床表现缺乏特征性，全身表现常见间歇不规则或持续发热，伴全身不适、乏力、食欲缺乏、体重减轻、厌食等症状，发病最期可能只是单个器官受累，以后病情进展出现多器官损伤。可以急性起病，突然发热、皮疹，同时伴有多器官损伤表现，病情进行性恶化而危及生命。和成年人 SLE 比较，普遍认为儿童 SLE 临床表现更为严重，特别是学龄前期发病的男童。

1. 皮肤黏膜损伤

起病时和疾病活动期间常见各种皮疹，1/3 ~ 1/2 患儿见特征性颜面蝶形红斑，该皮疹的典型特点是对称分布在两颧骨上，跨越鼻梁，有时达前额。其他皮疹有盘状红斑、甲周红斑、手掌网状红斑、冻疮样皮损、雷诺现象、脂膜炎样结节等，可见渗出性多形红斑样皮疹；孤立的盘状损害很少见。日光照射引起皮肤过敏。口腔黏膜或鼻咽部无痛性溃疡，典型病变是一种硬腭上无痛、浅显、参差不齐的溃疡，常见硬腭红斑且有诊断提示作用。可见非特异性反复口疮性口炎，这种变化也会发生在其他健康人群中。SLE 患儿毛发无光泽、枯黄，易断发、脱发。脱发常以头发稀落为特征，且与疾病活动有关。

2. 肌肉骨骼损伤

SLE 患儿关节炎常累及周围关节，如手、腕、肘、肩、膝和距小腿等关节，一般关节炎持续时间较短，其滑膜炎多是微增殖性，侵蚀性少见，不会导致永久性残疾。可能与 U1 核糖核蛋白抗体（U1RNP）相关。急性期可有肌痛或肌无力。肌炎往往与系统性血管炎相关。类固醇疾病的血清肌酶正常。肌炎时血清肌酶水平通常升高。长期接受糖皮质激素治疗的患儿存在发生骨骼缺血性坏死的风险，可以发生在任何部位，最常见于负重骨，如股骨头和胫骨。

3. 狼疮肾炎

临床表现轻重不等，从无症状到氮质血症、尿毒症，病理学检查从系膜性肾小球肾炎到膜性肾小球肾炎均可见到。相比成年人 SLE，儿童患者肾损伤的发生更为频繁和严重。75% 的 SLE 患儿表现为明显的肾炎，且是远期疗效的一个决定因素。起病时狼疮肾炎常是无症状的，最常见的初始表现是镜下血尿（79%），其次是蛋白尿，包括肾病综合征（55%），常见肾小球滤过减少（50%）和高血压（40%），罕见急性肾衰竭（1.4%）。肾损伤常发生在起病后 2 年内，肾疾病的组织学证据可以先于尿常规异常数月。为监测肾功能异常变化，需要常规检测蛋白尿、血尿、肌酐清除率、放射性核素肾小球滤过率。

4. 血液系统损伤

SLE 患儿血液系统损伤发生率 50% ~ 75%，60% ~ 80% 表现为贫血，20% ~ 50% 为白细胞减少，以淋巴细胞减少多见，血小板减少占 50% 左右，有些患儿以血小板减少为首发症状。血小板减少同时抗核抗体阳性患儿中约 1/3 发展为 SLE。

5. 中枢神经系统损伤

SLE 患儿中 20%～95% 发生中枢神经系统损伤，是儿童 SLE 发病和病死的主要原因。临床表现轻重不一，可见头痛、嗜睡、性格改变、定向障碍、癫痫样发作、昏迷、偏瘫等。神经精神疾病最常见，包括抑郁、注意力和记忆不集中及精神错乱（包括幻觉和妄想）。在青少年 SLE 患者中情绪不稳很普遍，长期患病和激素治疗导致的形体外貌变化可以使他们难以接受而产生抑郁，这些表现常在缺乏中枢神经系统疾病的其他证据时出现。由于患病带来上学困难和成绩下降，青少年 SLE 出现明显的心理异常，其中半数存在认知障碍。

SLE 患者出现血管性偏头痛的频率较大。癫痫发作可以作为儿童 SLE 的初始表现。也可发生脑血管意外，可能与高血压和抗磷脂抗体相关的血栓形成有关，或继发于血小板减少症的脑内出血相关。4%～10% SLE 患者发生舞蹈症，可以早于其他临床表现或在发病后几个月或几年内出现，需要注意鉴别诊断。儿童 SLE 中有脊髓病的报道，可能与抗磷脂综合征有关；可见视力丧失、眩晕、无菌性脑膜炎、视盘水肿、假性肿瘤；包括面部麻痹在内的脑神经麻痹等。

6. 心血管损伤

心脏病变累及心包、心肌、心内膜，表现为心动过速、心脏扩大、心律失常、心功能不全、心包炎等。最常见的心脏损伤是心包炎，见于 30% 急性儿童 SLE，心包炎时可无临床症状，或表现为心前区疼痛，于平躺或深呼吸加剧，坐起和身体前倾则缓解。很少伴随摩擦音或明显的心脏肥大，罕见心脏压塞。15% 儿童 SLE 发生心肌炎，临床特点是充血性心力衰竭，心脏肥大，心律失常和缩窄性脉压。无发热时出现心动过速提示可能存在心肌炎，应进行心电图检查。儿童 SLE 很少见心肌梗死，可见于有长期病史的大龄儿童患者。

活动性 SLE 患儿可以存在异常脂蛋白血症，表现为低密度脂蛋白（VLDL）胆固醇和甘油三酯水平升高，高密度脂蛋白（HDL）胆固醇和载脂蛋白 A-1 水平降低；其原因包括长期给予糖皮质激素、疾病相关的动脉粥样血脂升高、继发于对高密度脂蛋白自身抗体影响的氧化应激、载脂蛋白 A-1，高同型半胱氨酸水平等多种因素。

心脏瓣膜损伤按发生频率依次为二尖瓣、主动脉瓣、肺动脉瓣和三尖瓣，明显的临床表现或杂音改变可有或无。非典型疣状心内膜炎（Libman-Sacks）是 SLE 心脏损伤的典型表现，儿童 SLE Libman-Sacks 心内膜炎较成年人少见，常是亚临床型。超声心动图检查有助于发现这些心内膜瓣膜损伤病变。抗磷脂抗体可能和心瓣膜疾病发展有关，已有报道 Ro（SS-A）和 La（SS-B）抗体阳性者更易发生瓣膜疾病。儿童 SLE 5%～14% 并发肺动脉高压。

7. 呼吸系统受损

约半数儿童 SLE 表现肺部损伤，可以为首发症状。常见表现有胸腔积液和胸膜炎、急性和慢性肺炎、肺出血。胸腔积液可作为本病首发表现，少量积液常见，很少引起呼吸窘迫。10%～15% 儿童 SLE 发生急性狼疮性肺炎，表现肺浸润、肺不张等。5%～6% SLE 患儿发生肺出血，起病隐匿，病死率高，血细胞比容迅速下降伴肺浸润转移的狼疮患者应考虑肺出血。肺部异常可能和抗磷脂抗体有关，包括肺栓塞、肺动脉高压和肺动脉血栓。肺功能检测常见中度到明显功能障碍，常见限制性肺疾病和弥散功能异常。SLE 患儿突然出现不能解释的呼吸困难和发绀，应考虑亚临床血栓栓塞现象。

8. 眼部疾病

棉絮斑（囊状体）是视网膜血管炎的表现。它们单个或少量发生在视网膜后极段动脉位置。它们在缺乏其他能够引起相似的神经细胞层渗出性病变的系统性疾病（如高血压、糖尿病、重度贫血）时，高度提示 SLE 的诊断。其他眼部表现包括视网膜下水肿或出血，视网膜中央静脉炎和巩膜炎。严重的血管闭塞性视网膜病变与抗心磷脂抗体和中枢神经系统疾病有关，并且失明率很高。

9. 血管炎

SLE 血管炎主要影响小血管、动脉和静脉，可以突然发生狼疮危象，并且常是致命性的，是广泛的急性血管炎引起的系统性损伤。儿童 SLE 常见雷诺现象，少数儿童血管坏死、溃疡和坏疽。明显的雷诺现象应该考虑重叠综合征的可能。下肢水肿通常与充血性心力衰竭或肾病综合征有关，而不是局部的血管炎。

10. 其他系统损伤

和 SLE 直接相关的胃肠道异常少见，常见药物不良反应引起的腹痛。儿童 SLE 相关胰腺炎曾有报道，血清脂肪酶和淀粉酶升高提示诊断。2/3 的 SLE 患儿见肝轻度至中度肿大，可伴肝功能异常，儿童 SLE 罕见狼疮性肝炎。中度脾大可提示疾病活动。约 1/2 儿童 SLE 有局部或广泛的淋巴结病。SLE 患儿中自身免疫性甲状腺疾病的发生频率增加，并且桥本甲状腺炎可能预示疾病的开始。SLE 相关甲状旁腺功能减退、原发性甲状旁腺功能亢进、青少年糖尿病和艾迪生病少见。

11. 抗磷脂综合征

抗磷脂综合征是指存在磷脂抗体如心磷脂抗体。如果没有相关疾病者称原发性，和 SLE 或其他自身免疫性疾病相关者称为继发性。儿童原发性抗磷脂综合征多表现为下肢深静脉血栓、肺栓塞和脑血栓，且狼疮抗凝物均为阳性。有些患儿以抗磷脂综合征表现为 SLE 首发症状。血栓形成是本病的特征表现。抗磷脂综合征其他表现包括舞蹈症、自发性复发性流产、溶血性贫血、血小板减少、网状青斑、心血管事件等，青少年女孩常见月经过多。

四、辅助检查

1. 一般检查

大部分非特异性炎性指标均升高，如红细胞沉降率、C 反应蛋白、免疫球蛋白等。血常规方面，患儿病初外周血白细胞持续减少，伴中性粒细胞减少，可伴血小板减少，伴或不伴溶血性贫血。若出现溶血性贫血，Coomb 试验可呈阳性。10%～30% SLE 患儿出现类风湿因子，在本病中出现高滴度类风湿因子提示可能存在重叠综合征。

2. 自身抗体

出现多种自身抗体是 SLE 的特征性表现。儿童 SLE 自身抗体阳性率高于成年人，如抗双链 DNA 抗体、抗磷脂抗体等。抗核抗体（ANA）是 SLE 免疫异常的标记，几乎存在于所有儿童活动期 SLE 的血清中（96%～100%）。SLE 患者的 ANA 多表现为高滴度阳性。包括均质型、膜型、斑点型等。抗双链 DNA 抗体是 SLE 特异性抗体，见于儿童 SLE 活动期，和狼疮肾炎相关，同时抗双链 DNA 抗体很少与其他风湿性疾病相关。可提取核抗原抗体谱（抗 ENA 抗体谱），包括抗 Sm 抗体、抗 Ro/SS-A 抗体、抗 La/SS-B 抗体、抗 UIRNP 抗体等。儿童 SLE 抗 Sm 阳性率为 20%，抗 Ro/SS-A 抗体阳性率为 33%，抗 La/SS-B 抗体阳性率为 15%，抗-UIRNP 抗体阳性率 37%。高滴度的抗 UIRNP 抗体与 SLE 和混合结缔组织病密切相关。抗 Sm 抗体特异性非常高，是诊断 SLE 分类标准之一。抗磷脂抗体是常见的自身抗体，包括抗心磷脂抗体（阳性率 37%～100%），狼疮抗凝物（阳性率 20%～41%）和 β_2-糖蛋白 1（β_2-GPI）。抗磷脂抗体阳性的患儿，可以出现凝血功能异常（如血栓形成）、舞蹈症、缺血性坏死、网状青斑、癫痫发作等。同时，研究显示，很多 SLE 患儿都出现组蛋白抗体阳性，这有助于区分自发性 SLE 和药物诱导性 SLE，如果在缺乏高滴度抗双链 DNA 抗体的情况下，出现抗组蛋白抗体阳性，则提示药物诱导的 SLE 可能。

3. 补体

血清补体水平是判断 SLE 活动情况的最重要的实验室指标之一。在 SLE 免疫复合物血管炎发生过程中，补体的经典和旁路途径均被激活，CH50 反映了总补体状况。约 90% 的儿童 SLE 出现活动性狼疮肾炎时 CH50 水平异常减低，所以 CH50，C_3，C_4 降低是诊断活动性狼疮肾炎的可靠指标。

4. 尿液检验

大部分活动性狼疮肾炎患儿有尿常规和尿沉渣的异常，蛋白尿可能是最常见的异常，但是血尿和红细胞管型是活动性肾小球肾炎很重要的标志。蛋白尿提示肾小球和肾小管异常，但和肌酐清除率一样，它不是短期疗效的评价指标。在严重肾疾病中，尿沉渣也出现细胞管型和脂肪管型。大量蛋白尿和固定的尿比重（1.010）是狼疮肾炎慢性期的特征，同时可见肾衰竭的宽大管型，并且在沉渣中可见少许细胞组分。SLE 肾损伤的其他表现有肾小管酸中毒，尿液可出现相应表现。对 SLE 肾损害活动性和程度的评估需要完善的实验室检查，见表 10-1。

表 10-1 狼疮肾炎的评价

尿液检查
化学检查和显微镜检查，如果见白细胞则进行尿液培养
肾功能测量
血肌酐和尿素氮、24h 尿蛋白定量、肌酐清除率
疾病活动性评价
血清双链 DNA 抗体水平、血清补体
肾超声和病理活检
光镜、免疫荧光和电镜

五、诊断

1. 分类诊断标准

儿童 SLE 的诊断分类广泛采用 1997 年美国风湿联盟（ACR）推荐的 SLE 分类标准，即与成人 SLE 分类诊断标准一致。该分类标准的 11 项中，符合 4 项或 4 项以上者，在除外感染、肿瘤和其他风湿免疫病后，可诊断 SLE。该分类标准对儿童 SLE 诊断敏感性和特异性分别为 96% 和 100%。应注意的是患儿最初病情可以不满足分类标准中的 4 条，随着病情的进展可逐渐出现其他表现。11 条分类标准中，免疫学异常和高滴度抗核抗体更具有诊断意义。对可疑病例应密切随访，以提高早期诊断和治疗。

2. 病情活动性和病情程度的评估

国际上通用的评价成年人 SLE 活动度和累及器官损害的标准包括英国狼疮活动评定指数（BILAG）、欧洲通用狼疮活动指数（ECLAM）、SLE 疾病活动指数（SLEDAI）、系统性狼疮活动测量标准（SLAM）、系统性红斑狼疮国际协作组/美国风湿病学会的疾病指数（SLICC/SDI），其中以 BILAG 和 SLEDAI 最为常用。这些标准也可用于儿童 SLE 的评估。

病情轻重程度的评估：轻型 SLE 是指诊断明确或高度怀疑者，但临床稳定且无明显内脏损害。所有系统 BILAG 评分为 C 或 D 类，SLEDAI 积分 <10 分。中度活动型狼疮是指有明显重要脏器累及且需要治疗的患者，BILAG 评分 B 类，或 SLEDAI 积分在 10~14 分。重型 SLE 是指狼疮累及重要脏器，任何系统 BILAG 评分至少 1 个系统为 A 类和（或）超过 2 个系统达到 B 类者，或 SLEDAI≥15 分。

六、鉴别诊断

儿童 SLE 的鉴别诊断主要依据发热、皮疹、贫血、蛋白尿、血尿、抽搐等症状，不同症状组合考虑鉴别诊断不同，其中风湿性疾病鉴别主要有：幼年特发性关节炎、幼年皮肌炎、过敏性紫癜、急性风湿热、干燥综合征、混合性结缔组织疾病等；其他需鉴别疾病主要有：儿童白血病、免疫性溶血性贫血、肾病、败血症等。虽然需要鉴别的疾病很多，但只要按照分类诊断各条进行，诊断不困难。

七、治疗

目前 SLE 尚无特效治疗方法。强调早期诊断和早期治疗，维持器官功能和预防长期器官损伤，控制急性活动期，坚持长期规范化治疗，治疗方案必须考虑风险和效益比。SLE 是一种高度异质性的疾病，因为每个患儿的病情轻重不一致，受累脏器不一致，个体对药物反应存在差异，故特别强调用药个体化。

1. 一般治疗

对患儿和父母进行疾病相关知识教育，说明治疗的长期性、必要性，建立治疗的信心，加强治疗依从性。活动期注意休息，避免日光紫外线照射，积极防治感染，饮食宜营养清淡、富含多种维生素。

2. 药物治疗

（1）非甾体消炎药：符合 SLE 实验室诊断标准，临床表现较轻，仅有轻度发热、皮疹、关节炎、乏力，无主要脏器受累者，可选用非甾体消炎药（NSAIDs）、抗疟药等。NSAIDs 在小儿 SLE 中的主要作用是治疗肌肉骨骼的不适。此类药物对肌痛、关节痛或关节炎有良好的效果。

（2）羟氯喹：羟氯喹（HCQ）常作为糖皮质激素的辅助治疗，对 SLE 患者的关节症状、皮疹及疲倦等有效，对儿童 SLE 主张早期使用 HCQ，有助于防治不可逆的系统损害、血栓形成和骨质疏松。常用量为 4~6mg/（kg·d），可持续 2 年或更长时间。由于抗疟药的视网膜毒性作用在肾功能损害的患者中可能会增加，建议每 6~12 个月进行 1 次眼科检查。

3. 糖皮质激素

糖皮质激素是儿童 SLE 治疗的主要药物，90% 以上的儿童 SLE 疾病的各个阶段都需要糖皮质激素治疗，药物的剂量与疗程应根据患儿病情的严重度及对治疗的反应而不同。

4. 免疫抑制药

儿童 SLE 使用免疫抑制药的适应证包括：①严重肾受累，如病理损伤为 III 和 IV 型狼疮肾炎，或神经、精神系统受累。②轻型患儿对类固醇皮质激素依赖，需要减少激素剂量。

（1）硫唑嘌呤：常用剂量为 1~2mg/（kg·d）口服，在二线药物中，硫唑嘌呤治疗儿童 SLE 的时间较长，多用于 CTX 冲击治疗后的续贯治疗，疗效与霉酚酸酯和环磷酰胺相当，不良反应较少，但需要监测血常规。

（2）环磷酰胺：是治疗 SLE 的常用药物之一，有明显潜在不良反应，建议用于重症或狼疮危象时。主张疾病早期环磷酰胺与糖皮质激素联合应用，适用于治疗严重狼疮肾炎和神经、精神系统受累者。患儿有严重感染，或白细胞 <4.0×10^9/L 时需慎用。

（3）氨甲蝶呤：适用于治疗儿童期狼疮存在持续性关节炎及皮肤受累，可以有助于减少激素剂量。

（4）环孢素：适用于儿童期 SLE 膜型肾炎、MAS 或持续性皮肤受累。

（5）霉酚酸酯：儿童 SLE 使用本药的经验非常有限。成年人 SLE 的研究显示，本药治疗增殖型狼疮肾炎的疗效等同或优于静脉输注 CTX，本药毒性小于环磷酰胺。常用剂量为 15~30mg/（kg·d）。

5. 其他治疗

（1）静脉注射免疫球蛋白：本药为治疗儿童重症 SLE 有效的辅助治疗措施，常联合免疫抑制药，适用于发生狼疮危象、并发严重感染、血细胞减少、常规剂量糖皮质激素及（或）免疫抑制药治疗无效者。

（2）血浆置换术：对 SLE 患者有短期的治疗效果，可明显改善临床症状和免疫学指标，但并未显示远期疗效。其适应证包括血栓性血小板减少性紫癜（TTP）、活动性重症 SLE 及并发心脑肾等重要脏器受累、常规药物治疗无效、不能耐受糖皮质激素及免疫抑制药的不良反应者。

（3）单克隆抗体：国内外已有报道提示利妥昔单抗（抗 CD20 单克隆抗体）对部分难治性重症儿童 SLE 有效。

6. 干细胞移植

已有报道自体骨髓移植治疗成年人及儿童 SLE 患者取得了近期疗效，但是长期安全性及有效性尚不清楚。国内儿科对儿童难治性风湿病尝试自体外周血干细胞移植治疗，也取得了较好的近期疗效，建议干细胞移植适用于：①常规药物治疗无效。②病情进行性发展，预后不良。③累及重要脏器危及生命。④不能耐受药物不良反应者。

八、预后

尽管 SLE 是一种严重、威胁生命的疾病，但在过去的 30 年间 SLE 患者的结局有了显著的改进。现在治疗这些患儿最佳的方法是根据大量数据来进行的，所以 SLE 患儿个体的预后相对来说不可预知。弥漫增殖性肾炎或者持续的中枢神经系统疾病患者的预后最差，而肾小球系膜性疾病或局灶性肾炎患者的预后最好。同时学龄前男童预后不佳，治疗时需要尤其关注。脑病尤其是器质性脑综合征和脑血管意外，已成为影响存活的主要因素。脓毒症已经代替肾衰竭成为最常见的死亡原因，其次是恶性高血压、胃肠道出血和穿孔、急性胰腺炎和肺出血。

SLE 的诊断和治疗是一种挑战，狼疮能呈现多种临床表现，因此，特别在年长女孩或有包括药物性皮炎、关节炎和大量其他体征在内的全身疾病的青少年中，我们应该怀疑本病。新的药物如生物制剂提供了进一步降低病死率的新希望，尽管如此，疾病活动贯穿青春期并进入成年期，然而这些儿童期起病的 SLE 患者治疗和预后还需要大量的随访学习。

第二节　新生儿红斑狼疮综合征

新生儿红斑狼疮（NLS）是一种发生于胎儿和新生儿期的疾病，患儿体内存在来自母体特异的自身抗体使其具有独特的临床表现，主要是心脏、皮肤以及肝损伤，是一种被动获得性的自身免疫综合征。

NLS 确切的发病率尚不清楚，约为 5/10 万人。抗-Ro 和（或）抗-La 抗体阳性母亲的婴儿有 2% 的可能患 NLE。研究发现，患先天性完全性心脏传导阻滞的婴儿中 70%~80% 为 NLS。

一、病因与发病机制

直接抗 RoRNP，包括两种形式的抗 SSA/Ro 抗体（分别为 60kDa 与 52kDa 的多肽，即 R060 和 R052）和抗 SSB/La 抗体（48kDa 的多肽，即 La48）或抗其他自身抗原如 UIRNP 的母体自身抗体是导致 NLS 的必要因素，但不是唯一的因素，许多体内存在这些自身抗体的母亲并不分娩患有 NLS 的孩子。此外，基因、环境因素如病毒感染、产妇雌激素，凋亡以及紫外线照射在 NSE 发病中都可能起一定作用。

二、病理

1. 皮肤

典型的病理组织学改变包括表皮基底层细胞损伤、真皮单个核细胞轻度渗透，基底层空泡化及表皮胶样小体。真皮表皮接点可见 IgG、IgM 及补体浸润。

2. 心脏

典型病理组织学表现是房室结缺失或降解、纤维化、钙化或者脂肪组织取代。心肌细胞上存在免疫球蛋白（IgG）、补体及纤维蛋白，因为胎儿不能自己产生这种免疫球蛋白，心肌上 IgG 的沉积表明，母亲的免疫球蛋白是导致组织病理损伤的原因。补体沉积与炎症细胞浸润导致心室心内膜心肌弹力纤维增生，进而破坏了传导系统，最终可能导致胎儿心肌炎。

三、临床表现

NLS 临床表现主要有皮肤狼疮损害及心脏、血液和肝等多器官损伤，可以单独出现或并发出现。NLS 可分为 3 种临床类型：①暂时性新生儿皮肤狼疮损害。②新生儿皮肤狼疮损害伴血液、肝等多器官损伤表现。③新生儿心脏受累伴或不伴有皮肤狼疮损害。

1. 皮肤表现

是 NLS 最常见的临床表现，15%~25% NLS 患儿出现，1954 年被首次报道。皮肤损害最常见部位是面部和头皮，很少出现在颊部。皮疹可类似朗汉斯细胞组织增生症，表现为不规则小圆形或椭圆形、环状红色或黯紫红色皮疹，中央色淡，皮疹可高出皮面，表面可有丘疹鳞屑样变，也可为大疱性病变，皮疹可类似于大理石样皮肤毛细血管扩张、厚大疱性脓疱疮、原发性单纯疱疹感染和多形红斑。约 1/4 皮疹局部毛细管扩张和色素沉着异常。皮疹具有光敏性。皮疹多是暂时的，尽管会造成轻微的表皮萎缩，但是通常不留瘢痕的消退。

2. 心脏表现

包括先天性心脏传导阻滞（CHB）、心肌炎、心肌病和充血性心力衰竭等。多数 NLE 单独存在 CHB，但是可与其他心脏病变共存，如室间隔缺损或动脉导管未闭。心电图表现以短暂的一度房室传导阻滞和 QT 间期延长多见，与潜在高危性心律失常相关。NLS 患儿出生后第 1 年需加强对心脏的随访。

3. 血液表现

10%~20% NLS 患儿可出现血液学异常，主要表现为血小板减少症、白细胞减少和溶血性贫血等，可单独或并发出现。血小板减少症与中性粒细胞减少症是抗 Ro 或者抗 SSB 抗体的继发性改变，已证实抗 SSA 抗体可与中性粒细胞相结合。一般血小板减少症和其他的血液学改变在几周内消失，无须治疗。如果症状严重，并发出血倾向危及生命，需要予大剂量糖皮质激素或静脉注射免疫球蛋白治疗。

4. 肝脏表现

15%~25% NLS 患儿肝受累，肝损伤可以独立存在，也可以与其他的表现合并存在。常是轻度肝肿大，伴或不伴随脾肿大，转氨酶中度升高和轻度胆汁淤积。抗-SSB 和（或）抗 SSA 自身抗体阳性的母亲中，肝炎可能是 NLS 唯一的表现。

5. 其他

NLS 神经系统受累少见，肾受累也少见，曾报道 1 例 NLS 出现膜性肾小球肾炎，提示来自母体的自身抗体可导致新生儿发生肾小球肾炎。对于 NLS 患儿应警惕肾和中枢神经系统受累的可能。

四、诊断与鉴别诊断

（1）新生儿先天性心脏传导阻滞和新生儿或母亲的抗 SSA 及抗 SSB 抗体阳性。

（2）经组织病理学和皮肤科专家确定的和新生儿狼疮相关的皮肤损害和新生儿或母亲的抗 SSA 及抗 SSB 或抗-UIRNP 抗体阳性。符合以上诊断标准之一可确诊 NLS。

五、鉴别诊断

主要包括皮肤方面的鉴别。①有多环结构的疾病：荨麻疹、边缘性红斑、体癣、脂溢性皮炎和鱼鳞癣样遗传性皮肤病。②有环形结构的疾病：离心性环状红斑、家族性环形红斑、多形性红斑、小儿表皮发育不良性红斑、感染糠疹癣菌属、婴儿环形红斑、匍行性萎缩性回状红斑。

六、治疗

NLS 仅有皮肤损害者可不予处理，有其他系统受累者可予小剂量、短疗程糖皮质激素治疗。皮肤和其他非心脏损害表现较易恢复。

1. 皮肤治疗

无特殊，向家长解释，让家长放心·继续观察婴儿，因为皮肤病变的自然史是自发的消失而不留瘢痕。然而外用小剂量的糖皮质激素乳膏可以加速病变的消失，但是应用类固醇类的药物可能增加患毛细血管扩张症的风险。

2. 心脏治疗

可行胎儿超声心动图检查以确认心率及是否存在房室传导阻滞。如果心室率 >60 次/分可继续检测胎心，如果心率 <60 次/分并有充血性心力衰竭的迹象，那么预示着胎儿预后不良，虽然可将起搏器成功置入胎儿体内，但却不能使胎儿活产，所以建议胎心率持续在 55 次/分之下或者有任何心脏失代偿表现的患儿母亲开始接受治疗，口服或者静脉注射安全有效提高胎心率的拟交感神经药物。如果胎儿水肿持续存在，应该立即分娩。

七、预后

NLS 是一种由母体自身抗体通过胎盘而引起的疾病，而这些自身抗体并非胎儿或者新生儿自身产生。多数 NLS 患儿预后良好，皮肤、肝以及血液的病变都会在 6~12 个月恢复正常，很少留下后遗症，但心脏损伤是持久性损伤。12% NLS 可发展为自身免疫性疾病，如 JIA、SLE 及桥本甲状腺炎、银屑病、糖尿病等。NLS 患自身免疫疾病的高风险说明患自身免疫疾病的母亲产出的孩子有遗传倾向，而不是 NLE 的远期结果。NLS 患儿需要长期随访。

有心脏损害的患儿需要长期监护，多数认为需要早期行起搏器置入，第 1 年病死率很高，10 年生存率在80%左右。大部分死亡病例均因为心内膜纤维弹性组织增生症。分娩后需不需要尽早安置心脏起搏器取决于患儿是否能耐受其自身的心率。心率越慢，越需要安置心脏起搏器。目前认为，所有的儿童都应该在青春期结束前安置心脏起搏器。

第三节　幼年皮肌炎

幼年皮肌炎（JDM）是以骨骼肌和皮肤非化脓性炎症为特征的多系统疾病，病因不明，早期表现为不同程度的免疫性血管炎，后期易发展为钙质沉着。和成年人比较，儿童皮肌炎多见，而多发性肌炎少见，罕见的有包涵体肌炎、局灶性肌炎和嗜酸性粒细胞性肌炎等。JDM常出现胃肠道病变、肌肉萎缩、关节挛缩、钙质沉着，本病可以致残，但很少并发肿瘤。过去认为JDM多不危及生命，近年研究强调JDM预后不良。

皮肌炎（DM）患者中16%～20%在儿童期起病。JDM发病率美国为0.55/10万人，英国和爱尔兰是0.19/10万人；以色列是0～9岁为0.7/10万人，10～19岁为1.78/10万人。我国缺乏相关统计资料。DM发病年龄呈双峰分布，第1个高峰在5～14岁，第2个高峰在45～64岁。JDM好发于4～10岁，平均发病年龄为7岁，女孩与男孩发病比为（1.7～2.7）∶10。JDM患者全球广泛分布，无明显种族差异。

一、病因与发病机制

病因和发病机制不完全清楚。多数研究认为JDM是环境因素作用于有遗传易患的个体导致免疫紊乱和引起特异的组织损伤。研究显示，在患儿横纹肌小血管壁内皮发现循环免疫复合物、免疫球蛋白和补体沉积，这些证据显示JDM是免疫复合物疾病。体外实验发现，DM患者淋巴细胞上清液对肌细胞有细胞毒作用，可能存在细胞介导的免疫异常。JDM患儿偶可并发低丙种球蛋白血症、选择性IgA缺乏症或者补体C_2缺乏，提示本病发生和免疫缺陷相关。有研究发现，JDM患儿肌肉组织中柯萨奇病毒B滴度、弓形体病毒滴度增加，提示本病可能与病毒感染有关。也有报道显示，西班牙JDM患者中HLA-DRB10301为高危因素，同时TNF-α启动区域中出现单个核苷酸多态性，且TNF-α 308A和JDM患儿慢性迁延病程、钙质沉着、皮肤及胃肠道溃疡病理损伤具有相关性。

二、病理

由于JDM不是单纯皮肤和肌肉的炎性病变，而是系统性炎性或非炎性血管炎，所以其病变范围广泛，其中特征性病理改变最常累及骨骼肌、皮肤和胃肠道。JDM临床严重程度和病理组织学病变严重度存在一致性。

1. 骨骼肌纤维

特征性表现为肌肉束外周坏死或萎缩。病变外周常伴有非炎症性毛细血管病，同时可伴随肌纤维变性和再生，进而引起肌纤维直径大小不一。愈合期局灶坏死区域被结缔组织和脂肪组织取代。在肌束周围的肌束膜和血管膜中常出现以淋巴细胞和单核细胞为主的炎性渗出。电子显微镜可以明确显示，肌纤维局灶变性，胞质团、肌节、肌动蛋白—肌球蛋白丝无序排列，毛细血管基底膜增厚，线粒体异常或者空泡形成，肌组织溶酶体增多。通过免疫荧光显微镜可见免疫细胞胞膜上免疫球蛋白沉积。研究发现，肌肉组织中标记MHC I类细胞高表达，可以作为诊断JDM的证据。

2. 血管

常常由于免疫复合物沉积导致坏死性血管炎，可累及肌肉束，胃肠道，皮肤和皮下组织的动脉、毛细血管和静脉。血管炎的严重程度可作为JDM患儿重要的预后指标。临床所见肌肉梗死、皮肤及胃肠组织溃疡可能与毛细血管床带状消失、肌肉组织局灶坏死区、非坏死性淋巴细胞血管炎和非炎性动脉内膜病有关。非炎性血管病变表现为血管壁IgM、C_3及纤维蛋白呈弥散性线状、偶呈颗粒状沉积。

3. 皮肤

可以出现表皮萎缩、基细胞液化变性、血管扩张和真皮层淋巴细胞浸润。

4. 其他

约10% JDM患儿出现严重的胃肠道疾病,这主要是因为血管病变引起。血管病变导致的溃疡或穿孔可以出现在胃肠道的任何部分。疾病早期病理改变中,心肌很少受累,临床可出现CK-MB升高,少数报道心肌炎伴局灶性心肌纤维化、收缩肌束坏死、冠状动脉狭窄。

三、临床表现

JDM多数缓慢隐匿起病,起病常表现为38~40℃发热。患儿常主诉疲劳,随之出现全身乏力、食欲缺乏和体重降低。典型表现为进行性发展的乏力、疲劳、近端肌肉无力和肌痛、发热和皮疹,多数确诊前病程可达3~6个月。约1/3的患儿急性起病。常见首发表现为疲劳、进行性近端肌无力、典型皮疹、发热、肌痛或者压痛、淋巴结肿大、关节炎、呼吸困难。

1. 肌肉骨骼表现

骨骼肌受累以对称性近端肌无力、疼痛、压痛为特点,下肢多见,进一步发展可达肩胛带肌、上肢肌肉。患儿主诉肌肉疼痛或僵硬,不能保持头部直立或坐姿,不愿行走,生活不能自理,骨盆肌肉无力的患儿上下楼梯困难。体格检查表现为广泛的对称性肌无力,其中包括肩部和臀部近端肌肉、颈部屈肌和腹部肌肉群。颜面肌受累少见。受累的肌肉可出现轻微水肿和硬结。疾病后期或者病情特别严重的患儿,四肢远端肌肉也会受累。深部肌腱反射仍然存在。约10% JDM出现严重病情,即咽部、下咽部以及腭部肌肉受累,出现吞咽、发声困难,声音无力,鼻音或者通过鼻腔液体反流,食管动力减弱也可出现吞咽、发声困难。这些患儿易导致误吸,引起吸入性肺炎,甚至窒息。轻微或者无症状的吞咽功能异常通过钡剂检查发现,严重吞咽、呼吸肌受累导致呼吸困难,甚者需要使用呼吸机。JDM患儿常出现轻微一过性关节痛和关节炎,多不引起关节变形,晚期因肌肉萎缩可导致关节屈曲挛缩。研究显示,JDM患儿中67%为少关节炎型,33%是多关节炎型。

2. 皮肤黏膜损伤

JDM中约3/4患儿出现特征性皮肤改变,也可是本病的首发症状。皮肤明显症状多发生在肌肉症状后的几周内。3种最典型的皮肤表现:颜面部上达上眼睑的水肿性弥漫浅紫红斑、高春征、甲周红斑和毛细血管襻异常。高春征为关节伸面皮肤红斑、增厚、萎缩、鳞屑、色素脱失,多见于近端指间关节,其次见于掌指关节和远端指间关节,肘关节、膝关节及踝关节也可能受累。类似的皮疹可能累计整个四肢伸面和躯干。其中最特征性改变为甲周皮肤明显红斑,用40倍显微镜观察可见毛细血管襻扩张、血栓、出血、周围血管消失,巨毛细血管襻扩张形成JDM特有明显的树状分支丛样表现,有助于鉴别诊断及判断预后,同时该表现常与慢性病程、皮肤溃疡或钙质沉着相关。

无肌炎型皮肌炎或者无肌病性皮肌炎在儿童中较少见,患儿虽然出现典型皮肌炎样皮疹,但没有肌肉受累表现或者肌肉病变在疾病初期不出现。目前不能确定无肌炎型皮肌炎患儿在足够长的随访中是否会出现明显肌炎表现,有些患儿磁共振成像(MRI)可能发现轻微的肌肉改变。

3. 钙质沉着

软组织营养不良性钙化(即基本磷酸钙、羟基磷灰石或氟磷灰石晶体形成,血清钙和磷水平正常)在JDM的发生率达20%~40%,常出现在起病后3年内。常见部位有肘、膝、四肢。钙质沉着可以出现皮下斑块或结节,肌肉群或者关节交接处大的肿瘤团块,筋膜层钙化,可广泛分布在皮下、骨骼外。累及皮下组织的钙化可能导致皮肤表浅的痛性溃疡,并且可反复挤出钙盐颗粒,这些沉积可能随着时间慢慢消退。钙质沉积在皮下组织、筋膜层、肌肉中不可能完全消退,可以导致严重瘫痪。早期诊断、早期规律治疗以迅速控制炎症,可能会减少钙质沉积。JDM的钙质沉积可以表现4种类型:浅表、深部、线形、皮下沉积包裹躯干。

4. 血管炎

全身均可受累,其中内脏血管炎提示预后不良,常见临床表现为弥漫性腹痛、急性胰腺炎、黑便、呕血，表示存在胃肠道黏膜弥漫性血管炎或急性肠系膜梗死；若 X 线检查发现腹腔游离气体提示存在胃肠道穿孔。胆囊、膀胱、子宫、阴道和睾丸血管炎少见。也可累及中枢和周围神经系统，但很少见。

5. 消化道病变

消化道肌无力导致胃肠运动功能障碍，吞咽困难、语音低弱，食管反流可引起吸入性肺炎，血管炎导致消化道黏膜溃疡，患儿临床表现为腹痛、腹泻、呕血、便血、腹膜炎、肠穿孔等。

6. 心肺损伤

最常发生的心脏病变是非特异性的心脏杂音和伴或不伴心电图改变的心脏肥大。近半数患儿起病时可出现心电图异常，以无症状的传导异常为主，随炎症好转而恢复正常。心包炎少见。严重的心脏病变，如急性心肌炎、传导阻滞、一度心脏传导阻滞虽然很少见，但可引起死亡。放射性同位素检查对发现心肌亚临床病变敏感。25% 患儿出现高血压，并在糖皮质激素治疗后加重。2% ~15% 病例发生雷诺现象。

中到重度患儿常出现呼吸肌无力引起的限制性肺疾病。无症状肺部受累可能高达 50%。间质性肺炎很少见。在罕见的抗 Jo-1 抗体阳性者可发生肺纤维化。

7. 脂肪营养不良

脂肪营养不良是一种临床异质性疾病，可分为获得性和遗传性。JDM 中脂肪营养不良发生率达 20% ~50%，女孩多见。分为全身性、局灶性、轻微性和单侧性。临床表现为缓慢但进展性皮下脂肪消失和内脏脂肪增多，上肢、面部明显，常伴有多毛症、黑棘皮病、阴蒂肥大、肝脂肪变性、胰岛素抵抗、糖耐量异常和高甘油三酯血症。

四、辅助检查

1. 非特异性炎症指标

如 ESR 和 CRP，与临床炎症程度相关，有助于炎性肌病（如 JDM）和非炎性肌病（如营养不良症和肌强直症）的鉴别诊断。血常规、尿常规多数正常。JDM 患儿急性期 von Willebrand 因子Ⅷ相关抗原和血清新蝶呤水平升高，可以反映血管炎内皮细胞损伤。

2. 一般抗体

通常 JDM 类风湿因子（RFs）阴性。抗核抗体（ANAs）10% ~85% 阳性。少数 JDM 患儿抗心磷脂抗体阳性，可能存在潜在的血管病变风险。

3. 肌炎特异性抗体

少数 JDM 患儿出现肌炎特异抗体（MSAs），如抗合成酶抗体、抗 Mi-2 抗体、抗扰信号识别颗粒抗体等。抗合成酶抗体与 HLA-DR3 和 DRw52 频率的增加有关。DQA1*0501 或 DQA1*0401 可出现在 Jo-1、PL12 和其他 MSAs 等抗体阳性患者中，以 Jo-1 抗体最常见，在成年患者中出现比例约为 20%，儿童少有报道。Jo-1 抗体阳性病例具有多系统受累特征表现，称为抗合成酶综合征，常表现为急性起病，伴有发热、关节炎、雷诺现象和肌炎，病情多比较严重，常伴随间质性肺纤维化，其多发性关节炎能够导致侵蚀和半脱位。Mi-2 是一个蛋白质分子量 218kDa 的核解旋酶，它参与转录激活，常与 HLA-DR7 和 HLA-DR53 相关。已确定在 JM 患儿中发现抗 Mi-2 抗体，在成年患者中，抗 Mi-2 抗体与皮疹、良性病程相关，其中颈部的 V 型区域、前胸区域和披肩区（包括上背部和肩胛域）常见。信号识别颗粒是细胞质核糖体维生素 B₂ 磷酸酯钠蛋白复合物，这个复合物作用于从核糖体到内质网的新合成蛋白通路。抗扰信号识别颗粒抗体阳性 JDM 多起病较急且病情较严重，近端肌肉和远端肌肉的肌炎较明显，可出现严重的肌无力，心脏损伤发病频率较高，糖皮质激素治疗效果不佳。

4. 肌炎相关抗体

10% 患儿肌炎相关性抗体（MAAs）阳性，MAAs 常见于肌炎和系统性硬皮病（如硬化性肌炎）的重叠综合征中，临床表现为肌炎、关节炎、硬化症、雷诺现象，疾病的过程多是良性、长期的，一般预后良好。MAAs 与 HLA-DR3 有关。约 80% 的 JDM 患儿 MSAs 和 MAAs 均呈阴性。

5. 血清肌酶

血清肌酶水平是诊断和检测治疗是否有效的重要指标。肌酶升高的类型存在个体差异，应该疾病早期获得 AST 及肌酸激酶（CK）、乳酸脱氢酶（LDH）和醛缩酶的基线值。

血清谷草转氨酶（AST）和 CK 可能高于正常值 20～40 倍。CK 的水平不常与 JDM 疾病活动性相关，偶见患儿在急性期 CK 水平正常，而有些患儿在病程后期没有肌炎临床表现时 CK 水平却持续升高，这些患儿家庭其他成员血清 CK 水平可能也升高。LDH 和谷丙转氨酶（ALT）水平升高可发生在很多患儿中。虽然这些酶特异性相对低，但常可以反映全身疾病活动。升高的 ALT 和 LDH 也可反映与脂肪代谢障碍和胰岛素抵抗相关的肝病。血清全部肌酶常在肌力改善前 3～4 周降低，在临床复发前 5～6 周升高。一般在开始治疗的数周中，CK 是首先开始恢复正常的肌酶，而醛缩酶是最后恢复的。AST 和 LDH 联合检查有助于预测疾病复发。

6. 肌电图

肌电图有助于确定 JDM 诊断，帮助选择合适部位进行肌活检。在年幼患儿中进行肌电图检查有困难，常需要轻度镇静。除非诊断困难，肌电图检查不是必需的。

7. 肌肉活检

在其他方式不能确诊时，肌肉活检可用于诊断和鉴别诊断，也用以评估疾病病情和评估是否可进行糖皮质激素或免疫抑制药长期治疗。

活检肌肉常是三角肌和四头肌，具体部位应通过肌肉查体、肌电图或者 MRI 来确定，同时应选择没有萎缩的肌肉组织。如果肌电图在起病后 6 周内进行，那么肌肉活检应该在对侧肢体进行。

肌肉活检时应使用肌肉钳获取足够的标本（长 12mm，宽 4mm，厚 2mm）。标本应该立即放置在交换容器中，并送至病理实验室。一份标本应该冷冻在异戊烷中以做免疫荧光和酶学检查。另一份标本放在戊二醛中固定以便做电子显微镜检查。如果肌肉标本大小不够充足、活检部位不正确，或者错过最佳时机而晚取标本均可引起组织病理结果阴性。偶尔，即便出现典型的病理改变，如肌肉束周围萎缩，但是也没有炎症证据。组织切开活检最常见，针刺活检在一些情况下也被进行，因为这比切开过程更方便和经济，同时只需要表面麻醉和避免血管或神经损伤。

五、诊断

Bohan A，Peter JB 的 5 条诊断标准可用于 JDM 的诊断（表 10-2），其对 JDM 诊断的敏感性和特异性大约分别是 45% 和 90%。JDM 特征性皮疹包括掌指关节及近端指间关节、肘关节、膝关节和距小腿关节伸面红色脱屑样皮疹（即高春皮疹），或伴有眶周水肿的眼睑紫红色皮疹。疑似诊断为存在特征性皮疹，同时符合另外两条标准；确定诊断需要特征性皮疹及另外 3 条标准，一般所有 JDM 均存在前 2 条标准，标准 3、4、5 提供了实验室检查的诊断依据，98% JDM 血清肌酶升高，96% JDM 肌电图异常，79% JDM 显示肌组织病理学特异性改变。腿部肌肉 MRI 检查在 T_2 加权像或短 Tau 反转恢复序列显示对称性肌肉水肿，有助于 JDM 的诊断。MRI 对肌炎的诊断是非特异性的，其他肌营养不良、肌病可有相同肌肉水肿表现。在缺乏典型皮肤损伤时，为确定多发性肌炎有必要做肌肉病理组织学检查。

表 10-2 幼年皮肌炎诊断标准

1. 对称性近端肌无力

2. 典型皮疹：伴有眶周水肿的眼睑紫红色皮疹；掌指关节及近端指间关节、肘关节、膝关节和踝关节伸面红色脱屑样皮疹（即高春皮疹）

3. 一个或者多个血清肌酶升高：肌酸激酶、谷草转氨酶、乳酸脱氢酶、醛缩酶

4. 肌电图出现肌病和去神经典型表现

5. 肌肉活检显示有坏死和炎症的组织病理学证据

六、鉴别诊断

本病的鉴别诊断包括幼年多发性肌炎、感染后肌炎、原发性肌病和其他结缔组织疾病伴发的肌炎表现，如幼年特发性关节炎、SLE 及硬皮病或混合性结缔组织疾病。出现典型的皮疹和近端肌肉无力、疼痛常常可以直接诊断。在本病的早期，特别是没有典型皮疹的时候，要特别注意鉴别诊断。

1. 幼年多发性肌炎

幼年多发性肌炎（JPM）不常见。在儿童特发性炎症性肌炎中 JPM 占 2% ~ 8%，发病年龄和性别比与 JDM 类似。常有肌肉近端和远端的同时无力，多见肌萎缩。不出现 JDM 相关皮肤改变；甲皱毛细血管改变多见。多数患者为慢性病程，对糖皮质激素常常反应迟钝。肌张力下降和吞咽困难的严重肌无力可以在发病时出现。肌肉活检常被用于确诊。

2. 感染后肌炎

某些病毒感染后可以出现急性肌炎，如流感病毒 A 与 B 和柯萨奇病毒 B。感染后肌炎在幼儿和青春期很常见，如流感病毒 B 感染相关急性肌炎，在病毒感染恢复期出现症状，可见严重的双侧腓肠肌和比目肌为主的疼痛和压痛，血清肌酶升高（如肌酸激酶、谷草转氨酶），常持续3~5 天。

肌炎的其他感染包括弓形虫病，旋毛虫病，猫爪热，金黄色葡萄球菌和链球菌菌血症，梭菌、支原体、沙门菌、沙雷菌感染，血吸虫病，锥虫病等。念珠菌和球孢子菌病非常少见。金黄色葡萄球菌性化脓性肌炎是一种骨骼肌脓肿，常发生于局部肌肉损伤后。各年龄阶段均可发病，男童比女童多见。病变可能见于单一部位，也可见于多个部位，多位于大腿、小腿、臀部、手臂、肩胛区或者胸壁。如果脓肿位置不深，表皮温度可以不高，脓肿仅是轻微疼痛，患者常有低热。症状常持续 1 周。超声扫描可确定病变部位，偶尔可出现严重的脓疱性痤疮，并伴有肌肉的炎性疾病和关节炎。

骨骼肌溶解症可出现在上呼吸道感染、外伤或极端的肌肉运动后。一般起病急，同时出现典型的肌无力、肌红蛋白尿、血清肌酶明显升高，偶见尿少和肾衰竭，也可以发生在毒蛇咬伤后、中暑和家族性恶性发热综合征中。

3. 神经肌肉疾病和肌病

无特征性皮肤改变时，鉴别诊断应包括大范围神经肌肉病变。在疾病早期或者皮肤改变出现之前，肌营养不良症或肌强直症可能与 JDM 难以区分。患儿年龄越小，越需要和神经肌肉疾病进行鉴别诊断。在婴儿期出现肌无力，且伴喷射性呕吐，要想到线粒体疾病的鉴别。某些药物或者毒素，包括乙醇、氯贝丁酯、青霉胺、糖皮质激素、羟氯喹可以引起肌病。

（1）进行性肌营养不良属 X 连锁隐性遗传性疾病，男孩发病，5 岁左右出现下肢近端肌无力，有特征性的腓肠肌肥大，3 ~ 5 年逐渐累及肩带肌，10 岁多不能行走。患儿无 JDM 特征性的皮肤改变，血清 CK 水平升高，肌电图显示典型肌原性损伤，肌活检存在肌纤维肿胀、变形、萎缩。约有 1/3 患儿出现新的基因突变。

（2）原发性肌腺苷酸脱氨酶缺乏症（MDD）是一种常染色体隐性遗传疾病，继发性 MDD 与风湿性和神经肌肉性疾病有关。2% MDD 肌活检显示缺乏酶的活性，首次发病 23% 在儿童期，26% 在青春期，表现为运动后肌肉疲劳、僵直和痉挛，肌张力降低和无力，这些症状不是在所有的缺陷患者中出现。肌电图检查无特异性，除非有组织腺苷脱氨酶的缺乏，原发 MDD 肌组织病理多数正常。

（3）内分泌疾病相关肌病，无特征性皮肤改变时，需要鉴别此类疾病。尤其是甲状腺功能亢进症、甲状腺功能减低症、甲状旁腺功能亢进症、甲状旁腺功能减低症、糖尿病与特发性或医源性库欣综合征相关的肌病。

（4）重症肌无力少见，眼肌和远端肌肉通过重复神经刺激后出现递减反应进行鉴别诊断，同时服用胆碱能药物之后肌无力改善。

（5）原发性神经源性萎缩，包括婴幼儿和青少年脊肌萎缩，都与近端肌肉无力有关，易与炎症性肌炎混淆。

4. 其他结缔组织相关的肌炎

儿童系统性硬皮病、儿童混合性结缔组织病、儿童系统性红斑狼疮，有时以皮肤和肌肉异常为初发表现而被误诊为 JDM，根据这些疾病独特的临床特点通常不难鉴别。JDM 引起的肌炎与其他结缔组织疾病导致的肌炎不同，JDM 的肌炎更加严重、血清肌酶水平明显升高和肌肉组织病理活检异常。与 JDI 明显升高的血清肌酶相比，其他结缔组织疾病，血清肌酶正常或轻度升高。

七、治疗

糖皮质激素使用之前，JDM 患儿约 1/3 病死，1/3 完全恢复，1/3 出现中或重度残疾。糖皮质激素的使用革命性地改变了 JDM 患儿的治疗和预后。治疗包括综合治疗和一般的支持治疗，还包括卧床休息、结合病情早期进行个性化物理治疗。一致认为糖皮质激素是必需的治疗药物。

1. 一般支持治疗

急性期卧床休息，提出适宜体位、姿势的专业化建议，预防寒冷、感染、劳累，避免日光照射；对有吞咽困难和呼吸肌无力者应加强监护，保证呼吸道通畅，勤吸痰防止食管反流导致吸入性肺炎；勤翻身、局部按摩以防止压疮；应保证营养、热能、适量电解质的摄入；医生应对患儿和其父母进行频繁的劝导和耐心的教育，了解疾病的治疗和恢复需要较长期过程，减轻焦虑，增加治疗的信心和配合。

2. 糖皮质激素

早期采用足量糖皮质激素治疗是改善疾病预后的重要方法。急性期分次口服泼尼松 2mg/（kg·d）；对伴有吞咽困难、呼吸肌无力、心肌炎和血管炎者可采用甲泼尼龙冲击治疗，剂量为每次 20mg/kg，最大量 1g，每天 1 次，连用 3d 为 1 个疗程，必要时间隔 3~4d 重复疗程，非冲击日和完成疗程后口服泼尼松。一般 1~6 个月，平均 2~3 个月病情可达最大程度改善。根据肌力恢复，皮疹消退，肌酶恢复正常，激素缓慢减量，至最小维持量维持（5~10mg/d，晨顿服），总疗程 2 年左右。令人满意的临床疗效是指血清肌酶稳定恢复或接近正常水平，在类固醇激素逐渐减量和活动逐步增加的同时病情稳定。注意监测激素的不良反应。

3. 钙剂和维生素 D

由于肌肉无力，活动减少，长期服用大剂量的类固醇激素，可导致严重的骨量减少和骨质疏松症，可出现椎体压缩性骨折。是否能通过膳食补充钙、维生素 D 或采用降钙素防止这种并发症，目前还没有定论。应根据临床和实验室检查对治疗反应情况，尽可能减少糖皮质激素药物的用量和使用时间。建议长期服用大剂量的类固醇激素者，常规给予钙剂和维生素 D 口服。钙元素 800mg/d（1~5 岁），1 200mg/d（6~10 岁），1 500mg/d（>11 岁），维生素 D 400~800U/d。

4. 羟氯喹

对 JDM 的皮肤病变有效，但对肌肉病变无明显作用，和泼尼松联合服用以减少激素剂量。治疗剂量为羟氯喹 2~5mg/（kg·d）。注意监测药物对视网膜的不良反应。

5. 免疫抑制药

对激素耐药，或激素产生严重不良反应者，对存在明显危险因素预示预后不良者，建议及早选用以下免疫抑制药。

（1）氨甲蝶呤（MTX）：免疫抑制药治疗 JDM 首选 MTX，用药过程中，必须根据患儿的年龄、身高和体重情况仔细监测药物用量和不良反应。MTX 剂量 10~15mg/m²，每周 1 次口服，亦可每次 0.4~1mg/kg 皮下或静脉输注（不要肌内注射）。一般 4~8 周显出效果。注意复查血常规和肝功能。

（2）硫唑嘌呤：一般用于较难治的皮肌炎。开始剂量 1~2mg/（kg·d），口服，最大量可增至 3~5mg/（kg·d）。一般疗程 3~6 个月时显出效果。

（3）环孢素 A：用于对激素无反应、激素依赖或有间质性肺病的皮肌炎，儿童剂量 2.5~7.5mg/（kg·d），分 2 次口服，维持血浓度在 60~300ng/mL。

（4）环磷酰胺（CTX）：对并发消化性溃疡、间质性肺炎等严重危及生命者可采用冲击 CTX 疗法，每月 0.5~1g/m² 或每周 10~15mg/kg。

6. 免疫球蛋白静脉输入（IVIg）

对于复发性和难治性病例，可考虑加用 IVIg。常规治疗剂量是 0.4g/（kg·d），每月用 5d，连续用 3~6 个月以维持疗效。对于 JDM 难治性的皮疹加用小剂量的 IVIg，即 0.1g/（kg·d），每月连用 5d，一般治疗 3 个疗程出现效果。

7. 生物制剂

近年来国内外报道应用抗 TNF-α 单抗、抗 B 细胞抗体或抗补体 C_5 治疗难治性 DM/JDM 可能有效。

8. 自体外周血干细胞移植

近年来国内外报道应用自体外周血干细胞移植治疗难治性 JDM 有效，治疗中患儿易发生严重病毒感染。

9. 物理治疗

确诊后应立即开始进行适度肌肉功能训练，早期可进行肌肉的按摩、体疗等，以预防和减少肌萎缩肌挛缩，使肌肉恢复正常功能；急性期治疗重点应该放在患者的活动范围上，应让患儿每天做 2~3 次被动运动，使肢体伸展，避免关节僵化，休息期间，膝盖、肘或腕部的夹板有助于避免关节僵化。在恢复阶段，物理治疗方案应该增加使其尽可能接近正常人活动水平，并尽量减少因为肌肉无力或萎缩导致的挛缩。只有在急性炎症消失后，才能进行提高肌肉力量训练的强度。

10. 钙质沉着的治疗

目前还没有发现对钙质沉着有效的方法。曾试用的治疗方法包括秋水仙碱、铝盐、丙磺舒、地尔硫䓬、华法林、沙利度胺等。秋水仙碱可以抑制与钙质沉着相关的局部或全身炎症。一般认为早期采用糖皮质激素积极治疗，能减少钙化的频率和严重程度。因 TNF-α308A 等位基因的过度表达与疾病长期活动和病理钙化有关，实验室数据显示，封闭 TNF 治疗可能有效。手术切除钙化部位进行机械干预可能导致皮肤破裂，并有感染的风险。1/4 患儿常常在筋膜间出现钙质沉着，造成持久损伤。经数月或数年后，随肌病不活动和患者活动性增加，钙质沉着可能自发消退。在钙质沉着自然消退过程中，可以出现高钙血症和高钙尿症。

八、病程与预后

JDM 病程可以分为 4 个临床阶段：①非特异症状的前驱期，持续数周至数月。②进行性肌炎和皮疹，持续数天至数周。③持续肌无力、皮疹和活动肌炎，最长持续 2 年。④疾病恢复，伴或不伴局部肌萎缩、挛缩和钙质沉着。临床各阶段持续时间部分取决于治疗。

多数患儿经历单相过程，病程持续 8 个月即完全恢复，60% 以上病程持续 2 年左右，最终恢复正常功能，其间可能有 1~2 次病情反复，40% 表现为病情持续恶化和缓解交替进行。约 5% 的患儿最终发展成典型的系统性血管炎。少数患儿在病程后期可能会出现很多硬皮病的特征，即指端硬化和皮肤萎缩，或者出现伴有胰岛素抵抗的脂肪代谢障碍、黑棘皮病或反复发作的关节炎。

目前，JDM 长期存活率高于 90%；病死常发生在起病后 2 年内。预后不良的危险因素包括持续严重的疾病活动、皮肤溃疡、广泛的钙质沉着、吞咽困难、发音困难、进展的甲襞毛细血管异常、肌肉活检显示严重的动脉内膜病变和梗死、特异性 MSAs 存在，广泛血管炎、急性消化道并发症及肺炎、呼吸功能不全，是严重的致死性并发症；延误诊断和治疗，糖皮质激素治疗剂量不足或者疗程不足，对糖皮质激素治疗反应不佳也是重要的危险因素。

第四节　硬皮病

硬皮病是一种以皮肤炎性、变性、增厚和纤维化进而硬化和萎缩为特征的、可引起多系统损害的结缔组织疾病。按临床表现分系统性硬化和局灶性硬皮病两类。儿童硬皮病少见，无明显发病年龄高峰，女童较男童多见。

一、系统性硬化症

系统性硬化症，即系统性硬皮病，皮肤硬化是其特点，并且是该类疾病最具代表性的特征。根据累积皮肤程度，系统性硬皮病分为弥漫性皮肤系统性硬皮病（DCSS）和局限性皮肤系统性硬皮病（1CSS）。此类疾病在儿童少见。

DCSS 在世界各地均有报道，各种族均有发生。据估计每年发病率为（0.45～1.9）/10 万人，大约每 10 万人中有 24 例患病。该病发生率随年龄的增加而增加，在 30～50 岁年龄组，其患病率估计为每 10 万成年人中有 27.6 例（95% *CI*：245～310）。本病在非裔美国人和乔克托印第安人发病率更高。非洲裔美国妇女更易患弥漫性病变，多在年轻时即诊断，其生存率低。儿童期发病少见。对所有病例统计显示，10 岁前发病率低于 2%，10～20 岁仅 1.2%。在所有 DCSS 患者中约有 3% 为儿童，在儿童风湿病诊所中，结缔组织病中 DCSS 比例为 0.2%～0.9%。儿童中没有种族倾向或高发年龄。

DCSS 在年龄 <8 岁的男孩和女孩的发生率一致，而在年龄 >8 岁的儿童，女孩和男孩发病率为 3：10。在成年人，生育年龄男性与女性的发病比例为 3：1～5：1，而在一个较长年龄组（年龄超过 45 岁），其发病比例为 1.8：1。推测某些因素诸如激素因素，妊娠有关的事件，或生殖特异性暴露因素，导致疾病易患性的差异。

（一）病因与发病机制

DCSS 病因不明，本病是由免疫系统、内皮细胞和成纤维细胞 3 个方面的功能障碍引起的异质性疾病，其特点突出表现为纤维化。疾病过程中产生特异性抗体进而引起自身免疫活化。雷诺现象、毛细管功能障碍、血管内皮损伤以及血管张力异常等均是内皮细胞功能障碍的表现。纤维化是成纤维细胞功能障碍的表现，从而导致细胞外基质蛋白的合成和沉积。这 3 个方面的功能异常，尽管互相之间无关联，紧密联系在一起导致免疫重建。

（二）病理

脉管炎被视为基本的初始病变，并激活小血管周围淋巴细胞浸润。另外，血浆 T 淋巴细胞数量增加，浆细胞和巨噬细胞在真皮深层和皮下组织以及周围的小血管、神经细胞、毛囊皮脂腺和汗腺聚集，并出现血管壁透明变性和内皮细胞增殖。雷诺现象、肾危象、肺动脉高压均与动脉纤维化损害有关。另一个特征性改变是皮肤和内脏肥大细胞增生。

疾病进展过程中，活检发现胶原纤维结构消失和胶原沉积的密度和厚度增加。疾病后期，其皮肤组织学特征包括表皮变薄和萎缩，皮肤的附属物往往存在持续性炎性浸润的 T 淋巴细胞。滑膜组织类似类风湿关节炎，除了丰富的纤维和致密纤维化。

肌肉活检标本约有 1/2 异常。最突出的异常是血管周围间质的胶原蛋白和脂肪沉积增加，肌束膜和肌外膜淋巴细胞浸润。肺部的主要病理异常是弥漫性肺泡、间质和支气管周围纤维化。管壁增厚导致减少了肺泡空间。发生在肾血管的特征性病理变化是叶间内膜增生和弓状动脉，以及皮质的梗死和间质的坏死。

（三）临床表现

1. 早期症状和体征

DCSS 通常隐匿起病，病程较长，期间病情缓解与疾病活动，很少会自发缓解，而大多呈慢性致残过程或死亡。多以雷诺现象特异起病，并进行性加重。双手和面部皮肤变紧、变薄和萎缩，或出现皮肤毛细血管扩张，多数发生在面部、躯干和手。由于这种微进性的过程，往往导致诊断延迟。

2. 皮肤病变

皮肤改变的起病更为隐匿，但这些变化具有特征演变过程，从水肿开始，进而出现硬结和硬化，并最终导致萎缩。皮肤和皮下组织绷紧和非凹陷性肿胀可能是疾病最初的表现，包括手指、手、手臂和脸，或躯干局部。水肿部位可有皮温高，周围有红晕而有触痛，但往往是无症状的。肿胀可能会持续数周或数月消退或进一步硬化。在硬化阶段，皮肤蜡样变并变紧、变硬，并累及皮下结构。手指背面皮肤尤为明显，即所谓的肢端硬化症特征性僵化、面无表情，皮肤外观皱褶消失，此可作为诊断的初步线索。僵化通常随时间发展而发展，开始为双侧对称性肢端硬化，进而累及颜面，并最终累及躯干及四肢近端。水肿和硬化的长期后果是皮肤及附属器萎缩。这些浅表异常改变导致局部皮肤发亮并伴有色素脱失或色素沉着，往往由皮下组织的钙盐沉积所致。在同一孩子身上可能同时出现各个阶段的皮损。

3. 毛细血管扩张

毛细血管扩张，皮肤血管扩张或黏膜血管是其特点。不像"蜘蛛痣"迅速填满中央动脉，毛细血管扩张血管慢慢填补并不累及中央血管。甲周甲襞往往是最明显的早期异常血管位置，检眼镜显示毛细血管失控、扭曲扩张，偶尔出现扭曲毛细管架构。通常有多余的表皮生长，手指指甲出现营养不良改变，有时有溃疡和坏疽，其发生是一个次要诊断标准。

4. 皮下钙化

皮下钙化多见于肘部、掌指关节和膝盖，有时伴有周围皮肤溃疡的出现。广泛关节周围钙化（如局限性钙质沉着）可能是晚期并发症。这些广泛病变可导致关节活动度严重受限。小而硬的皮下结节，有时会发生在手指关节伸面，病理学上因缺乏纤维素样坏死而不同于类风湿结节。

5. 雷诺现象

雷诺现象分为烫伤样、发绀、红斑 3 个阶段改变，可自发发生或在感冒或身体或情绪紧张后出现。雷诺现象发生在 90% 的 DCSS 儿童，并往往是最初症状，在某些情况下，较其他临床表现早出现数年。其特点是慢性阻塞性手指阻塞性疾病和交感神经亢进。特别是烫伤样阶段的病变呈均匀白色而界限分明，开始于手指末端，止于手指进端或掌指关节。这些变化可能限制于单一的手指，单侧或双侧，通常拇指不受累。除颜色变化，可伴有感觉异常，如麻木或疼痛（尤其是在红斑阶段）。雷诺现象更常见于手指，但也可见于足趾，偶尔见于耳朵尖、鼻子、嘴唇或舌头。内脏血管痉挛如食管和心脏可能出现局部缺氧。

6. 肌肉骨骼疾病

肌肉骨骼症状临床常见而具有特征性，36% 的人在疾病过程中出现肌肉骨骼症状。晨僵和双手、膝盖及踝关节疼痛可为首发表现。关节疼痛常是轻微和短暂的。关节挛缩起病隐匿，其运动受限最常见部位为近端指间关节和手肘，但其他关节也可能会受到影响。1/5 患儿可出现肌肉疼痛和压痛等炎症性改变。

7. 胃肠道疾病

1/4 患者在疾病过程中出现胃肠道受累。近端常先于远端受累。口腔病变包括口腔黏膜毛细血管扩张，造成皮肤增厚，胸闷，腮腺炎以及由于牙周膜改变所致的牙齿松动。多数儿童食管受累往往是在疾病早期，吞咽困难是其表现之一。虽然许多患者无症状，其症状（按由高到低的发生频率）包括体位性胃灼热加重，吞咽困难，胃排空延迟，反流，夜间吸气，吞咽时咳嗽。食管病变随着渐进性溃疡和狭窄加重，并出现自限制食物摄入减少而引起体重减低。胃或十二指肠扩张少见。至少在成年人中，胃静脉扩张（"西瓜胃"）有可能发展。在食管或结肠疾病时通常会出现小肠受累。腹胀、疼痛、恶心和呕吐，其结果可能使病情加重。可能发展为吸收不良性腹泻和延迟结肠转运。大肠病变虽不少见，但通常是无症状的。然而，它可能会导致严重便秘、腹胀或腹泻。原发性胆汁性肝硬化在儿童尚未见报道。

8. 心脏疾病

心脏疾病虽不常见，但却是发病的主要原因。心包积液通常少量而无症状。在急性期可能伴随发热，胸骨后疼痛。心脏血流动力学改变表现为足部水肿，颈静脉扩张，肝肿大和交替脉。心脏压塞缩窄和严重心肌病临床罕见，但却是早期死亡的主要原因之一，要求迅速和积极的免疫抑制治疗。心脏缺氧可能会导致冠状动脉的类似雷诺现象，并且是一个潜在心肌纤维化的诱因。虽然冠状动脉疾病少见，但心电图改变甚至心绞痛可能是心肌微血管病变发生心肌病的结果。系统性和肺动脉高压促进心肌缺血。

9. 肺部疾病

肺实质病变几乎是普遍的。虽然多为无症状性，患者往往自觉咽干、干咳或呼吸困难及劳累。偶尔可出现啰音或胸膜摩擦音。在成年人可作为终末期疾病的临床预测评估。在成年人中，肺泡和细支气管癌的风险也会增加。肺血管疾病可以逐步导致肺间质纤维化，从而引起进行性呼吸困难。然而，这种并发症提示预后不良。肺部间质性纤维化，是一个毁灭性的并发症，并被重新分类以反映组织病理学和结果。同时，推测纤维化也可因肺血管对过度反应引起，类似于雷诺现象。

10. 肾疾病

肾疾病是 DCSS 最显著的病变特点之一，儿童比成年人病变轻。全身性高血压发生在 1/2 的成年患者中，通常伴有蛋白尿。大多数患者高血压范围从轻度到中度不等，大约 25% 发生恶性高血压。此并发症往往开始于寒冷季节，可能预示着微血管缺血缺氧的发展。大多数患者发病迅速，并在几周内因没有给予及时干预而死亡。至少有25%患者在临床出现或还未出现高血压或蛋白尿时，已发生肾性或肾前性氮质血症。

11. 中枢神经系统疾病

中枢神经系统最常见的异常是脑神经受累，尤其三叉神经感觉支受累。相比之下，周围神经病变相对少见（1.6%）。振动感降低这一微小异常，可能反映了皮肤硬化症对振动传输音叉的减震效果。中枢神经系统受累过去认为反映肾或肺部疾病，现在提示脑血管炎。

（四）辅助检查

1. 一般检查

贫血不多见，约发生于1/4的患者中。其特点是慢性贫血，反映了因慢性吸收不良所致的维生素B_{12}或叶酸缺乏。微血管病性溶血或出血也可发生。自身免疫性溶血性贫血罕见。白细胞增多不明显。嗜酸性粒细胞增多发生在约15%的患者中。

心电图异常包括一度心脏传导阻滞、右和左束支传导阻滞、心房和心室期前收缩、非特异性T波改变和心室肥大。心律失常可能导致心肌窦房结和束支纤维化。呼吸道受累包括肺活量下降、呼气流量下降和功能残气量增加。

大多数患者肾血浆流量减少，尤其肾皮质。肾动脉造影可记录不规则动脉狭窄，扭曲的小叶和弓状动脉，皮质缺血和恶性高血压等其他变化。而肾大小是正常的。胸部X线的变化与肺功能不良相关。高分辨率的计算机断层扫描（HRCT）可清晰显示胸部肺疾病，尽管存在辐射。在儿童，最常见的HRCT表现（按顺序）为玻璃浑浊、胸膜微结节和线性浑浊。

2. 自身抗体

抗核抗体滴度增高，多为斑点型和核仁型。其血清学阳性率为81%，较成年人报道的阳性率略低。抗SCL-70的阳性率（DNA-拓扑异构酶-1）为30%，而抗着丝点抗体较成年人少见，约为6%。相比之下，成年人DCSS的大量研究表明，26%患者抗Scl-70抗体阳性和22%的抗着丝点抗体阳性。抗SCL-70抗体，最常出现于DCSS患者中，与周围血管疾病、指（趾）凹陷性改变及肺纤维化有关。抗着丝点抗体在LCSS患者中高度预示其钙化和毛细血管扩张发生。抗着丝点抗体是LCSS的风险指标之一，预示儿童肺动脉高压和严重的胃肠道受累。在成年人，一直有SCL-70抗体和恶性肿瘤之间存在相关性的报道。

（五）诊断

根据ACR分类标准，DCSS诊断包括主要标准和次要标准（表10-3）。这一分类标准于1980年发布，该标准特异性高以尽量减少假阳性。此后，指甲褶皱显微镜的广泛应用，更精确的自身免疫性血清测试，可早期检测出雷诺现象。随着DCSS的进一步发展，提出了一个更全面的分类标准。新的标准中单独列出了存在血管畸形和典型硬皮病血清学改变的患者，但尚未符合DCSS或LCSS的标准。患者有雷诺现象表现，或甲皱毛细血管异常或抗体等DCSS或LCSS特征，列为早期系统性硬皮病。新的分类标准对儿童患者的验证仍在进行中。

表10-3　系统性硬化症（硬皮病）的诊断标准

主要标准
近端硬皮病：典型硬皮病皮肤变化（除局部硬皮病改变外，还包括皮肤变紧、增厚和非凹陷性硬化），累及近端掌指关节或跖趾关节
次要标准
指端硬化：硬皮病皮肤变化局限于指（趾）
指（趾）非凹陷性瘢痕导致指（趾）缺血
非原发性肺部疾病所致的肺间质纤维化

（六）鉴别诊断

由于DCSS通常累及内脏、肌肉和皮肤，故其鉴别诊断包括许多疾病如幼年型皮肌炎、混合性结缔组织病以及其他未分化结缔组织病。

（七）治疗

对于系统性硬皮病来讲，目前尚无统一有效的治疗方式。DCSS 是风湿性疾病中治疗最困难的疾病之一。疾病的严重程度不同，可表现为轻度、快速进展甚至是致命的。治疗包括 3 个方面：一般的支持治疗措施，控制基础疾病的进程（例如纤维化、免疫异常和血管病变）以及治疗并发症。

（八）病程与预后

此病预后不良。DCSS 患儿的预后主要取决于内脏受累的范围和性质。皮肤变硬和关节挛缩不可避免地导致一些患儿发生严重残疾。儿童死亡的最常见原因是心脏、肾和肺系统受累。胃肠道并发症也可能成为严重并发症。心律失常可导致心肌纤维化，并往往最终导致充血性心力衰竭。肺间质和血管病变临床较普遍，即使其临床表现不明显。少数患儿发生肾衰竭或急性高血压脑病是一个潜在的致命后果。在成年人中，这一情况更易在病程早期出现。

由于此病在儿童罕见，故其生存情况无法确定。一个大型流行病学调查研究显示，各年龄段病死率为：0～14 岁年龄组为年平均 0.04/10 万人。一项多中心研究资料显示，135 例患者中有 8 例病死，但整体结果是满意的。至少有 2 例患儿病死与肺高压有关。当 DCS 的儿童活到成年期，与妊娠有关的并发症值得关注。

二、局灶性硬皮病

局灶性硬皮病（LS）通常仅表现皮肤及皮下组织的受累，并且很多症状可以同时出现，因此每个患儿的分类似乎不是很明确。通常局灶性硬皮病分为 5 类：斑块型、线型（带状）、泛发型、大疱型和深部硬皮病。嗜酸性筋膜炎最初被认为是一个独立的综合征，现在认为其可能为局灶性硬皮病的一个亚型。

儿童期局灶性硬皮病较系统性硬化常见，国外估计发病率前者为 2.7/10 万人，后者为（0.45～1.9）/10 万人。无明显发病年龄高峰，女童较男童多见。67% 的带状硬皮病发病年龄 < 18 岁，男女孩比为 1：1。国内尚缺乏相关数据。

（一）病因与发病机制

本病发病机制尚不明确，大多数研究倾向于成纤维细胞调节、胶原产生及免疫异常所致。很多研究已经证实了细胞因子及其他分子水平的升高可以影响成纤维细胞及胶原的合成。本病发生和自身免疫反应、环境因素、感染及创伤有关。在局灶性硬皮病患者血清中检测出多种自身抗体，而且在移植物抗宿主疾病中可以发现类似的皮损表现，因此，自身免疫异常在其中起重要作用。有研究显示，在线型硬皮病皮肤活检中发现了胚胎嵌合体细胞，更支持其发病机制类似于慢性的移植物抗宿主反应。

（二）病理

多数研究者认为，局灶性硬皮病与系统性硬化症的组织学异常难以区分，两者皮肤病变在厚度及炎症浸润程度上有所不同，局灶性硬皮病在这两个方面较系统性硬化症更为显著。纤维化之前，可能有很强的炎症反应参与，如淋巴细胞、浆细胞及巨噬细胞、嗜酸性粒细胞、肥大细胞的浸润。继而出现胶原及成纤维细胞的增生，后期整个皮层被胶原纤维替代。

每个亚型的皮肤侵袭深度是其重要鉴别点。斑块型硬皮病主要侵袭表皮，偶可累及基膜。线型硬皮病主要侵袭表皮、皮下组织、肌肉甚至骨骼。深部硬皮病一般不侵袭表皮而侵袭深部皮肤层、皮下组织、筋膜或者表层肌肉。嗜酸性筋膜炎很少累及表皮，通常侵袭深部皮下组织，发生硬化及浸润。

（三）临床表现

通常起病隐匿，初发症状往往是局部皮肤红肿或水肿硬化，周围有红色晕环。少部分患者同时存在全身症状，例如关节疼痛、滑膜炎、关节挛缩、腕管综合征。斑块状硬皮病主要出现在胸部、腹部和背部，而泛发型硬皮病主要累及肢体、胸部和背部。线型硬皮病侵袭下肢较上肢更常见，而深部硬皮病上下肢均可受累。头皮损害仅仅出现在刀劈状硬皮病和儿童致残性全硬化性硬皮病中。

泛发型及深部硬皮病患者常出现双侧皮损，而斑块性及线型硬皮病更常见的是单侧受累。深部硬皮病的患者，关节疼痛及轻度的滑膜炎往往和关节挛缩的程度不平行，线型及深部硬皮病可以并发腕管综合征。如硬化范围扩展至手及前臂，可以出现雷诺现象，但比较少见，而且多为单侧性。线型硬皮病可以有病变部位的钙质沉着。

刀劈状硬皮病的临床表现则有很大不同。包括进行性偏侧颜面萎缩，与病变同侧的葡萄膜炎，多种牙齿异常如牙齿分离，眉毛或睫毛受累。有报道中枢神经系统（CNS）疾病，包括癫痫、CNS 血管炎等，颜面部受累患者中，47% 存在神经系统异常。食管及肺部受累较轻微，通常为无症状性。

1. 斑块型硬皮病

斑块型硬皮病是最常见且预后较好的亚型。此型病变一般仅局限在真皮层，偶尔会累积表皮层。其亚型包括斑状硬皮病、滴状硬皮病、Pasini 及 Pierini 性皮肤萎缩、瘢痕状硬皮病。有些人认为硬化性萎缩性苔藓也是其中一种亚型。

斑块型硬皮病起病隐匿，初期为卵圆形或圆形斑块，外周硬化，中心为苍白区域，附有紫红色晕环。典型的斑块通常直径数厘米，从红斑炎症期逐渐进展至硬化期，继而软化，并出现皮肤萎缩，伴有不同程度色素沉着。这些皮损通常出现在躯干部，很少累积肢体及颜面。

滴状硬皮病发病率较低。皮损通常较小，直径 <1cm。Pasini 及 Pierini 性皮肤萎缩特点是躯干部出现无症状性萎缩性斑块，伴有色素沉着，斑块通常界限分明，即所谓的"峭壁边界"。这种皮损缺乏斑块状硬皮病典型的炎症改变。

2. 带状硬皮病

此型是儿童和青少年最常见的亚型，特点是一处或多处的线状条纹。典型病例累及上肢或下肢，也可以同斑块型硬皮病同时存在。随着时间的推移，条纹逐渐硬化，范围从皮肤，皮下组织进展至肌肉甚至骨骼，病变常随皮节。病变常呈皮节分布，85%~95% 的病例为单侧发病。当线型病变累及颜面及头皮，称为刀劈状硬皮病。历史上应用这个词是因为病变形态使人联想到决斗中失败者的剑伤。在这类患者中，有很多并发症的相关报道，包括癫痫、葡萄膜炎、牙齿异常、眼部肌肉功能障碍以及眉毛或睫毛缺如。进行性偏侧面肌萎缩可能与颜面及头皮的线型皮损相关，如果颜面没有出现明确的刀劈样皮损，称为 Parry-Romberg 综合征（进行性偏侧颜面萎缩）。而此综合征是否应作为一个不同于局限性硬皮病存在的单独疾病一直是有争议的。有报道称，两种不同的进行性偏侧萎缩都有神经性因素的参与。

3. 泛发型硬皮病

当斑块型硬斑发生融合或 ≥3 处的解剖位置出现多发的斑块时，称为泛发型硬皮病。

4. 大疱型硬皮病

此型可以与其他亚型并存，包括典型的斑块型硬皮病和深静脉（动脉）硬皮病。大疱性皮损可能与局部创伤及硬化过程导致的淋巴回流受阻有关。

5. 深部硬皮病

此类亚型虽发病率最低但却是最易致残的亚型。包括皮下硬斑、嗜酸性筋膜炎、深部血管硬皮病以及儿童致残性全硬化性硬皮病。在皮下硬皮病中，原发病变位于基膜及皮下组织，在数月内，硬化范围迅速扩展。斑块一般伴随色素沉着，对称分布，略有点界限不清。此类病变炎症程度较其他亚型更为明显。

在深部血管硬皮病中，全层皮肤增厚，紧缩并失去弹性；病变通常局限在上身某处独立的硬斑。局灶性硬皮病十分罕见但很严重的亚型是儿童致残性全硬化性硬皮病，本病 1980 年由 Diaz-Perez 等首次报道，典型病例常发生在 14 岁以前，临床特点患儿除趾（指）头外、躯干、肢体、颜面及头皮全层皮肤增厚硬化，硬化过程进行性加重，有些患儿可发展成溃疡性鳞状细胞癌。

6. 嗜酸性筋膜炎

由 Shulman（1974），Rodnan 及其同事（1975）分别报道，当时称为"嗜酸细胞增多性弥漫性筋膜炎"，嗜酸性筋膜炎患者均存在高丙种球蛋白血症及嗜酸性粒细胞增多症。筋膜是首要受累部位。典型病变部位包括肢体，通常不累及手足，外表呈"橘皮"样改变。在大多数局灶性硬皮病的亚型中都发现了与本病相似的组织学改变，这点也佐证了本病为局灶性硬皮病亚型的推测。在儿童相关文献中，嗜酸性筋膜炎常累及手足，这点是与成年人的不同之处。一些儿童病例可能更符合皮下硬皮病或深血管硬皮病的临床表现，Miller曾报道儿童筋膜炎并发硬皮病的病例。

（四）实验室检查

全血细胞分析、血生化、尿常规多数正常。疾病活动期可有红细胞沉降率升高、嗜酸性粒细胞增多、高丙种球蛋白血症、IgG水平升高。25%～40%类风湿因子阳性，高滴度的RF可能预示严重的皮肤及关节病变，但RF阳性与否并无明确的临床意义。23%～73%抗核抗体阳性，3%患者抗UIRNP抗体阳性，抗着丝点抗体及抗Scl-70抗体多为阴性。泛发性硬皮病患儿71%抗心磷脂抗体阳性。

磁共振成像有助于了解病变部位：嗜酸性筋膜炎患者，可在T_2加权相呈现筋膜的高信号，T_1可见筋膜的增强影像。MRI检查的主要意义在于证实是否存在中枢神经系统及眼球受累。初步研究指出，皮肤成像及高频超声有助于监测治疗效果。

（五）诊断

局灶性硬皮病的诊断主要是基于临床表现，通过病变皮损的形态，借助皮肤活检病理诊断。

（六）鉴别诊断

局灶性硬皮病最重要的鉴别诊断为系统性硬化。儿童期的局灶性硬皮病大多为线型，此型病变通常局限在单个肢体，很容易与系统性疾病区别。但弥漫性或深部硬皮病较难与系统性硬化症相鉴别。与后者相比，局灶性硬皮病较少出现雷诺现象及内脏受累症状。深部硬皮病较少见手关节挛缩、关节疼痛、滑膜炎或类风湿因子阳性，注意和JRA鉴别，需要进一步实验室检查以明确诊断，例如抗核抗体、抗组蛋白抗体、高丙种球蛋白血症。

（七）治疗

局灶性硬皮病目前尚无有效的治疗方法。治疗前，必须认识到本病大多数为良性过程，在3～5年后可以自动进入缓解期。早期行综合性治疗，如手足避冷保暖、按摩、理疗等，以缓解皮肤肌肉的纤维化。补充多种维生素，如维生素D及维生素E等。

刀劈状硬皮病因为会影响美观，以致治疗上很积极，但对治疗本身带来的潜在、巨大的不良反应往往估计不足。一般来讲，这类病变可以自发缓解，仅留有局部色素沉着。治疗主要包括局部外用保湿剂、糖皮质激素等。

青霉胺对泛发型硬皮病可能有效，10mg/（kg·d），一次口服，疗程为1～3年。糖皮质激素对本症效果不显著，对于线型硬皮病、深部硬皮病、嗜酸性筋膜患儿可以应用糖皮质激素，对早期（水肿期）皮肤病变、关节痛、肌肉病变、浆膜炎及间质性肺病的炎症期有一定疗效。剂量为泼尼松1mg/（kg·d），连用数周，渐减至维持量5～10mg/d。常用的免疫抑制药有环磷酰胺、环孢素、硫唑嘌呤、氨甲蝶呤等。对皮肤、关节或肾病变可能有效，与糖皮质激素联合应用，可以提高疗效和减少糖皮质激素用量。氨甲蝶呤对改善早期皮肤硬化可能有效，对其他脏器受累效果不明显。疾病处于静止期时可予青霉胺和羟氯喹。出现明显关节受累患者，应及早开始物理治疗，以缓解关节及躯体挛缩，必要时在疾病缓解期可以考虑外科重建术。

（八）病程与预后

一般讲，LS是一个良性自限性疾病，极少发展为SSC，不并发系统症状则预后良好。发病初期为炎症期，继而出现多部位及扩展型病变，然后进入稳定期，最后皮损缓解并出现色素沉着。多数病例的活动期平均历时3～5年。极少数患者疾病活动期持续达20年之久。线型硬皮病较易出现迁延性疾病活动，后期偶见内脏损伤，皮肤及皮下组织纤维化进行性发展，出现四肢萎缩。25%的线型患者及44%的深部硬皮病患者出现较严重的残疾。对儿童嗜酸性筋膜炎长期随访发现2/3的患儿出现了皮肤纤维化，7岁以下患儿有双倍风险发展为皮肤纤维化。重要的是能够及时鉴别出LS的各个亚型及致残率，早期采用适当的抗炎药物及物理治疗干预，以减少远期致残的可能性。

重要的是能够及时鉴别出各个亚型的致残率，并早期采用适当的抗炎药物及物理治疗干预，以减少远期致残的可能性。

第五节　未分化结缔组织病

未分化结缔组织病（UCTD）具有某些结缔组织病的临床表现，但又不符合任何一种特定疾病的诊断标准。它可能属于某一种弥漫性结缔组织病的早期阶段或顿挫型，有人称之为隐匿性狼疮、不全型或顿挫型狼疮。

一、病因与发病机制

UCTD 的病因不明。部分 UCTD 可能是 SLE 或 SSC 的早期阶段，因此，其病因应与这两种疾病相同。研究提示本病的发生可能是一些环境因素如长期接触化学试剂等作用于易患个体的结果。在其发病过程中，环境和遗传因素均占有重要地位。

和多数结缔组织病一样，UCTD 的发生也有一定的遗传基础。一些研究表明，部分患者有自身免疫病家族史。1988 年 Ganczarczyk 的研究发现 UCTD 患者 HLA-B8 及 HLA-DR3 亚型的阳性率较正常人明显升高。而最终进展为 SLE 的 7 例患者的 HLA-DR1 亚型阳性率较正常人明显降低，与 SLE 患者类似。提示 HLA-DR1 亚型可能是抗 UCTD 基因。

二、临床表现

未分化结缔组织病的临床表现常较轻，乏力、低热、淋巴结肿大等非特异性症状常见。一些较大规模的临床调查发现，最常出现的症状为关节肿痛、雷诺现象和皮肤黏膜损害，而重要脏器如肾和中枢神经系统等受累者少见。

1. 皮肤黏膜病变

皮肤病变常见。部分患者以皮疹为首发症状，如盘状红斑、蝶形红斑，或身体暴露部位的高于皮面的红色丘疹。

2. 关节及肌肉病变

多数患者可出现关节痛或关节炎的表现，多为非侵袭性多关节炎，很少有发生关节破坏、畸形者。可累及全身各大小关节，但以大关节炎更为常见。肌肉受累多表现为四肢近端肌群的肌痛和肌无力。个别报道甚至可出现肌酶轻中度升高，但肌电图无异常或轻度肌源性损害，肌活检无明显异常，不符合肌炎或其他结缔组织病的诊断标准。

3. 雷诺现象

雷诺现象是 UCTD 最常见的临床表现之一，并可能作为唯一的临床症状持续多年。表现为发作性肢端苍白、青紫和潮红，伴局部疼痛或麻木，发作前多有受凉或情绪激动等诱因，数分钟或数十分钟后逐渐缓解，小动脉痉挛是其病理基础。长期频繁发作者可出现局部软组织萎缩坏死等营养不良表现，严重者出现肢端骨吸收。

4. 肺及心脏病变

浆膜炎最为常见，但发生率较 SLE 稍低，可表现为胸腔积液、心包积液或两者同时出现，其他肺部表现还有肺间质纤维化和间质性肺炎等。心脏病变可累及心脏全层，包括心包炎、心肌炎和心内膜炎等，临床有胸闷、心悸、呼吸困难等症状，心电图可有各种心律失常及 ST-T 改变等。

5. 血液系统病变

可表现为白细胞、血小板减少及贫血，以白细胞中度降低和非溶血性贫血最为多见。个别病例有明显出血倾向，甚至造成死亡。

6. 肾损害

临床表现可有水肿、高血压、蛋白尿、血尿和血清肌酐水平升高等，但很少造成严重肾功能不全。

7. 其他神经系统损害

可表现为偏头痛、抽搐、行为异常和幻觉等精神病症状，也可出现器质性神经系统疾病表现，如外周神经炎、头痛、偏盲、感觉和活动障碍等。

三、辅助检查

UCTD 患者可出现多种实验室检查异常。但是对每一个体而言，大多数 UCTD 患者仅有某一两种化验异常，自身抗体谱较单一。

血象检查可见白细胞减少、血小板减少或贫血。尿常规可出现蛋白尿、血尿等。可见红细胞沉降率加快及 γ-球蛋白升高。部分患者出现转氨酶升高，常提示自身免疫性肝损害。血清学检查中以 ANA 阳性最为常见，荧光核型以斑点型最为常见，均质型和核周型均较少见，而滴度与 SLE 相似。少部分患者可出现类风湿因子抗 RNP 抗体、抗 SSA 或 SSB 抗体阳性。抗 RNP 抗体的出现常与雷诺现象和关节炎有关，而抗 SSA 抗体阳性者常伴口干燥。

四、诊断与鉴别诊断

UCTD 的诊断应具有一项以上典型的风湿病症状或体征，伴一种以上高滴度自身抗体阳性，病程 2 年以上，并除外任何其他 CTD。

临床上，应注意将未分化型结缔组织病与重叠综合征及混合性结缔组织病（MCTD）区分开来。重叠综合征指同时或先后出现两种结缔组织病的临床表现，并符合各自的诊断标准。混合性结缔组织病有国际上认可的诊断标准。

五、治疗

UCTD 患者的临床表现常较轻，一般以对症治疗为主。对于乏力、发热、关节痛或关节炎者可选用非甾体抗炎药治疗。出现雷诺现象的患者需注意保暖，并视病情程度给予扩血管药物如钙通道拮抗药等治疗。面部皮疹者可局部应用激素类软膏。有器官受累如心包炎、血小板减少或溶血性贫血等可应用全身激素治疗，但不宜采用大剂量激素。除特殊情况外，一般泼尼松 0.5mg/（kg·d）即可使病情改善。对于常规治疗无效的患者也可试用免疫抑制药。

第六节　混合性结缔组织病

混合性结缔组织病（MCTD）在 1972 年由 Sharp 等首次报道，25 例成年人患者中，小剂量的糖皮质激素对该病有非常好的初始治疗效果以及不错的预后。描述了患者具有类风湿关节炎、硬皮病、系统性红斑狼疮、皮肌炎等多种结缔组织病的症状，同时血清中有高滴度抗 Ul-RNP 抗体，随着病情进展，患者雷诺现象、指端硬化和食管疾病表现显著，而关节炎、浆膜炎、发热、肌炎等炎症相关表现愈不明显，严重肾损害少见。MCTD 是否能作为一个特定的结缔组织病仍然存在争议，近年研究显示精确的血清学标准和人类白细胞抗原（HLA）分型证实 MCTD 的独特性。

MCTD 为儿科风湿病罕见疾病之一。儿童 MCTD 发病率芬兰报道为 0.1%，美国儿童风湿病数据库显示为 0.3%。发病年龄是 4~16 岁，平均为 11 岁，女孩/男孩发病比 >3 ：1。儿童 MCTD 多是个例报道，已有同胞之间发病的报道。

一、病因与发病机制

在白色人种 MCTD 中 HLA-DR4 和 HLA-DR2 占优势。HLA-DR4 或 HLA-DR2 患者有一段 7 个氨基酸的同源区（26，28，30，31，32，70，和 73），该区域对于 DRBI（HLA-DRBI）的抗原结合区存在

高度的多态性，这种 HLA 的特异性同时与抗该病的特征性抗体——抗小核糖核蛋白（U1snRNP）相关。另外，较少见基因型有 DR5（与 SSC 相关）和 DR3（与 SLE 相关）。

免疫方面，以 T 细胞依赖的免疫反应为主。T 细胞克隆（针对 70kDa 多肽 U1snRNP-U1-70kD）主要为 $CD_4^+TH_1$ 亚型。上述这些研究支持特异性的 HLA 免疫遗传学在该病中所起的作用，同时，T 细胞活化 B 细胞所产生的免疫应答也起关键作用。

二、病理

在 4 例死亡 MCTD 患儿尸检中可见广泛的内膜增生和血管壁增厚。另有研究指出，8 例患者的肾活检证实了肾小球基底膜的异常或血管的硬化。这些研究者提出，虽然 MCTD 的病理组织学类似 CSS，但纤维化的程度较小，大动脉（如主动脉、冠状动脉、肺动脉、肾动脉）内膜增殖样改变更加突出；与 CSS 患者不同，MCTD 患者在无明显纤维化的情况下仍会出现肺动脉高压和增生性血管病变。

三、临床表现

随着儿童中发病率的上升，对儿童 MCTD 的关注度逐渐提高。患儿有 JIA、SLE、JDM、SSC 的临床表现，至少有上述两种以上疾病的临床特征，血清学显示高滴度颗粒性抗核抗体（ANA）、高滴度的抗-U1-RNP 抗体以及 70kDa A 和 C 多肽，存在 HLA-DR4 或 HLA-DR2。56% 患者存在发热，93% 表现多关节炎，关节痛明显，关节侵蚀相对少见，可能因关节挛缩导致畸形，甚至出现鹅颈畸形，近 2/3 儿童中早期出现类风湿因子（RF）阳性。

1. 皮肤黏膜损害

儿童 ICTD 中 85% 有雷诺现象，1/2 病例存在皮肤改变，包括皮肤硬化，1/3 病例存在 SLE 样的皮疹，1/3 患有 JDM。甲皱微血管的异常与 CSS 中的比例类似。心肺疾病与食管运动功能障碍很少发生，但有可能会出现严重的血管炎（如横贯性脊髓病）。

2. 肾脏病变

尽管 MCTD 患者中 1/4 肾损伤，但较 SLE 仍然为少见，也没 SLE 肾受累严重。和成年人相比，儿童 IVICTD 肾脏受累概率及受累程度更重。

3. 血液损伤

更易出现血液系统并发症如血小板减少，较少出现肺动脉高压。一项前瞻性的纵向研究表明，34 名成年人患者中，有 31 例患者存在高滴度的抗 RNP 抗体，并存在肺部受累，而在发病初期，常常是无症状的，肺动脉高压是最常见的严重并发症。

四、辅助检查

发病初期，患者常有高滴度的斑点型 ANA 抗体。高滴度的抗 RNP 抗体是 MCTD 的血清标志物，但其他疾病（如 SLE）也会存在较低的抗体滴度。进一步研究证实，MCTD 中最具特异性的抗 RNP 抗体为抗 U1-snRNP 复合物抗体及 70kD 的 A 和 C 多肽。多数抗 U1-snRNP 在早期出现，并贯穿病程始终。

MCTD 患儿以抗 U1snRNP 抗体滴度明显升高为特点。在成年人患者中，与没有相关抗体活性的 CTD 比较，高滴度的抗 U1-70kD 的抗体更易出现雷诺现象，手肿胀，指端硬化，毛细血管扩张，食管动力异常。抗 70kD 多肽抗体阳性的患儿较少见弥漫性肾小球肾炎、心脏受累、广泛的皮肤硬化或者 CNS 疾病。其中 dsDNA 抗体阳性常预示着不良甚至致命的预后。抗 Sm 抗体阳性可能与肾疾患有关，一些患者可出现免疫球蛋白（尤其是 IgG）水平的明显升高。有 2 例报道提示，儿童 MCTD 可出现选择性 IgA 缺乏。绝大多数患者 HLA 分型为 DR2（6 例）和 DR4（9 例），这点与成年人 MCTD 的数据类似。

五、诊断与鉴别诊断

儿童尚无统一标准（表 10-4），目前认为 Sharp 诊断标准是目前最合理可信的标准。

MCTD 是一组综合征，随着时间的推移，该病会从一个单一的临床病症表现发展成为 JIA、SLE、CSS，或 JDM 的重叠症状，所以鉴别诊断复杂且困难。

表 10-4　混合性结缔组织疾病诊断标准

主要标准	次要标准	诊断	除外诊断
1. 严重的肌炎	1. 脱发	确诊	确诊
2. 肺部受累，伴以下 1 项或多项 DL$_{CO}$（CO 弥散功能）< 70%；肺动脉高压或增殖性血管损伤（肺活检）	2. 白细胞减少（< 4×10^9/L）	4 条主要标准；U1RNP 抗体阳性且抗 ENA≥1：4 000	Sm 抗体阳性（免疫扩散法）
3. 雷诺现象或食管动力减低	3. 贫血（血红蛋白女性≤100g/L，男性≤120g/L）	疑似诊断：	疑似诊断：无
4. 手肿胀或手指硬化	4. 胸膜炎	（1）3 条主要标准	
5. ENA 抗体滴度≥1：10 000	5. 心包炎	（2）2 条主要标准（1，2，3 中至少 2 条）加上 2 条次要标准抗 UIRNP 阳性且抗 ENA≥1：1 000	
	6. 关节炎		
	7. 三叉神经病变		
	8. 颊部红斑	可能诊断：	可能诊断：无
	9. 血小板减少（< 100×10^9/L）	3 条主要标准	
	10. 轻微肌炎		
	11. 手肿胀病史		

六、治疗

MCTD 无特异性治疗方法，治疗主要针对关节炎、皮肤改变或相关脏器受累。很多患儿对小剂量的糖皮质激素、NSAIDs 药物、羟氯喹或者联合用药反应良好。如果患者出现严重的肌炎、肾或其他脏器受累，通常需要大剂量的激素治疗，有时需要应用细胞毒药物（CTX）治疗。当出现危及生命的并发症如肺动脉高压时，上述治疗尤为重要。另外，MTX 也可以应用在 MCTD 的治疗中。目前已有人尝试应用自体造血干细胞移植治疗难治性重症病例。

七、疾病的进程与预后

MCTD 患儿的结局及预后不尽相同。与 SLE 一样，该病有死于肾衰竭病例的报道。但和 SLE 相比，发病率及病死率更常见与肺动脉高压（7%）或由纤维化导致的肺部限制性疾病的进展相关（15%）。肺功能障碍由于发病隐匿，在临床上常被忽视。另一个不良的预后是严重的血小板减少性紫癜（20%），这种病常规治疗常常无效，在儿童中并发频率较成年人明显升高。有报道称，随着时间的推移，该病患儿其 SLE 及 JDM 的相关临床表现越来越不明显，而 SSC 的症状及雷诺现象突出，JRA 也可持续存在。另外，在部分应用糖皮质激素治疗的 MCTD 患儿中，可出现骨质破坏及生长迟滞。

高滴度的抗 RNP 抗体水平会持续很多年，通过血细胞凝集素所得的抗 ENA 抗体滴度可至 1：16 000 000，但当疾病进入稳定期或缓解期时，其浓度将会下降。

一项 Meta 分析显示，大多数患儿随时间推移能达到症状的改善，缓解率为 3% ~ 27%。86% 的病例出现雷诺现象及硬皮病样皮肤表现。29% 出现远期的关节活动障碍，47% 出现肾疾患，57% 出现限制性肺通气障碍，29% 出现食管动力异常，心血管疾病包括心肌炎、心包炎、肺动脉高压。中枢神经系统疾病罕见，但一旦发生则十分严重。

第七节　干燥综合征

干燥综合征是一类引起唾液及眼泪分泌减少的疾病，它会导致口干（如口腔干燥）和眼干（如干眼症或干燥性角结膜炎）。其血清学特点是存在抗核抗原 Ro/SS-A 及 La/SS-B 的自身抗体。现已制订出成年人和儿童的分类标准。

当干燥综合征独立存在时，称为原发性干燥综合征，这种情况在儿童中罕见，更多见的为继发性干燥综合征。其中，最常见的是继发于 SLE 或 MCTD，少数继发于 JRA 或 SSC，也可以继发于其他 CTD。

一、病理

组织学改变包括广泛的淋巴细胞浸润，另外，少部分浆细胞及网状细胞在唾液腺、泪腺以及实体脏器浸润，实质组织的血浆和网膜细胞。一些病例可出现生发囊形成，继发性出现萎缩和腺泡闭塞，尤其是唾液腺，出现导管内皮细胞增生，并形成上皮岛，这是干燥综合征具有诊断意义的一个重要特点。这点可以通过下唇唾液腺活检出现管周淋巴细胞浸润而证实。在没有其他 CTD 疾病的情况下，甲皱毛细血管床是正常的。但如果成年患者存在雷诺现象，毛细血管床会出现异常，在成年人中，原发性干燥综合征可能会演变为淋巴瘤。

二、临床表现

干燥综合征起病时的临床特点差别很大。常常表现为反复的腮腺肿胀，单侧或双侧，疼痛或无痛。唾液缺乏可导致咀嚼和吞咽困难，味觉异常以及严重的龋齿。泪腺分泌不足可导致眼睛畏光和发炎。其他黏膜腺体，包括鼻、咽、阴道等也可累及。大约 25% 患有原发性干燥综合征的成年人会出现全身并发症，如间质性肺炎、间质性肾炎、肌炎、胃酸缺乏、等渗尿或肾小管性酸中毒、桥本甲状腺炎或脾血管炎。另外，在儿童和成年人中都有报道出现严重的中枢神经系统病变。部分患者可出现视神经萎缩，而这一病变可能由抗磷脂抗体引起。

三、辅助检查

最显著的实验室异常包括多克隆的高丙种球蛋白血症以及高滴度的 RF 和 ANAs（95% 为 Ro/SS-A，85% 为 La/SS-B）。如果出现抗 SSA 抗体，常预示着贫血、白细胞减少、淋巴细胞减少、冷球蛋白血症以及血管炎。HLA 家族 Ⅱ 的特异性等位基因（如 DR3，DQw1，DQw2）与抗-Ro/La 抗体有关。另外，在儿童中也发现了抗磷脂抗体，但通常为低滴度，并且与血栓现象无关。

滤纸试验阳性可说明泪腺分泌缺乏（15min 内，滤纸浸湿 <5mm）；角膜染色（玫瑰红或荧光素染色）可显示表浅糜烂。Spath 及其同事说明了磁共振对腮腺病变的诊断作用。腮腺造影出现导管扩张或者同位素造影出现腺体摄取 ^{99}锝减少，均支持干燥综合征这一诊断。

四、诊断与鉴别诊断

本病缺乏特异性的临床表现及实验室项目来做诊断，以下几个基本点是本病的诊断依据：①干燥性角膜炎（滤纸试验或孟加拉玫瑰红染色）。②口干燥（基础及刺激后唾液流率的降低）。③唾液腺活检可见至少 2 个 4mm^2 的病灶存在淋巴细胞浸润。④RF≥1∶160，ANA≥1∶160，或存在 ENA 抗体。

儿童的干燥综合征须与慢性复发性腮腺炎、传染性腮腺炎和肿瘤相鉴别。但这些疾病不存在口和眼干燥、皮疹、关节症状和抗核抗体检查阴性。

五、治疗

本病无特殊治疗办法，并且不可治愈。全身症状可通过 NSAIDs 或糖皮质激素治疗。局部治疗办法主要是：湿化环境，采用人工泪液，鼻腔盐水灌洗及滴入酸柠檬滴以刺激唾液分泌。推荐使用毛果芸香碱治疗眼部和口部的干燥症状。此药的耐受性好、安全性高，但有较明显的拟副交感神经不良反应。

参考文献

［1］李泽光. 风湿病辨治思路与方法［M］. 北京：科学出版社，2018.

［2］彭江云，李兆福，汤小虎. 中医风湿病学［M］. 北京：科学出版社，2018.

［3］钱先，陈剑梅. 类风湿关节炎［M］. 北京：人民卫生出版社，2018.

［4］陈进伟，曾小峰. 风湿免疫性疾病综合征［M］. 北京：人民卫生出版社，2018.

［5］胡绍先. 风湿病诊疗指南［M］. 北京：科学出版社，2018.

［6］蔡辉，姚茹冰，刘春丽. 强直性脊柱炎治疗与调养［M］. 北京：科学出版社，2018.

［7］粟占国，张奉春，曾小峰. 风湿免疫学高级教程［M］. 北京：人民军医出版社，2014.

［8］黄清春. 类风湿关节炎［M］. 北京：人民卫生出版社，2015.

［9］王秀珍. 风湿病用药宜忌与日常调养［M］. 哈尔滨：黑龙江科技出版社，2012.

［10］陈顺乐，邹和建. 风湿内科学［M］. 北京：人民卫生出版社，2014.

［11］刘春莹. 风湿免疫病［M］. 北京：中国医药科技出版社，2016.

［12］刘悦. 常见关节炎的预防与康复［M］. 北京：人民卫生出版社，2014.

［13］唐福林. 风湿免疫科医师效率手册［M］. 北京：协和医科大学出版社，2010.

［14］粟占国，陈适. 临床风湿病手册［M］. 北京：人民卫生出版社，2012.

［15］张秀英. 临床风湿病理论与实践［M］. 西安：西安交通大学出版社，2014.

［16］北京协和医院. 风湿免疫科诊疗常规［M］. 北京：人民卫生出版社，2012.

［17］沈敏. 北京协和医院风湿免疫科疑难病诊断［M］. 北京：协和医科大学出版社，2013.

［18］刘立席. 康复评定技术［M］. 北京：人民卫生出版社，2016.

［19］徐沪济，贝政平. 风湿免疫性疾病诊疗标准［M］. 上海：上海科学普及出版社，2015.

［20］胡绍先. 风湿病诊疗指南［M］. 北京：科学技术文献出版社，2013.